·大国医经典医案赏析系列·

U0746226

王旭高

经典医案赏析

总主编　李家庚
主　编　戴天木　李云海

中国医药科技出版社

内 容 提 要

王旭高（1798～1862年），名泰林，江苏无锡人，清代著名医家，医案“清华而不高深，灵变而有规矩”。本书以《王旭高医案》为蓝本，对其中302个医案进行了赏析。医案以内科为主，兼妇科、外科。赏析言简意赅，条理清晰，充分反映了王氏学术思想，高度概括了王氏临证经验。每类病证案例之末附结语，结合中医理论，对该类案例的主要精神进行综合评析，对案例中的诊治思路及用药规律进行归纳总结，以启迪后学。

图书在版编目（CIP）数据

王旭高经典医案赏析 / 戴天木主编. —北京：中国医药科技出版社，2015.1
（大国医经典医案赏析系列）
ISBN 978-7-5067-7072-9

Ⅰ. ①王…　Ⅱ. ①戴…　Ⅲ. ①医案—汇编—中国—近代　Ⅳ. ①R249.52

中国版本图书馆CIP数据核字（2014）第246978号

美术编辑　陈君杞
版式设计　郭小平

出版　中国医药科技出版社
地址　北京市海淀区文慧园北路甲22号
邮编　100082
电话　发行：010-62227427　邮购：010-62236938
网址　www.cmstp.com
规格　710×1020mm 1/16
印张　22
字数　368千字
版次　2015年1月第1版
印次　2024年6月第2次印刷
印刷　大厂回族自治县彩虹印刷有限公司
经销　全国各地新华书店
书号　ISBN 978-7-5067-7072-9
定价　49.00元

《大国医经典医案赏析系列》

编 委 会

《王旭高经典医案赏析》

编委会

主　编　戴天木　李云海

副主编　张志峰　桑红灵　刘　琼

章程鹏

秘　书　章程鹏（兼）

编　委　（按姓氏笔画排序）

刘　琼　孙易娜　李云海

陈好远　张志峰　周　用

郭煜晖　桑红灵　章程鹏

喻小明　戴天木

前 言

医案，古时称为诊籍、脉案及方案，现在亦称为病案、案典。医案是中医临床实践的记录，体现了理法方药的具体运用。中医医案起源极早，其萌芽可追溯到周代，《左传》及先秦诸子著作中亦散在记载关于医家诊治疾病的过程，可视为医案之雏形。现存最早且记录比较完整的病案为淳于意的诊籍，每则载有患者姓氏、住址、职务、病名、脉象、治法及预后等内容，涉及内、外、伤、妇、儿各科病证，诊法以脉为主，兼有病机分析，治法有药物、针刺、熏洗等，用药或汤或丸或酒。秦汉以降，医学崇尚方书，直至隋唐五代，医案未能取得突破性发展。宋金元时期为医案空前发展的阶段，宋代许叔微的《伤寒九十论》，是我国现存最早的医案专著。该书将常见的伤寒病证方分为90种，每证一案。立案严谨，内容全面完整，且以《内经》、《难经》、《伤寒论》等经典著作为依据，对医案加以剖析，颇有启发。然纵览许多名家医案，其并非简单的诊疗纪实，也不同于一般的病历记录，而是取材于大量病案中的验案总结，蕴涵着医家心法和创意，反映了医家临床经验和学术特点，启迪思维，给人以智慧。因此，医案不仅是医学发展的奠基石，也是中医理论形成的最基本元素。

大国医是指在中医药历史发展过程中，具有较大声望和非凡中医造诣，对中医药事业发展具有推动作用的著名中医。《大国医经典医案赏析系列》，收集明清及民国时期著名中医医家如喻嘉言、尤在泾、叶天士、吴鞠通、程杏轩、王旭高、费伯雄、陈莲舫、张聿青、丁甘仁、张锡纯、曹颖甫、章次公等的经典医案，这13位医家均为当时名噪一时，并对后世影响深远的中医大家。丛书以各医家医案为分册，以临床各科常见疑难病为主题，内容涉及内、外、妇、儿等临床各科，选录医家具有较高临床价值的病案进行分析、辨别、评按。

总的编写原则：依据医家原病案体例，始录该医家原始病案，后对该病案进行赏析，重点揭示案例之精要，指明名医独特之学术思想、知常达变之诊治技巧和用药特色。力求使整个内容突出科学性、先进性、实用性，更进一步贴合临床。

是书由湖北中医药大学李家庚教授担任总主编，各分册主编聘请湖北中医药大学、湖北省中医院、武汉市中医院、华中科技大学协和医院、武汉大学人民医院、江汉大学、湖北省高等中医药专科学校等单位的知名中医药专家领衔。几经寒暑，焚膏继晷，数易其稿，终得完功。然因时间仓促，编者学识有限，古今语言差距，理解角度有别，难免挂一漏万，或有未合之处，尚祈学者不吝赐教，以便再版时修改。

大国医经典医案赏析系列编委会

2013年9月24日于武昌

编者的话

王旭高（1798~1862年），名泰林，江苏无锡人，清代著名医家。《王旭高医案》由虞山方耕霞（字仁渊）于光绪二十三年（1897）搜集编次而成。是书内容丰富，包括外感、内伤杂病，内、妇、外、幼各科病证，而以内科为主。医案“清华而不高深，灵变而有规矩”，其中连续复诊者甚多，辨证施治精详，理法方药齐备，若能前后推究，考其得失，必将受益匪浅。为了更好地发掘、传承祖国医学遗产，沿袭名医智慧，探讨其诊治疾病的思路与经验，以提高临床疗效，特编写《王旭高经典医案赏析》一书。

本书以《王旭高医案》为蓝本，对其中二十六门病证的二十一门共302个案例进行了赏析。案例以内科为主，兼妇科、外科。选案以案例典型，复诊次数较多，理、法、方、药俱备为原则，保留医案原貌，并录用了部分较精辟而有参考价值的仁渊按，以供参考。赏析力求言简意赅，条理清晰，深刻阐明医案精神，充分反映王氏学术思想，高度概括王氏临证经验。每类病证案例之末附结语，结合中医理论，对该类案例的主要精神进行综合评析，对案例中的诊治思路及用药规律进行归纳总结，以启发后学。

《王旭高医案赏析》编写分工：李云海编写黄疸案、痰饮案、痰喘案；张志峰编写痢疾案、虚劳案、吐血案；桑红灵编写妇人案、产后案；刘琼编写温邪案、暑邪案、伏暑案；章程鹏编写中风案、肝风痰火案；孙易娜编写脘腹痛案、噎膈反胃案；陈好远编写遗精淋浊案；周用编写膨胀水肿案、积聚案；郭煜晖编写三消案、咳嗽案；喻小明编写外疡案。

本书可供临床中医师及学习研究中医者参考，由于编者水平有限，不当或错误之处在所难免，恳请广大读者批评指正。

编　者

2014年8月

目录

卷一

卷二

三、虚劳案 / 94

四、吐血案 / 115

五、臌胀水肿案　/ 123

卷　三

一、积聚案　/ 139

二、脘腹痛案 / 159

三、噎膈反胃案 / 175

四、三消案 / 197

五、痰饮案 / 206

六、痰喘案 / 241

卷 四

一、咳嗽案 / 252

二、遗精淋浊案 / 272

三、妇人案 / 286

四、产后案 / 307

五、外疡案 / 321

卷一

一、温邪案

案1　疟邪久羁，复感风温

某，久患三疟未愈，劳力更感风温，而发时证，及今八日。壮热烦躁，汗不能出，疹不能透，热郁蒸痰，神糊呓语，两胁疼痛，难以转侧，胸闷气粗，动则欲厥。所以然者，邪热与瘀伤混合，痰浊与气血交阻，莫能分解，以致扰乱神明，渐有昏喘之险。豆豉五钱，苏梗一钱，郁金一钱，赤茯神三钱，连翘三钱，丹皮钱半，当归三钱，杏仁三钱，天竺黄钱半，木通一钱，猩绛七分，菖蒲五分，青葱，枇杷叶。

渊按　郁金、杏仁解气郁，当归、葱、猩解血郁，豆豉、苏梗从里达表，尤宜佐黄芩、鲜地等以解热郁，否则热不解而诸郁亦不开，热蒸痰阻，陷入胞络易易。

【赏析】

吴鞠通在《温病条辨》中指出："三疟本系深入脏真之痼疾，往往经年不愈"；又曰："三疟又系积重难反，与卫气相失之证，久不愈，其常也。既已久不愈矣，气也血也，有不随时日耗散也哉！"患者久患三疟，疟邪久扰，气血必虚，清阳失转运之机，浊阴生窃踞之渐，气闭而痰凝血滞，又兼劳则气耗，正气愈虚，风温之邪乘虚外感，内传入里，致使外感之邪热与久病之痰瘀交结，内入心营为患。邪热入里无力透达而见壮热烦躁、汗不能出、疹不能透；热郁蒸痰，扰乱心营则神糊呓语、胸闷气粗、动则欲厥；痰凝血滞，结于胁下则两胁疼痛、难以转侧。治当透热解郁。方中青葱发汗解表、散寒通阳，豆豉解肌发表、宣郁除烦，二药能辛透郁热、透邪达表；连翘清热解毒、疏散风热，木通清心火、利小便，二药清解热郁；杏仁、枇杷叶降逆气、化痰止咳平喘以恢复肺之宣发肃降；郁金行气化瘀、清心解郁，丹皮清热凉血、活血散瘀，猩绛凉血止血、活血化瘀，当归活血，四药能凉血活血以解血郁，且当归兼具补血之功以补血之不足；天竺黄清热豁痰、凉心定惊，菖蒲辟秽开窍、宣气逐痰，二药合用化痰开窍；赤茯神宁心、安神；苏梗宽胸顺气利膈；诸药合用，共奏透达郁热、凉血活血、化痰开窍之功，使入心营内结之邪热外透，同时解痰瘀之患，防病邪内陷。

案2　湿温郁蒸，斑疹并见

宋，湿温过候，斑疹并见，心胸烦懊，神识模糊。脉数混混而不清，舌心苔干而不腻。湿蕴化热，热渐化燥。气粗短促，目赤耳聋。阴精下亏，风阳上亢。虑其内陷昏痉。拟生津达邪，兼芳香逐秽。鲜斛，淡豆豉，竹茹，连翘，橘红，赤苓，天竺黄，黑栀，菖蒲，郁金，羚羊，陈胆星，牛黄清心丸五分，（加）犀黄三厘。

复诊：湿温邪在太阴、阳明，湿胜于热，太阴为多；热胜于湿，阳明为甚。日晡烦躁，阳明旺时也。口虽渴，苔仍白腻，乃湿蕴化热，余湿犹滞，气火熏蒸，蒙蔽清窍，故斑疹虽透而神识时糊，脉沉小而数疾，皆邪郁不达之象。倘若热甚风动变劲，便难措手。半夏，赤苓，鲜斛，连翘，川连（姜汁炒），菖蒲，通草，豆豉，郁金，益元散，竹茹，茅根，黑栀。

渊按　宜参凉膈散缓缓通下，不致下文化燥内陷耳。盖湿温虽不可早下，而热胜挟滞者，不下则热邪挟滞不去。湿邪亦从热化燥化火也。

三诊：湿温旬日，脉数较大于昨，热势较盛于前，所谓数则烦心，大为病进，并非阴转为阳、自内达外之象。舌苔白浓，上罩微灰，面红目赤，阳盛之征；头昏耳聋，阴虚之象；小溲窒塞，气化不及也。当生津以彻热，利窍以化湿。救阴不在肾而在生胃津，去湿不可燥而在通小便。盖汗生于津，津充汗出而热解；小肠为心之府，小便通利，心火降而神清。羚羊角，赤苓，菖蒲，竺黄，泽泻，益元散，知母，鲜斛，通草，竹叶，鲜薄荷根。另：用珠子五分，血珀五分，为末，调服。

四诊：湿热郁蒸，如烟如雾，神识沉迷，脉时躁时静。静则神倦若寐，躁则起坐如狂，邪内陷矣。虽便不通，而腹鸣不满，肠胃不实，其粪必溏，未可骤攻下之。大凡温邪时症，验舌为先。

今尖苔白，上罩微霉，邪在营气之交。叶氏云：邪乍入营，犹可透热，仍转气分而解，如犀、羚、元、翘等是也。从此立方，参以芳香宣窍。犀角，羚羊角，鲜斛，竺黄，玄参，连翘，益元散，赤苓，竹茹，至宝丹一粒。

五诊：前方加鲜地、瓜蒌仁、枳实。

六诊：舌黑而干，湿已化燥；频转屎气，脘腹按痛，邪聚阳明，肠胃已实，当商通腑。但小便自遗，肾气虚也。正虚邪实，津枯火炽，惟有泻南补北，勉进黄龙汤法。鲜地，人参，生军，玄参，玄明粉，菖蒲，竺黄，连翘，竹叶，甘蔗汁（代水煎药）。

渊按 蔗汁生饮最妙。代水煎药，不但腻膈，且失凉润之性矣。

七诊：下后舌黑稍退，而脉反洪大，神识仍昏，阳明火旺也。清阳明燔灼之火，救少阴涸竭之阴，用景岳玉女煎。鲜地，玄参，鲜斛，知母，竺黄，麦冬，石膏，竹叶，芦根，蔗汁一杯（冲）。

八诊：津回舌润，固属休征；风动头摇，仍为忌款。温邪虽退，元气大虚，虚风上扰不息，又防眩晕厥脱。今当扶正熄风，参以生津和胃。生洋参，钩钩，天麻，茯神，制半夏，石决明，秫米，陈皮，麦冬，竹茹，甘蔗皮。

渊按 热滞虽从下而松，肝家阴液早为燥火所伤，故见症如此，迟下之累也。

【赏析】

湿温因感湿热病邪而成，患者患湿温多日，湿热郁蒸不解，内逼营血则见斑疹；湿与温合，蒸郁而蒙蔽于上，清窍为之壅塞，浊邪害清则神识模糊；湿热上扰胸膈则心胸烦懊；湿蕴化热，热渐化燥，损伤少阴肾精，肾不纳气则气粗短促，阴虚阳亢、虚热内扰则目赤，上窍失养则耳聋；脉数混混而不清、舌心苔干而不腻皆为湿盛阴伤之候。治疗需清化湿热浊邪，甘寒补养阴津，拟生津达邪，兼芳香逐秽。方以鲜斛滋阴清热，益胃生津；黑栀、淡豆豉宣郁除烦，解心胸烦懊；竹茹、陈胆星、天竺黄清化痰浊，橘红燥湿化痰，菖蒲辟秽开窍，郁金行气化瘀，清心解郁，共奏芳香逐秽之功；赤苓利水渗湿；连翘清热解毒、疏散风热，犀黄清热凉血，羚羊角平肝熄风、清热解毒，牛黄清心丸清热熄风，不仅可清泄营热，且“犀、羚、元、翘”能透热转气，犀黄、羚羊角、连翘尚能使营热外透。

复诊，经治疗后热胜于湿，阳明为甚。日晡烦躁、口渴、脉数疾示阳明热甚；神识时糊、苔白腻、脉沉小示湿浊尚未完全化热。故以清热化湿施治，在前方基础上去掉了清营凉血、平肝熄风的犀黄、羚羊角、牛黄清心丸，清化痰浊的陈胆星、天竺黄，将橘红变为半夏，加了川连，使燥湿之力增强，加益元散、茅根，清热利湿，使湿从下行。然仁渊以为此方清泄之力不够，因热胜挟滞，病在阳明，故当参凉膈散缓缓通下，才不致下文化燥内陷。

三诊湿温化热化燥，病势加重。面红目赤，脉数大，为阳盛热重之征；头昏耳聋，为阴伤化燥津伤之象；小便不利，既因热甚膀胱气化不及，又与津液受损化源不足相关；舌苔白浓、上罩微灰，乃湿热痰浊之象；湿热痰浊上蒙清窍、扰乱心神，则心烦，神识当又昏糊。故治疗当清热养阴生津，化湿利窍。王氏指出救阴祛湿的重要原则：“救阴不在肾而在生胃津，去湿不可燥而在通小便。”通过生胃津以救阴，胃为五脏之化源，胃津充足则周身得养，周身津液充足，则能化汗，汗泄热方能解，如刘完素所云“治湿之法，不利小便，非其治也”，通过利小便来去湿，而不用燥湿的方法，可防湿因燥化热，且心与小肠相表里，利小便则心火得降。其方中鲜斛清养胃津，配竹叶、知母增清热养阴生津之力；通草、竹叶、益元散清心热利小便，合赤苓、泽泻增利尿之功；菖蒲、天竺黄、鲜薄荷根芳化湿浊，开窍醒神；羚羊角平肝熄风防昏痉。另用珠子、血珀调末服，以宁心安神。

四诊，三诊处方虽紧扣病机，既清心热养胃津、化湿浊利清窍，又予羚羊角平肝熄风预防疾病内陷传变，但湿温为患，因湿性黏滞，病情胶着，养阴津则忧助湿，清热邪又恐化燥。经治疗，本斑疹已退，病已出营血，现神识沉迷，脉时躁时静，静则神倦若寐，躁则起坐如狂，责于湿热邪浊又陷心营，湿浊蒙蔽心包，扰乱心神。王氏依据叶天士所说用透热转气立法处方，兼以芳香开窍。方中犀角、羚羊角、玄参、连翘清泄营热、透热转气，竺黄、竹茹、至宝丹芳香宣窍，鲜斛养胃津，益元散（又名六一散）、赤苓利湿。五诊加鲜生地清热养阴，瓜蒌仁、枳实消积导滞。以方测之当有腑气不通，向阳明燥化之征。

六诊湿邪燥化，燥热内入阳明，腑实内结，故频转矢气，脘腹按痛；内有燥屎，又兼燥热伤阴，阴津亏耗，故舌黑而干；湿困热耗，阳气日虚，致下元不固而小便自遗。当泻下腑实，清热养阴生津。方中鲜生地、玄参、竹叶、甘蔗汁清热养阴生津；连翘清热；人参益气生津；生大黄、玄明粉泻下通便、攻逐腑实；菖蒲、竺黄化痰开窍；共奏清热养阴生津，通下腑实，兼化痰开窍之功。至于甘蔗汁，仁渊先生认为“蔗汁生饮最妙”，煎煮后“腻膈，且失凉润之性”，故以直接饮用为佳。

七诊，经攻下养阴，脉反洪大，示阳明火热亢盛；神识仍昏示浊邪仍在；舌黑示少阴阴津亏乏不足。速当补益阴津、清阳明热邪。叶天士说：“胃津亡也，主以甘寒，重则如玉女煎”，王氏以景岳玉女煎加减。方中以鲜地、玄参、麦冬、鲜斛、知母、竹叶、芦根、蔗汁诸药合用，共奏甘寒清热、养阴生津之功；知母、石膏清泄实热；竺黄化痰开窍；此处蔗汁冲服更妙；诸药合用使热去津回。

八诊，经大补阴津、泻热存津，见舌质润泽，治疗有效，但头摇动示有风动之征，为阴虚阳亢风动，当养阴生津熄风。生洋参益气生津，麦冬、甘蔗皮清热生津，天麻、钩藤、石决明平肝熄风，制半夏、陈皮、竹茹化湿浊，秫米、茯神养心安神。扶正熄风同时不忘生病之源而清化湿浊，防湿浊复燃为患。

此案中，王氏从初诊开始一直使用如下几组药：一是养阴药。从初用鲜斛，到使用鲜地、玄参、麦冬、知母、竹叶、芦根、蔗汁等，选用药物甘寒味淡，补益阴津而不滋腻恋邪。二是化痰开窍药。竺黄、菖蒲、竹茹等品使用，时时顾及湿浊上蒙清窍，以化浊开窍。三是利湿药。治湿不利小便非其治也，以赤茯苓、泽泻、通草、益元散、竹叶等利湿，使湿热从小便而去。

湿温是湿热病邪引起的急性外感病，因湿为阴邪，其性氤氲黏腻，湿与热合则病势缠绵，吴鞠通说其“病难速已”，从此案中可见湿温难已、反复牵缠之势。

案3　湿温挟食，腑实内结

胡，素有肝胃病，适挟湿温，七日汗解，八日复热。舌灰唇焦，齿板口渴，欲得热饮。右脉洪大数疾，左亦弦数。脘中仍痛，经事适来。静思其故，请明析之。夫肝胃乃腹中一脏一府，木乘土则气郁而痛。若不挟邪，安得寒热？即有寒热，断无大热，以此为辨也。又询大便坚硬而黑，是肠胃有实热，所谓燥屎也。考胃气痛门，无燥屎症，惟瘀血痛门有便血，然此症无发狂妄喜之状，则断乎非蓄血，此又一辨也。渴喜热饮，疑其为寒似矣。不知湿与热合，热处湿中，湿居热外，必饮热汤而湿乃开，胸中乃快，与阴寒假热不同，再合脉与唇，其属湿温挟积无疑。

《伤寒大白》云：唇焦为食积。此言诸书不载，可云高出前古。

豆豉，郁金，延胡，山栀，香附，赤苓，连翘，竹茹，蒌皮。外用葱头十四个，盐一杯，炒热，熨痛处。

按：病本湿温挟食，交候战汗而解，少顷复热为一忌。汗出而脉躁疾者，又一忌。适值经来，恐热邪陷入血室，从此滋变，亦一忌。故用豆豉以解肌，黑栀以清里，一宣一泄，祛表里之客邪。延胡索通血中气滞、气中血滞，兼治上下诸痛。郁金苦泄以散肝郁，香附辛散以利诸气，二味合治妇人经脉之逆行，即可杜热入血室之大患。瓜蒌通腑，赤苓利湿。加竹茹、连翘，一以开胃气之郁，一以治上焦之烦。外用葱、盐热熨，即古人摩按之法，相赞成功。

渊按 此虽有食积，亦不可下，以胸痞脘痛，渴喜热饮，中焦湿饮郁遏不开，寒热错杂，阳明之气失于顺降。若遽下之，轻则痞膈，重即结胸矣。同一湿温夹滞，其不同有如此者。

复诊：服药后大便一次，色黑如栗者数枚，兼带溏粪。脘痛大减，舌霉、唇焦俱少退，原为美事。惟脉数大者变为虚小无力，心中觉空，是邪减正虚之象，防神糊痉厥等变。今方九日，延过两候乃吉。香豉，青蒿，沙参，赤芍，川贝，郁金，黑栀，竹茹，稻叶，金橘饼。

渊按 大便通而痛减，乃葱盐按摩之功也。葱能通气，咸能顺下，阳明之气得通，胃气自然下降；胃气通降，大便无有不通者。夫便犹舟也，气犹水也，水流顺畅，舟无停滞之理。若但知苦寒攻下，不明中气之逆顺，是塞流以行舟耳！

【赏析】

湿温初期，吴鞠通认为其治疗：“汗之则神昏耳聋，甚则目瞑不欲言，下之则洞泄，润之则病深不解”，本案湿温，且素有肝胃之疾，汗后病不解而热盛，且出现阳明腑实内结，形成湿温夹积之证。然虽大便坚硬而黑，为肠胃有实热，但同时胸痞脘痛、渴喜热饮，湿郁中焦，脾阳受困，若用苦寒泄下，恐伤脾阳致洞泄寒中。然腑实又不可不下，此处王氏巧妙使用了外治法，在内服疏肝解郁化湿和胃药同时用葱、盐热熨，达攻邪而不伤正的目的。其内服药以豆豉解表，山栀清里，连翘清热，以解烦热；郁金、延胡索、香附行气以解肝郁，同时防邪入胞宫成热入血室之候；赤苓健脾利湿，竹茹清热化痰和胃，以和中焦；蒌皮清热化痰、利气宽胸以利胸膈；诸药合用疏肝解郁、和胃化湿。

王氏对疾病的诊断体察入微，在论及大便坚硬而黑一症时，诊断此当为肠胃有实热所致的燥屎。“考胃气痛门，无燥屎症，惟瘀血痛门有便血，然此症无发狂妄喜之状，则断乎非蓄血”，与胃痛、蓄血区别开来，值得借鉴。

复诊，大便得出，积滞因去，腑气得通，故脘痛大减，舌霉、唇焦俱少退。脉虚小无力、心中空虚乃积去虚象显现，其在疏肝解郁化湿和胃之前提下，以沙参养阴和青蒿、赤芍养阴清热来培补正气。本案诊断治疗，紧紧抓住病变核心，灵活施治，实匠心独具。

案4　湿温病邪，深入营血

秦，温邪十二日，斑疹遍透，神识仍糊，大便屡行，齿垢未脱。舌尖红，中心焦，阴津灼也。左脉大，右脉小，元气弱也。昨投清泄芳开，是从邪面着笔；今诊脉神委顿，当从元气推求。要知温属阳邪，始终务存津液；胃为阳土，到底宜济甘凉。所虑液涸动风，易生痉厥之变；胃虚气逆，每致呃忒之虞耳！羚羊角，沙参，生草，竺黄，菖蒲，鲜石斛，犀角，玄参，洋参，泽泻，茯神，芦根，蔗汁。另用濂珠粉三分，上血珀末三分，开水调服。

复诊：昨用甘寒生津扶正，病势无增无减。然小便得通，亦气化津回之兆也。症交十三日，是谓过经，乃邪正胜负关头。从此津液渐回，神气渐清，便是邪退之机；从此而津液不回，神糊益甚，便是邪进之局。正胜邪则生，邪胜正则重。仍以生津救液，冀其应手。羚羊角，鲜斛，沙参，洋参，麦冬，泽泻，赤苓，玄参，蔗汁，芦根，珠黄散。

三诊：加知母、川贝。

四诊：甘寒清润，固足生津，亦能滋湿。向之舌绛干焦者，今转白腻，口多白沫，是胃浊上泛也。小便由于气化，湿滞中焦，气机不畅，三焦失于输化，故不饥，不思纳，小便不利也。法宜宣畅三焦。豆卷，赤苓，猪苓，泽泻，生苡仁，杏仁，通草，竹茹，陈皮，半夏曲，谷芽，血珀五分（研末，冲服）。

渊按 帆随湘转，妙于转环。脾肾阳气素虚，阳邪一化，阴湿即来。在脉神委顿时早防之，庶免此日波变。然不料其变之如是速耳。古方大豆卷治筋挛湿痹，苏地用麻黄汤浸，借以发汗，与此症总不相宜。

五诊：瘀热蓄于下焦，膀胱气痹不化，少腹硬满，小溲不利。

下既不通，必反上逆，恐生喘呃之变。开上、疏中、渗下，俾得三焦宣畅，决渎流通。紫菀，杏仁，桔梗，川朴，陈皮，赤苓，猪苓，泽泻，苏梗，血珀，通草。

六诊：照方加参须五分，煎汤调下血珀五分。外用田螺二枚，葱白一握，桃仁三钱，曲少许，麝香五厘，肉桂五分，合打烂，炖温，敷脐下关元穴。

七诊：温邪甫退，少腹板硬，膀胱气化无权。昨议疏泄三焦，小便仍不畅。今少腹硬满过脐，其大如盘，按之不痛，脉沉小，舌白腻，身无热，口不渴，所谓上热方除中寒复起是也。夫膀胱与肾相表里，膀胱气化赖肾中阳气蒸腾。肾阳不足，膀胱水气凝而为瘕，须防犯胃冲心呃厥等变。急急温肾通阳泄水，犹恐莫及。肉桂五苓散，送下金匮肾气丸三钱。

渊按 须此方解下焦之围，再佐葱、盐按摩更妙。

八诊：通阳泄水，与病相投，虽未大减已奏小效。腹中觉冷，中阳衰弱显然。照方加木香、炮姜。

【赏析】

神识不清、大便屡行、齿垢可以判断本案当为湿温为患，湿热向上熏灼则齿上有垢，上蒙清窍故神识不清，下渗肠道则大便屡行；斑疹遍透、神识不清示热已入营血；舌尖红有热，中心焦示阴津已伤；脉左大右小，示阳热盛而气已伤也。本案湿温已入营血，气阴受损。对阴津亏损的治疗，王氏提出“温属阳邪，始终务存津液；胃为阳土，到底宜济甘凉”，宜从甘凉养胃阴入手，始终注意阴津的保护。方以羚羊角、犀角、玄参清营透热，洋参益气养阴，沙参、鲜石斛、芦根、蔗汁甘凉养胃津，天竺黄清热化痰，菖蒲芳香开窍，茯神安神，生草清心火，泽泻利湿浊。另用濂珠粉、上血珀定惊安神。其治疗针对病机清营透热，甘凉益胃养阴，开窍安神，既透营分之热，又补养阴津，同时又防痉厥之变。

复诊小便通，虽其他脉症未变，但从小便已可判断津液已开始恢复，治疗得法，故守法继进。在原治疗基础上加麦冬增养阴之力，去化痰开窍之竺黄、菖蒲，改茯神为利湿之赤苓；三诊加知母、川贝养肺肾之阴，充分反映了保护阴津在温病治疗中的重要性，正是“存得一分津液，便有一分生机”。而患者又有湿浊邪气内存，“渗湿于热下，不与热相搏，势必孤矣”，是故治疗过程中养阴同时不忘以利湿之药祛除湿浊。

患者初诊即有元气不足，虽一直以洋参益气生津，但因湿邪一直存在，又加之养阴润泽药的使用，稍一不当，势必困阻脾阳，加之清营热之品亦伤胃阳致元气更虚，热邪虽去而湿浊更盛，故四诊出现苔白腻、口多白沫、不饥、不思饮食、小便不利等湿浊困阻三焦的病证，治当化三焦湿浊，同时补益元气。杏仁开泄肺气，谷芽开胃，竹茹、半夏曲化痰湿，陈皮行气，生薏苡仁健脾利湿，豆卷清热利湿，赤苓、猪苓、泽泻利水渗湿，通草清热利水，血珀利尿，诸药合用，开上、疏中、渗下，宣畅三焦湿浊。是方注重化湿浊，而忽略了元气之不足。

五诊虽以开上、疏中、渗下宣畅三焦之法祛除湿浊，终是元气虚，湿不得化，结聚下焦而致少腹硬满，小溲不利。治不求本，非良方也。

六诊复顾病本，加参须以补元气，外用辛香温通利湿化瘀之品以期通下焦。

疏泄三焦，而小便不畅，始悟元气不足是病之关键，故七诊急以肉桂五苓散送服金匮肾气丸，以五苓散利水渗湿，以肉桂、金匮肾气丸补肾阳，助膀胱气化以利水行，则下焦水道通，一身气机调畅。仁渊以为还可用葱、盐按摩，从外治以加强疗效。

八诊加木香行气、炮姜温中焦，增通阳泄水之力以收功。

湿温之治古当清热利湿，但若素体元气不足，湿困热耗，元气益虚，元气不足则势必湿浊难化，故尔本案因初治未能顾及元气，致有下焦结聚之变，终当培补元气，使气化水行，方能奏效。

案5　温邪为患，耗伤阴津

尤，症交十二日，目赤耳聋，舌白烦渴，脉洪大而汗出。当辛凉以彻气分之热邪，甘凉以救肺胃之津液。北沙参，麦冬，知母，竺黄，玄参，生石膏（薄荷同打），滑石，竹叶，芦根。

复诊：目张不语而神慧，与汤则咽，身能转侧。舌苔灰白，脉形洪滑。并非邪闭心包，乃肝阳夹痰火阻塞清明之府。勿再芳香开达，开则邪反内陷矣，慎之！羚羊角，川贝，郁金，茯苓，胆星，石决明，远志，鲜斛，竹油，姜汁，北沙参。

渊按　清火熄风，豁痰通窍，丝丝入扣。惟沙参可斟酌，以其补肺也。舌苔灰白，痰火征兆。

三诊：目张不语，多汗脉大。阳盛阴虚，防其厥脱。急救其阴，希图万一。生洋参，石决明，沙参，茯神，麦冬，川贝母，五味子。

四诊：目已能合，口已能言，但舌謇而言涩。汗多稍收，脉大稍敛，似有一线生机。所嫌两臂动强，恐其发痉。拟存阴熄风法。羚羊角，鲜地，生地，洋参，沙参，石决明，麦冬，钩钩，蔗汁。

渊按　几乎类中。大抵平素肺肾阴气不足，肝阳有余，年过四十者，每有是证。

【赏析】

烦渴、脉洪大、汗出为邪入气分，肺胃热盛，邪热蒸腾于内外，里热蒸迫之象；目赤耳聋为肝经邪热上扰清空，同时兼津伤失养；舌白示有痰浊存在。治疗以清气分热邪同时补益阴津为主。以白虎汤合沙参麦冬汤加减。方中知母、生石膏辛凉清气分邪热，配滑石、竹叶增泄热之力，北沙参、麦冬、玄参、芦根甘凉以补阴津，兼以天竺黄清热化痰。

二诊目张不语，王氏依据“神慧，与汤则咽，身能转侧。舌苔灰白，脉形洪滑”诊断为“肝阳夹痰火阻塞清明之府”，而非“邪闭心包”。若为邪闭心包患者当为昏愦不语，而此不语者神志清楚，能主动吞咽，身体也能自由转动，并无邪闭心包之神志不清的表现，故非邪闭心包。此不语者为目张，则邪盛，结合苔灰白、脉形洪滑当知为痰热为患，结合前有目赤耳聋现目张不能闭合，考虑为“肝阳夹痰火阻塞清明之府”，非为温病邪陷心包。治疗不可以邪陷心包之芳香开窍为法，当清火熄风，豁痰通窍。方中羚羊角、石决明平肝熄风，郁金、远志行气解郁，茯苓健脾利湿，川贝、胆星、竹沥、姜汁化痰热，鲜斛、北沙参养肺胃阴津。

三诊仍目张不语，且多汗脉大，此阳热亢盛，阴津受损，需防阴津耗脱而致厥脱危证。急当救耗散之阴。以生洋参益气生津为主，配沙参、麦冬、五味子养阴生津，继用石决明平肝潜阳熄风，茯神安神，川贝母化痰浊。紧扣病机，灵活施治。

四诊阴津来复，肝风渐熄，故目已能合，口已能言，因津液尚不充足，且仍有汗泄致津随之外出，故而虽已能言终因筋脉失养而见舌謇言涩，两臂动强亦筋脉失养之征。恐阴虚阳亢而成类中之证，治疗仍当养阴熄风，拟存阴熄风法。方以羚羊角、钩藤、石决明平肝熄风，洋参益气生津，鲜地、生地、沙参、麦冬、蔗汁甘凉濡润养肺胃阴津。

患者素有肝阳上亢，而感温热病邪，邪入气分，温邪为患，每易耗伤阴津，若兼肝阳上亢，则需防肝阳上亢因津液损伤加重而阳化风动，成类中之证，临诊需仔细鉴别，谨慎用药。此案以存阴津、熄肝风为基本治疗法则。王氏诊断疾病体察入微，治疗精当。

案6　温邪内陷，热入营血

华，温邪八日，神识模糊，斑色红紫，脘腹拒按，结热旁流。舌红干燥，目赤唇焦，而又肤冷汗出，脉伏如无。邪热内闭，阴津外泄，颇有内闭外脱之虑。勉进黄龙汤法。大生地，参须，生军，枳实，连翘，天竺黄，玄参，菖蒲，鲜斛。

渊按 肤冷、汗出、脉伏，非虚象，乃闭象也。从斑色红紫上看出。参须可斟酌。

【赏析】

温邪八日，热入营血，热伤血络故见斑色红紫；热扰心神则神识模糊；热结阳明肠腑故脘腹拒按、结热旁流；舌红干燥、目赤唇焦为热盛津伤之候；热深则厥亦深，热闭阳气于内，故肤冷、脉伏如无；肤冷汗出有阳气外脱之兆。急当清泄热邪，因邪热里结阳明，当用下法。方以生大黄苦寒清泄腑实，配枳实行气破滞，通泄腑气，祛除结滞；连翘清热解毒，且可透热转气；天竺黄、菖蒲芳香化痰开窍；叶天士指出："斑出热不解者，胃津亡也，主以甘寒"，故以生地、玄参、鲜斛甘凉清热养阴，加参须益气生津，共同扶助阴津。诸药合用，清热邪，养阴津，开清窍，则可使内通外达，而无内闭外脱之虑。

案7 湿温化热，内结胸膈

高，舌白，口渴，咽痛。湿温化热，症方四日。年高正虚，势防战汗。冀其无变为佳。薄荷，桔梗，射干，滑石，牛蒡子，橘红，杏仁，枳壳，蔻仁，芦根。

复诊：温邪挟积化燥。昨服药后战汗不透，大热虽减，里热仍炽。舌霉边白，脉形不显。高年恐其内陷。大力子，香豉，鲜斛，连翘，黑栀，薄荷根，滑石，枳实。

三诊：胸脘板痛拒按，此属结胸。舌心燥边白，此挟痰水，挟气积。症交七日，温邪内伏，将燥未燥，将陷未陷。昨午投生津达邪一剂，今结胸症已具。势不容缓，再进小陷胸法。川连，半夏，枳实，蒌仁，香豉，黑栀。

渊按 仲景小陷胸以枳实佐川连，瓜蒌佐半夏，苦泄辛润，开中焦之痞，以化痰水热邪。方名陷胸，与诸泻心汤出入，并非下剂。今人以蒌、枳为通腑之药，殊属可笑。

【赏析】

湿温化热，温热邪气内犯肺胃，肺胃津伤则口渴、咽痛，舌白因湿邪存在且尚未深入，当清热利咽、兼养阴化湿。方以薄荷、牛蒡子疏散风热、利咽解毒；射干、桔梗清热利咽；橘红、枳壳行气破滞；杏仁开上、蔻仁宣中、滑石渗下以化湿浊；芦根清热养阴生津。

复诊经发汗后因汗出未透，大热虽减，里热仍炽。其舌霉边白为湿热之征。以清热利湿为法，方以牛蒡子、香豉、连翘、薄荷根疏散风热，促邪外透；鲜斛清热养阴；黑栀清泄三焦热邪；滑石清热利湿；枳实行气破滞。

三诊，湿热未尽，温邪内伏，内结胸膈成结胸之证，故见胸脘板痛拒按；舌心燥示湿去津伤；舌边白知邪尚未深陷。以小陷胸汤合栀子豉汤施治，以川连、半夏、蒌仁宽胸理气、清热化痰，枳实行气破滞，黑栀、香豉清宣胸膈郁热。

本案湿温为患，湿温化热，初结肺胃之经，伤津化燥，因湿性黏滞，虽一再清化湿浊，其势难已，反内伏胸膈成结胸之证。故治疗始则疏散风热，兼以养阴利湿，终以宽胸理气化痰收功。

案8　湿温为患，两阳合病

杨，胸闷头痛，寒热往来。邪在少阳，有汗而热不解，是伤于风也。舌薄白，边色干红。阴亏之体，邪未外达，而津液暗伤，渐有化燥之象。症交七日，中脘拒按，似欲大便而不得出，少阳之邪传及阳明，胃家将燥实矣。防其谵语，拟少阳、阳明两解法。柴胡，淡芩，半夏，枳实，甘草，香豉，黑栀，蒌仁，桔梗，滚痰丸钱半。

渊按　从大柴胡、陷胸变化，不用大黄、黄连，以阴亏液伤，拒按在中脘，不在大腹也。借滚痰丸以微通之，心灵手敏。

复诊：得汗得便，邪有松机，是以胸闷、心跳、烦躁等症悉除，而头痛略减也。虽自觉虚馁，未便多进谷食，亦未可就进补剂，但和其胃，化其邪可耳。香豉，豆卷，半夏，川贝，赤苓，陈皮，郁金，川斛，通草，竹茹。

三诊：用和胃化邪法，一剂颇安，二剂反剧。良以畏虚多进谷食，留恋其邪，不能宣化，郁于心胸之间，湿蕴生痰，热蒸灼液，烦躁、恶心、错语。两手寸关脉细滑数，两尺少神，舌边干红，心苔黄腻，皆将燥未燥，将陷未陷之象。拟导赤泻心各半法，生津化浊，和胃清心。犀角，川连，鲜斛，枳实，半夏，赤苓，连翘，黑栀，橘红，生甘草，通草，郁金，竹茹，芦根。万氏牛黄清心丸五分。

渊按 阳明痰热未清，遽进谷食，致有下文如是大变。宜仿仲景食服法，佐大黄以微下之。

四诊：症交十三日，身热不扬，神昏，舌短苔霉。邪入膻中，闭而不达。急急清泄芳开，希冀转机。犀角，连翘，枳实，竺黄，芦根，菖蒲，黑膏，牛蒡，玄参，薄荷根，郁金，鲜斛。紫雪丹五分，另调服。

五诊：神情呼唤稍清，语仍不出，邪欲达而不达。胸胁红点稍现，迹稀不显，斑欲透而不透。口臭便秘，时觉矢气，阳明燥实复聚。舌短心焦边绛，膻中之火方炽。芳开清泄之中，参以生津荡实。前方加沙参、细生地、磨大黄。

六诊：口臭喷人，胃火极盛。斑疹虽见，透而未足。目赤神糊，脉洪口渴。急急化斑为要。古法化斑，以白虎为主。今仍参以犀地清营解毒，再复存阴玉女煎。犀角，黑膏，麦冬，竺黄，大生地，知母，沙参，洋参，菖蒲，人中黄，芦根，石膏（薄荷打）。

渊按 前方未知下否。若未通，可再下之，所谓急下以存阴也。有犀地、白虎清营救液，见症有实无虚，不妨放胆。

七诊：目能识人，舌能退场门，症渐有生机。当大剂存阴，冀其津回乃吉。大生地，鲜石斛，麦冬，洋参，玄参，生甘草，鲜生地，石膏，犀角，沙参，蔗汁。

八诊：黑苔剥落，舌质深红，阴津大伤，燥火未退，左脉细小，右脉洪大，是其征也。际此阴伤火旺，少阴不足，阳明有余，惟景岳玉女煎最合。一面存阴，一面泻火，守过三候，其阴当复。鲜生地，生石膏，玄参，洋参，大生地，黑山栀，生甘草，知母，沙参，连翘，芦根。

渊按 右脉洪大，阳明热结夹滞显然。

九诊：频转屎气，咽喉干燥，燥则语不出声。此阳明火势熏蒸，津不上承。重救其阴，兼通其腑，再商。大生地，鲜生地，麦冬，生军，海参，北沙参，生甘草，玄参，玄明粉。

渊按 从前欠下，尚是实热见象，海参嫌腻膈。

十诊：下后液未回，急当养阴醒胃。生洋参，茯苓，橘红，麦冬，蔗皮，大生地，石斛，沙参，玄参，谷芽。

十一诊：耳聋无闻，舌干难掉，阴津大伤。用复脉法。大生地，麦冬，玄参，洋参，阿胶（川连三分，拌炒），生甘草，鸡子黄。

十二诊：迭进滋阴大剂，生津则有余，泻火则不足。今交三候，齿垢退而复起，神识已清，非阴之不复，乃燥火未清耳。今当法取轻灵。洋参，枳壳，川贝，橘红，赤苓，枣仁（猪胆汁炒），川连。雪羹汤煎。

十三诊：诸恙向安。每啜稀粥，必汗沾濡，非虚也，乃津液复而营气敷布周流也。小溲涩痛，余火未清。惟宜清化。冬瓜子，鲜石斛，通草，黑栀，生谷芽，甜杏仁，甘草梢。

十四诊：病退。日间安静，至夜发热神昏，乃余热留于营分也。小溲热痛，心火下趋小肠。仿病后遗热例，用百合知母滑石汤合导赤散。木通，草梢，竹叶，知母，鲜生地，滑石，百合。泉水煎服。

【赏析】

寒热往来，少阳也；中脘拒按，似欲大便而不得出，阳明也；胸闷、头痛、心跳、烦躁，痰湿也；苔薄白邪在卫分；舌边色干红阴亏。此案湿热为患，病在少阳阳明，兼阴津已伤。治疗当两解少阳阳明，兼化痰浊，顾阴津。以大柴胡汤、栀子豉汤、小陷胸汤三方合方加减。方中柴胡、淡芩和解少阳，枳实行气破滞，黑栀、香豉清胸中郁热，蒌仁宽胸理气、通便，半夏、桔梗、滚痰丸化痰、开泄肺气、宣通气滞，甘草和中。

复诊因药后得汗得便，邪有外透之机，是以湿热去而胸闷、心跳、烦躁等症悉除，惟头痛略减，邪去未尽。虽自觉虚馁，为防疾病复发，不能多进谷食和补剂。脾主运化水湿，要湿浊余邪去，当和胃化湿。方以香豉解表除烦，豆卷清热利湿，陈皮、郁金行气解郁，半夏、川贝、竹茹化痰，赤苓、通草利湿，川斛养胃阴，诸药合用，化中焦湿浊。

三诊用和胃化湿法后，一剂颇安。但患者多进谷食，助湿生痰，痰热湿浊留而为患，内传心营，致痰热扰乱心神而见烦躁、恶心、错语诸症。寸关脉滑数、心苔黄腻痰热之征，寸关脉细、舌边干红津伤之象，两尺少神少阴虚也。宜生津化浊，和胃清心，以导赤泻心各半加减。犀角清心定惊，川连清心热，连翘清热解毒，黑栀清泄里热，橘红、半夏、竹茹化痰，枳实行气导滞，郁金清热解郁，通草、赤苓利水渗湿，鲜斛、芦根清热养阴，生甘草清热和中；又以万氏牛黄清心丸五分清泄心火；以清化痰热，兼以养阴为主。

四诊病势加重，邪入心营，痰热蒙蔽心神，闭而不达，当清泄痰热，芳香开窍。方以犀角清营凉血；黑膏解毒发斑；连翘、牛蒡、薄荷根疏散风热、透热外达；枳实、郁金行气破滞；竺黄、菖蒲化痰开窍；芦根、玄参、石斛甘凉养阴；是方解营热、开清窍、养阴津。又以紫雪丹清解开窍。

五诊营热外达，神识稍清，斑疹隐现，邪有外达之机；舌短心焦边绛，热在营分而津伤；口臭便秘，时觉矢气，又见邪结阳明肠腑。四诊治疗得法，加泻下腑实及养阴之品，加沙参、细生地增养阴之力、大黄以荡涤腑实。

六诊斑疹未透，阳明胃火仍盛，气营两燔，急需清营泄热，助斑透疹。方由犀角、黑膏、麦冬、竺黄、生地、知母、沙参、洋参、菖蒲、人中黄、芦根、石膏（薄荷打）组成，中有白虎汤清阳明热邪、犀角地黄汤清营解毒、玉女煎以养阴液，三方合用，紧扣病机。只阳明热盛口臭熏人，腑实已具，“客邪贵乎早逐”，当予攻下腑实，此方攻下之力似嫌不足。

七诊津稍回，邪热去半，渐有生机。因热邪燔灼，津液耗伤重，故当大剂存阴。方中生地、鲜石斛、麦冬、鲜生地、玄参、沙参、蔗汁甘凉养阴津，洋参益气生津，石膏、犀角清气营邪热，生甘草清热和中，以大量养阴药为主，以图恢复津液，正是“若留得一分津液，便有一分生机”。

八诊阴伤火旺，少阴不足，阳明有余，需当养阴泻热，以景岳玉女煎加减。方中鲜生地、玄参、大生地、沙参、芦根甘凉清热养阴生津，洋参益气生津，生石膏、知母、黑山栀、连翘清热，生甘草清热和中。

九诊津未复，腑气不通，故仍养阴津，兼通腑气。仍以大生地、鲜生地、麦冬、北沙参、玄参加海参以培补阴津；生大黄、玄明粉通下阳明腑实；生甘草清热和中。

十诊得下，但津液尚未恢复，仍当养阴。以生洋参、麦冬、蔗皮、大生地、石斛、沙参、玄参培补阴津；同时以橘红行气、茯苓健脾利湿、谷芽消食和胃，共奏醒脾和胃、助运化之功，防补阴之剂滋腻碍脾，致生湿浊。

十一诊阴津仍未复。以生地、麦冬、玄参、洋参、阿胶、生甘草、鸡子黄诸养阴药合用，助阴复脉。

十二诊阴津来复，残留燥火未清，兼有湿浊。故以洋参益气生津固阴津；枳壳、川贝、橘红、赤苓行气化湿；枣仁安神；川连清泄热邪；以雪羹汤煎亦助祛热。

十三诊疾病向愈唯小溲涩痛，为余火未清。故以冬瓜子、通草清热利尿通淋，甘草梢清心火；黑栀清泄里热；鲜石斛清热生津；生谷芽、甜杏仁开泄肺胃之气，有提壶揭盖之意。

十四诊余热留于营分，故拟清泄营热，兼养阴液，用百合知母滑石汤合导赤散以收功。

本案本温热病邪结于少阳阳明，治疗得法，惜患者调护不当而食复，致使温邪夹积，内入心营，耗伤阴津为患，经补益阴津，清泄邪热终获痊愈。此案启示我们：温邪为患，传变迅速，且最易耗伤人体阴津，在治疗中应时时顾护阴津；同时需防“炉烟虽熄，灰中有火”，调护上不可不慎。

案9 怀孕八月，伏温引动

蔡，温邪发斑透疹，总在肺胃两经。邪热郁蒸，从里达外。血分热炽则发斑，气分热炽则发疹。邪从外入，由气传营。热自内出，由营达气。此症胸前先发斑点，身未觉热。数日之后，始发寒热，续布痧疹。似乎营分先有伏热，而后温邪凑集，肺胃受病，始见咳嗽寒热等症。然斑已将化，疹已透齐，即有余邪，清之解之可已；乃反胸痞烦闷，气升恶心，喉痛难咽，其故何欤？良以怀孕八月，适当太阴、阳明养胎之候，邪热甚于肺胃，胎气失荫而上逆，繇是胸高气逆，烦躁不得卧，岂非病虽由热，而实乃胎气上冲所致也。为今之计，清解肺胃温邪，以化斑疹热毒，是为正治。然燎原之下，液灼津伤，亦必养其津液。胎气上升，为变最速，尤要先平胎气。肺主一身之主，又必降其肺气。肺气降而得卧，胎安不上冲，庶无喘厥之虞矣。鲜生地一两，淡豆豉三钱（同鲜地研），川贝母三钱，磨苏梗五分（冲），磨犀角五分（冲），磨郁金五分（冲），纹银一两（先煎），玄参二钱，白薇三钱，竹茹一钱，野苎根五钱，枇杷叶三片（去毛）。

复诊：温邪上受，自气传营；而化火上炎，由胃及肺。喉属肺经，咽属胃经。凡咽喉之症，属实火者多，因肺胃之阳盛。肾脉循喉，肝脉绕咽，系虚火者，始关肝肾之阴亏。是其大略也。此症乃斑痧之后，喉痛色赤，全由邪火炽张。图治之方，犀角地黄，不出甘寒清解。昨吐红痰，无非气火熏蒸。今观脉色，已觉神清爽朗。喜逢知己，共斟酌而揣摩，幸谢主人，转忧疑为欣慰。立夏恰今朝，病能减而即是退；怀麟当此疾，胎不动即是安。大便才通，亦是转机之兆。小心调理，冀无欲速之讥。略泐数行，伏希晒政。犀角，羚羊角，川贝，鲜石斛，玄参，知母，鲜生地，麦冬，枇杷叶。金银花露、绿豆皮煎汤，与燕窝汤相和频饮。

三诊：夫温邪燔亢之余，余热固未能净；肺胃燎原之下，阴津必受其戕。养阴不在血而在津与汗，叶氏之名言；安胎须顺气，阴火忌上冲，妇科之要论。此症儿及两候，温痧既退，安得邪火复炽？喉肿既消，何以燥痛复盛？所以然者，胎当七八月之间，正肺与大肠司养之际，肺肠相为表里，肺主气而大肠主津，肺受火淫，燥热移于大肠，大肠当养胎之际，遂移热于胞络。《内经》云：人有重身，九月而暗，是胞之络脉绝也。胞脉者，系于肾而络胞胎。今热上迫肺，故音哑、咳嗽而喉复痛也。按此段经文，明指胎中阴火，当九月之期有此音哑一症，教人勿亟治之，惟恐伤其胎气耳。兹方八月，即得音哑咳频，岂非殃及池鱼之谓欤！今以甘凉生津治其上燥，参入咸寒以降阴中伏火，经所谓热淫于内，治以咸寒是也。须知治病要察机宜，养阴而火自降，指久病虚羸而言。火退而阴自充，乃暴病未虚之症。先辈有提其要曰：暴病多实，久病多虚。是其义也。然与否与，仍候华先生裁正。北沙参一两，川贝三钱（去心，勿研），元精石三钱，知母三钱（秋石煎汤拌浸），蝉衣一钱（去翅足），大豆卷三钱，玄参三钱，天花粉三钱，枇杷露一杯（冲服），野苎根三钱，赤苓三钱，生甘草四分，纹银五分。

改方加羚羊角钱半，鲜生地七钱，黑山栀钱半。

渊按 伏温由内达外，由里传表，从少阴而出太阴，所以退而复来，轻而再重，不尽由乎胎热。疹属肺，肺主一身之表。斑属胃，胃为万物所归，温邪每从两经而达也。胞络者，乃胞门子户之胞，非心包络。胞络系肾，少阴之脉贯肾，上入喉中，热邪由少阴上干喉中，故音哑。甚则喉痛。

【赏析】

本案怀孕八月，外邪引动伏温为患。初诊斑疹已现，胸高气逆，烦躁不得卧，胸痞烦闷，恶心，喉痛难咽，王氏认为此是肺胃热盛，引动胎气上冲所致。肺胃热盛，热入心营，心神被扰故胸痞烦闷、烦躁不得卧；热毒入营，走窜血络，则见斑疹；热毒循肺胃经络上扰，故喉痛难咽；恶心因胎浊上逆；肺热亢盛，肺气不利故胸高气逆。治当清解肺胃温邪，兼降胎浊，同时温邪化热最速，易伤津液，又当顾护阴津。方以犀角、白薇、郁金、野苎根清营凉血；淡豆豉透热外出；苏梗、野苎根顺气安胎；川贝母、枇杷叶降肺气，纹银重镇以沉降逆气；郁金、竹茹凉血清心豁痰；鲜生地、玄参清热养阴生津；诸药合用，清营热，透热毒，养阴津，安胎元。

复诊神清爽朗、大便通，示营热减、腑气通，疾病有向愈之机。唯喉痛色赤、咳吐红痰，当为热邪熏蒸肺胃，灼伤络脉所致。治疗守前法，以清营热，养阴津为主。方以犀角、羚羊角清解营分热毒；鲜石斛、玄参、知母、鲜生地、麦冬清热养阴生津；川贝、枇杷叶润肺化痰止咳；全方共奏清热养阴之功。又以金银花露轻清宣散、绿豆皮清解热毒、燕窝汤扶正以扶助药力。

三诊痧疹又见、喉肿燥痛，皆因伏温为患，温邪伏藏体内，由里出表，有时非一次而解，如吴有性《温疫论》九传治法所论“邪气外传，由肌表而出，或自斑消，或从汗解”，而“间有表而再表者，所发未尽，膜原尚有隐伏之邪，或二三日后，四五日后，根据前发热，脉洪而数，及其解也，斑者仍斑，汗者仍汗而愈，未愈者，仍如前法治之”。痧疹、喉肿仍为热毒熏灼为患，同时温邪既久，阴津损伤当更严重。治疗当清热邪，养阴津。北沙参、玄参、天花粉清热养阴生津；知母以秋石煎汤拌浸入下焦少阴肾，元精石咸寒，共襄少阴阴津；蝉蜕疏风透疹；大豆卷、赤苓利湿；川贝、枇杷露润肺，合纹银降逆气；野苎根清热安胎；生甘草清热和中；诸药合用，使阴津复、热邪去而胎安。

怀孕八月而病伏温，温邪为患，变化多端，传变最速，病情危急，急当祛邪安胎，防热毒内陷，阴津亏耗，胎元不固。王氏于此案详加剖析，观察病情仔细，处方用药谨慎。温邪为患，最易耗伤人体阴津，故治疗清热同时处处顾护阴津；恐胎元不固，取“安胎须顺气，阴火忌上冲”之旨，于处方中加降气安胎之品；使解温邪、护胎元两者兼顾。

案10　营阴素亏，复感温邪

孙，营阴素亏之体，感受温邪，病起肢麻寒热，旋即便泄神糊。今交七日，脉数而洪，舌燥齿干，必荡气促。阳明之火方炽，少阴之阴已涸。又腹硬痛，大便三日不通。积聚于中不下，气火尽浮于上。似宜通降为先。然阴津大涸，不得不先养其津。姑拟一方备商。鲜生地一两四钱，北沙参二两，磨苏梗五分（冲），杏仁三钱，天竺黄钱半，茯神三钱，麦冬五钱，川贝三钱，雪梨汁一杯（冲），枇杷叶三片。

复诊：津回舌润，汗出甚多，热势亦退。惟心烦不寐，大便不通。仍以前方加减。前方去苏梗，加细生地一两，天冬三钱，麻仁三钱。

【赏析】

素本营阴亏虚，而温邪最易灼伤津液，加之便泄伤津，致使阴亏更甚，病及少阴，舌燥齿干为少阴阴亏之征；脉洪数，腹硬痛，大便不通为温邪内传阳明之征；神糊因热邪上扰清窍。本案虽有阳明内结之兆，但少阴阴津已涸，当"先安未受邪之地"，以养阴津为先。方以鲜生地、北沙参、麦冬、雪梨汁清热养阴生津；苏梗宽胸利膈，杏仁苦降肺气、润肠通便，二药合用以通利气机；天竺黄、川贝、枇杷叶清化痰浊；茯神安神。

复诊舌润泽示津液恢复，津复则化汗有源而汗出热退。阴津未充，虚热内扰，故心烦不寐；阴津不足，肠道失濡则大便不通。治疗仍当补益阴津。故在前方基础上去宽胸利膈之苏梗，加生地、天冬增养阴生津之力，麻仁以润肠通便。

本案因素体阴虚，结合温邪致病易伤阴津的特点，在治疗的过程中时时以顾护阴津为基本治则，终获良效。

结 语

温邪包括风温、暑热、湿热、燥热、温热、疫疠等各种具温热性质的病邪，这类病邪致病迅速，发病急、发展快，易耗伤人体阴津。从王氏的几则医案中可以发现，温病的发生发展与患者体质有密切联系，或元气虚，或阴不足，或气血郁滞，或有孕在身，等等，这些因素致正气不足，而成为致病之由；同时，这些因素导致了疾病的不同发展方向，而出现各种不同的临床见症，在临床治疗中需根据这一不同灵活施治。而针对温病发展过程中共性的特征，王氏在治疗用药上有以下特点：其一，甘寒养阴以救阴津。针对温邪伤津的特点，使用鲜地、玄参、洋参、麦冬、鲜斛、知母、竹叶、芦根、蔗汁、雪梨汁等甘寒味淡，补益阴津而不滋腻恋邪之品以救阴，病及少阴则入咸寒之品如元精石等。其二，芳化痰浊以开清窍。“温邪上受，首先犯肺，逆传心包”，温热病邪易扰乱心神，上蒙清窍，故以竺黄、菖蒲、竹茹等品化浊开窍。

二、暑邪案

案1 暑邪挟积，身热腹痛

温，暑邪挟积，身热腹痛，先与疏达。香薷，川朴，花槟榔，砂仁，藿梗，苏梗，赤苓，焦六曲，陈皮，通草。

复诊：腹痛拒按，当脐有块，壮热无汗，舌苔黄腻，气升烦懊。防其发厥。法以表里两解。柴胡，淡芩，枳实，赤苓，赤芍，半夏，玄明粉，生大黄。

三诊：投大柴胡汤法，下出碎块溏粪两次。腹痛不减，烦懊不安，气升呕逆，舌苔黄燥。食积填塞阳明，暑邪内走厥阴。防其昏厥。拟以泄厥阴，通阳明。川连（吴萸炒），楂炭，淡豆豉，黑山栀，瓜蒌仁，当归龙荟丸三钱（绢包煎），枳实，苏梗，木香（三味磨冲）。外敷方：葱一把，盐一杯，丁香一钱，飞面三钱。打烂，敷痛处。

此四磨饮合小陷胸、栀豉、左金合剂。疏通气分，泄肝化积。再用外敷法，其气有不通行者乎！

渊按 暑必挟湿，湿为阴邪，最能阻碍阳气。故暑湿病多脘腹痞痛，积滞内阻，暑湿之不化，实由气机之不通。下而痛仍不减，乃未得辛通之药，中焦痞滞未去耳。

【赏析】

此案为暑邪挟积。暑为阳邪，其性炎热，患者感受暑邪，故初起即见身热；又兼积滞内阻而腹痛；暑多夹湿，暑湿若困阻太阴，阳气内郁，须防暑热与糟粕结聚郁蒸肠腑。故以疏利暑邪、消导积滞立法。方中香薷辛温芳香，使暑邪外达，川朴苦温、能泄食满，二者为主药；以槟榔辛苦温、消积导滞，砂仁辛温化湿行气、为醒脾和胃之良药，藿梗辛微温化湿解暑，苏梗宽胸利膈顺气，赤苓甘淡健脾利水渗湿，焦六曲消积，陈皮行气，通草甘淡清热利水，诸药共为佐使。患者夹寒之症不见，是方过于温燥，不合于暑病首用辛凉之则，故用药后疾病不轻反重，成暑热与糟粕结聚之候。

复诊暑热与糟粕结聚，里实已成，故见壮热、腹痛拒按、当脐有块；热扰心神则烦懊；暑闭于内而汗不出；苔黄腻而不燥示热盛而津伤不盛。法以解表清里。以大柴胡汤加减治之。方中柴胡、淡芩、半夏、赤芍相伍和解退热，玄明粉、生大黄、枳实攻下里积，赤苓健脾。

三诊患者经解表清里，虽下出碎块溏粪两次，然腹痛不减，说明腑气未通；且见呕吐、四肢厥逆之厥阴见症，为暑邪积滞闭郁阳气于内，暑邪内走厥阴；苔黄燥示暑热已伤津液。急当泄肝热、通腑气，以泄厥阴、通阳明立法。内用四磨饮合小陷胸、栀豉、左金合剂，疏通气分，泄肝化积。川连（吴萸炒）、当归龙荟丸清泄肝热，黑山栀、淡豆豉开宣郁热，枳实、苏梗、木香行气以疏利气机，楂炭消积，瓜蒌仁润肠通便；外敷葱、盐、丁香宣散透达；务使阳气宣达，气机通畅。

《素问·热论》篇云："暑当与汗出，勿止。"而吴鞠通指出："暑病首用辛凉"。针对暑热为患，因其性属阳，传变又速，故初当速用辛凉透达之法使暑邪外解，不使邪内陷也。又且暑因上热下湿而成，故暑多挟湿，湿为阴邪，最能阻碍人体阳气。故暑邪夹积，总以通利气机为法。此案总以疏利通达为法，与通利气机宗旨相合，然初起用药过温，致有结实内陷之变。

案2　暑湿困阻，三焦不利

丁，暑乃郁蒸之热，湿为濡滞之邪。暑雨地湿，湿淫热郁，惟虚者受其邪，亦维素有湿热者感其气。如体肥多湿之人，暑即寓于湿之内；劳心气虚之体，热即伏于气之中。于是气逆不达，三焦失宣，身热不扬，小溲不利，头额独热，心胸痞闷，舌苔黄腻，底绛尖红，种种皆为湿遏热伏之征。邪蕴于中，不能外达，亦不下行，颇虑内闭之变。拟以栀豉上下宣泄之，鸡苏表里分消之，二陈从中以和之，芳香宣窍以达之，冀其三焦宣畅，未识能奏功否。淡豆豉，黑山栀，通草，半夏，菖蒲，鲜荷叶，六一散，薄荷，赤苓，竹茹，蔻仁（研，后下）。

【赏析】

此案暑湿为患。喻嘉言指出："体内多湿之人，最易中暑，两相感之故也。外暑蒸动内湿，两气交通而中暑。"王安道言："暑热者，夏之令也，大行于天地之间，人或劳倦，或饥饿，元气亏乏，不足以御天令之亢热，于是受伤而为病。"此二者指出了暑温发生外由暑热侵袭，内因元气亏乏，此案暑温之罹患即源于此。王氏云："暑雨地湿，湿淫热郁，惟虚者受其邪，亦惟素有湿热者感其气。"是人体肥多湿，又且劳心气虚，故感暑湿为患。暑湿困阻气机，致湿遏热伏，故身热不扬、头额独热；暑湿困阻上焦而心胸痞闷；暑湿困阻下焦，膀胱气化不利则小溲不利；舌苔黄腻、底绛尖红为暑湿内盛之候。暑湿困阻三焦，气机不畅，邪不外达，须防内陷之变，急以宣畅三焦气机立法。方以黑山栀清利三焦之邪热，配淡豆豉以除胸中痞闷，薄荷、菖蒲芳香透窍，宣畅上焦之气机；半夏、竹茹、蔻仁化湿和中；鲜荷叶、六一散清化暑湿，赤苓、通草利水化湿，渗利下焦之湿热；诸药合用，共奏清利三焦暑湿之功。此案立法处方与三仁汤之开上、宣中、渗下之立意不谋而合。似此则三焦气机通畅，暑湿之邪得以外达，当能收效。

案3　暑湿秽浊，困阻清窍

吴，劳碌之人，中气必虚。暑湿热秽浊之气，自口鼻吸入气道，满布三焦，虽舌苔满布，而胸无痞闷，非邪伏膜原之比。重浊之药，徒伤中气，与湿热弥漫之邪无益。今交五日，神气似清而浑，恐其过候有耳聋、神迷、呃逆等变。为治之法，且以芳香理气逐秽再议。刀豆子，郁金，泽泻，石菖蒲，杏仁，瓜蒌仁，陈皮，滑石，香薷，桔梗，北沙参，赤苓，藿香，佛手，鲜荷叶，鲜佩兰叶。

【赏析】

此案为暑秽。暑秽是夏季感受暑湿秽浊病邪而致猝然闷乱、烦躁的一种病证，实质为猝中暑邪的一类病证。《时病论》分析暑秽指出："天暑下逼，地湿上腾，暑湿交蒸，更兼秽浊之气，交混于内。人受之，从口鼻而入，直犯膜原。"此例患者劳伤中气，暑湿秽浊之邪乘虚外感，弥漫三焦，暑湿困阻清窍，故神气似清而浑。为防暑湿秽浊之气内陷蒙蔽心神，当芳香辟秽、化湿涤浊，不可以重浊之药进一步伤害中气而不能透达湿热秽浊之邪。故以芳香理气逐秽为法。方中香薷、藿香辛散暑邪，使暑湿浊邪从表而解；石菖蒲芳香开窍，化湿和胃；鲜荷叶、鲜佩兰叶、藿香芳香化湿解暑；郁金清心行气解郁，陈皮理气调中、燥湿化痰，佛手理气和中化滞，刀豆子温中降气，桔梗、杏仁一宣一降复肺气之宣肃，诸药合用畅达气机；瓜蒌仁润下，泽泻、滑石、赤苓利水渗湿，使湿浊从下而出；北沙参清肺养阴、益胃生津，防暑伤气津；诸药合用，即能芳化湿浊，又能畅达气机，使暑湿秽浊之邪从表从里而解。

案4　三疟日久，暑伤肺络

蒋，三疟日久，又感暑风，咳呛痰血，热势变乱。且以解暑，清肃肺胃。香薷一钱，北沙参五钱，冬瓜皮三钱，六一散四钱，神曲三钱，青蒿钱半，杏仁三钱，丹皮钱半，桑叶钱半，白扁豆三钱，枇杷叶二片。

渊按　咳呛痰血，肺阴、肺气已伤，虽有表邪，香薷用宜斟酌。

【赏析】

此案为暑伤肺络。患者三疟日久，疟邪久羁势必损伤人体气血，体虚之人又感暑风，邪不能外透，速传入里，暑热迫肺，肺失宣肃则咳嗽；暑热损伤肺络，血从上溢则痰中带血；暑热内盛，扰乱心神则热势变乱。患者暑热内盛而肺气、肺阴俱损，故当清暑保肺、凉血安络为要。王氏以解暑，清肃肺胃立法。“暑非汗不解”，处方中用香薷以发汗解暑，量用一钱，取微汗意，因患者气阴已伤，又“暑必伤气，最令表虚”，暑为阳邪易伤气阴，故而虽以香薷解暑，量却不可过，故仁渊以为：“虽有表邪，香薷宜斟酌”，此处似用辛凉之银翘法更为妥帖；“治暑之法，清心利小便最好”，白扁豆健脾利湿，以冬瓜皮利水渗湿，六一散清利暑湿，使暑湿从小便而去；以青蒿凉血解暑，丹皮清热凉血，奏凉血安络之功；以杏仁降气止咳平喘，桑叶疏风清热止咳，枇杷叶清肺化痰、降气止咳，以治咳嗽；以北沙参清肺养阴、益胃生津；神曲消食导滞；诸药合用，共奏解暑凉血，养阴止咳之功，以祛除暑湿、保护肺络，宁血止咳。

案5　暑月感寒，肺气闭塞

李，暑邪内闭，恶寒发热，脉象不达，口不能言，先有咳嗽，此肺气闭塞。拟开而达之。射干五分，桔梗一钱，连翘三钱，豆豉三钱，杏仁三钱，象贝三钱，香薷一钱，橘红一钱，菖蒲五分，竹茹一钱，牛蒡子二钱，玉枢丹四分（磨冲）。

【赏析】

此案为暑月感寒之证。多因先感暑邪，又贪凉饮冷外受寒邪，致令寒邪外束肌表，暑湿之邪蕴阻于内，暑邪内闭，无力透达而致各种见症。寒束肌表，卫气闭郁，阳气不能卫护肌表则恶寒；邪郁于内，正邪剧争则发热。寒邪闭郁，暑湿熏灼于肺，肺气失宣则咳嗽；暑湿内蕴，蒙蔽清窍，清窍不利，故口不能言；寒邪外束，暑不能外达，营阴郁滞，阳气不能透达，故脉象闭郁而不达，非暑热之虚数脉。似此外有表寒，暑湿内闭，不能透达之症，当以开闭达邪立法。方中香薷、豆豉辛散解表，以祛除暑湿；桔梗、杏仁宣通肺气；连翘清热；射干、牛蒡子清热利咽；橘红、竹茹、象贝化痰止咳；菖蒲、玉枢丹芳香开窍，祛除暑湿。诸药合用，透达暑邪，芳香开窍，通利肺气，解暑邪之闭郁。

案6　暑闭清窍，津伤神昏

安，连日烦劳忧虑深，暑邪伤气易归心，神昏脉数细而沉，病危甚！邪闷心包，如火如焚。舌色干黄唇齿燥，耳聋便泄津枯了！三焦皆病须分晓，究治疗，河间热论宜参考。鲜石斛，天竺黄，连翘，菖蒲，赤苓，北沙参，通草，益元散，茉莉花，竹茹，薄荷叶，芦根，鲜荷叶，紫雪丹（另调服）。

【赏析】

此案为暑闭清窍之证。患者因连日烦劳忧虑，劳伤中气，卫外之力不足，而致暑热邪气内侵。“暑乃夏月炎暑也，盛热之气火也”，其性酷烈，传变迅速。一方面，“暑气通于心”，暑热病邪极易深入心营，内闭清窍，浊邪蒙蔽心包则神昏。另一方面，暑为壮火，火盛故如火如焚，“壮火食气”而耗气，气虚而暑邪迫津外泄则汗多津枯，气虚水道清浊不分，大肠传导失职则便泄。津液亏损，津不上承，耳窍失养则耳聋。津液不足故见舌色干黄，唇齿干燥。今窍闭津伤，病势危重，急当清心开窍醒神，清热养阴生津。方以连翘清泄心热；菖蒲、茉莉花、薄荷叶、鲜荷叶其气芳香，功能开窍醒神，暑易炼津为痰，故以竹茹、天竺黄清化痰浊，诸药合用共除蒙蔽心包之秽浊；北沙参、鲜石斛、芦根甘寒清热养阴生津以补津液之不足；因“暑气通于心”，心与小肠相表里，故“治暑之法，清心利小便最好”，以利水渗湿之通草、赤苓、益元散使暑热从溺窍而走；又以紫雪丹清暑热，开窍醒神；诸药共用，开闭通窍，养阴生津，使邪不内陷而致风动惊厥之症。

案7　暑伤湿滞，寒热便泄

李，暑湿阴分之气，从口鼻肌表而入，寒热，便泄，头胀。拟芬芳逐秽，分消湿热方法。藿香，川朴，焦六曲，半夏，茯苓，陈皮，泽泻，大腹皮，砂仁，通草。

【赏析】

此案为暑湿证。叶天士认为“暑必兼湿”，夏日炎暑之时，天暑下逼，地湿上腾，暑湿交蒸，人居于中，若正气不足，则暑湿之邪，从口鼻肌表而入，郁遏肌表而病。暑湿袭表，闭阻卫气，卫气不能温分肉，故恶寒；暑性炎热，与正气交争故发热；暑湿壅盛，清窍不利故头胀；湿入太阴，脾气困阻，水湿不化则大便泄泻。因暑湿为患，故当清暑化湿，拟用芬芳逐秽，分消湿热之法。方以藿香正气散加减，方中藿香辛散风寒，芳化湿浊；砂仁行气化湿温中；川朴行气化湿，宽中除满；大腹皮、陈皮理气化湿宽中；半夏燥湿降气，和胃止呕；茯苓健脾利湿；泽泻、通草利水渗湿；焦六曲消积导滞；全方共奏发散表邪、芳化湿浊、理气宽中之效。此方偏于温燥，若是暑兼寒湿之证，效当良好，若是湿中蕴热则当适当加入清热利湿之药，据王氏治法中云当“分消湿热”，似乎应该是蕴有热邪，则此方加六一散之类以清利湿热当更的当。

结 语

暑热病邪感受于夏暑当令之时，其性炎热，易伤津耗气，易兼夹湿邪。对暑病之成因，在这几则医案中王氏提到：“暑雨地湿，湿淫热郁，惟虚者受其邪，亦维素有湿热者感其气。如体肥多湿之人，暑即寓于湿之内；劳心气虚之体，热即伏于气之中。”“劳碌之人，中气必虚。暑湿热秽浊之气，自口鼻吸入”。“连日烦劳忧虑深，暑邪伤气易归心”。暑温之发生外由暑热侵袭，内因元气亏乏，与二者有密切关系。暑邪易伤气阴，易闭清窍，易夹湿浊，而致气机不畅，治疗以开宣畅达气机，养阴生津，芳香开窍，清利湿浊为法。对暑病的治疗，王氏时时注意开畅气机，以辛温发散使暑从表达，多用香薷、藿香，而于辛凉解表之法略有欠缺；养阴生津多用北沙参；芳香开窍多用菖蒲并鲜香之佩兰、荷叶、茉莉花等；清利湿浊多用赤苓、泽泻、通草、六一散之类。其对暑病成因和本证、兼夹证的认识，对暑病的治疗方药对今天防治暑病有一定借鉴。

三、伏暑案

案1　暑湿内伏，郁遏中宫

李，暑湿先伏于内，凉风复袭于外，交蒸互郁，皆能化火，湿遏热伏，其热愈炽。故其为疟也，先寒后热，日轻夜重。经旨所谓先伤于热，后感于寒。喻氏所谓阴日助阴，则热减而轻，阳日助阳，则热甚而重也。夫疟之发，必从四末始，既必扰及中宫，故心胸烦躁，中脘痞塞。又必先呕吐而泄泻，泻已乃衰，腹中犹胀。所以然者，热甚于中，蒸熏水谷之湿，上泛而复下泄，热势得越，烦躁乃安，余湿复聚，故仍作胀也。今当疟退，脉弦带数，舌苔白腻，小溲不爽，本有胃寒，痰浊素盛，虽从未得汗，表邪未解，而病机偏重于里，法从里治。大旨泄热为主，祛湿兼之，解表佐之，是亦表里分消，三焦并治意。葛根，淡芩，川连，甘草，苍术，川朴，橘皮，藿香，菖蒲，赤苓，泽泻，薄荷，滑石，郁金，竹茹。

渊按　泄泻呕吐，乃兼有之症，非必有之症，由暑湿秽浊郁遏中宫，太阴失升，阳明失降，不克分化使然。

【赏析】

此案暑湿内伏，复受凉风侵袭，闭其汗孔，暑湿欲发不能速发，湿遏热伏，暑湿秽浊郁遏中宫，致脾胃失化，土壅木郁，波及少阳致少阳枢机不利，故寒热往来如疟，实为伏暑。湿为阴邪，阴邪旺于阴分，午后暮夜属阴，邪正于午后暮夜相争剧烈，故先寒后热、日轻夜重；暑热内蒸故心胸烦躁；湿邪内阻则中脘痞塞、舌苔白腻；湿热困阻下焦，膀胱气化不利故小溲不爽；脉弦乃土壅木郁，数为有热。宜表里分消、三焦并治，以去伏暑。方以葛根、薄荷解表；淡芩清少阳之热，合川连清热燥湿；藿香、苍术、川朴芳化暑湿和中；橘皮、竹茹、菖蒲、郁金行气解郁、豁痰开窍，共化中焦湿浊；赤苓、泽泻、滑石利水渗湿；甘草和中；诸药合用，三焦并治，使暑湿从表里分消。

案2　伏暑挟积，气津受损

杨，年过花甲，病逾旬日，远途归家，舟车跋涉，脉沉神昧，舌强白，中心焦，身热不扬，手足寒冷，气短作呃，便泄溏臭。是属伏邪挟积，正虚邪陷之象。深虑厥脱。大黄，人参，制附子，柴胡，半夏，茯苓，陈皮，淡芩，泽泻，当归，枳实，丁香，柿蒂，竹茹。

渊按　虚象实象杂沓而至，立方最宜斟酌，如无实在把握，还从轻面着笔，否恐一误不可收拾。

复诊：症尚险重，再望转机。桂枝，柴胡，人参，白芍，川连，半夏，枳实，丁香，陈皮，蔻仁，炙甘草，竹茹。

三诊：伏暑化燥，劫津动风，舌黑唇焦，鼻煤齿燥，神昏，手指牵引。今早大便自通，据云病势略减。然两脉促疾，阴津消涸，邪火燎原，仍属险象，恐其复剧。犀角，羚羊角，鲜生地，玄参，芦根，钩钩，鲜石斛，六一散，沙参，连翘，通草，天竺黄，枇杷叶，竹叶。珠黄散，另调服。

【赏析】

周扬俊《温热暑疫全书》指出："人受暑热之毒，栖伏三焦肠胃之间，久久而发者，为伏暑。"热则气耗，暑热伏于体内，阳气易受损，况病已十余日，阳气必伤，加之高年体虚，又兼舟车劳顿，阳气当不足，故气短，阳虚不能温煦四肢故手足寒冷；湿遏热伏则身热不扬；暑湿蒙蔽心神则神昧；湿浊犯胃、胃气上逆故作呃；暑湿与积滞搏结阻于肠道，故便泄溏臭；脉沉为暑湿困阻；舌白有湿，舌强、中心焦当为暑热耗伤阴津之征。暑湿兼夹积滞，阳气不足，阴津受损，正虚邪实，病情急重。当清解暑湿，扶正攻积。方以大柴胡汤加减。方中大黄泻下攻积，枳实行气导滞，当归润肠通便，共同攻下里积；人参、制附子补益阳气；柴胡解热，淡芩清热燥湿，陈皮、半夏燥湿化痰和中，茯苓、泽泻利湿，共同清解暑湿；丁香、柿蒂降逆止呃，竹茹清热化痰除烦止呕，降逆气、止呃逆；诸药合用以清解暑湿、攻下里积、扶助阳气。

复诊症尚险重，守原法以柴胡桂枝汤加减治疗。桂枝发汗解表，配白芍调和营卫；柴胡和解退热；枳实行气导滞；川连清热燥湿，陈皮、半夏燥湿化痰，蔻仁化湿和胃，竹茹清热化痰、除烦止呕，丁香温中降逆气，共奏降逆化湿和胃之功；人参补中益气，炙甘草健脾和中；诸药合用，从脾胃入手，解暑湿、扶正气。只此方虽寒温并用，但似偏温燥，恐湿得化而津更伤，致暑湿化燥。

三诊大便自通，病势略减。而因伏暑化燥，津血受损，故舌黑唇焦，鼻煤齿燥；暑热内扰心营故神昏；阴津不足，阴虚阳亢风动故手指牵引；然两脉促疾热盛明征。患者火热亢盛，内扰心营，阴津亏损，阳亢风动。治疗当清泄营热，补益阴津为主，以犀角地黄汤加减。犀角清营热、镇心神；连翘疏散风热；羚羊角、钩藤清热熄风；鲜生地、玄参、芦根、鲜石斛、沙参清热养阴生津；六一散、通草、竹叶利尿通淋、清泄心火；天竺黄、枇杷叶化痰开窍；且犀角、连翘、羚羊角、玄参能清泄营热，透热转气；珠黄散定惊安神。处方清泄营热、补益阴津同时，不忘暑湿内存，以六一散、通草、竹叶等清利湿邪，不使其牵缠为患。

本案正虚邪实，病情危急，扶正恐助暑湿之邪，祛邪又恐重伤气津，而暑热之邪易伤气津，又兼湿性黏腻，往往牵缠为患，临证治疗需斟酌。

案3　暑邪内伏，外邪引动

陆，外有寒热起伏之势，里有热结痞痛之形；上为烦懊呕恶，下则便泄溏臭。此新邪伏邪，湿热积滞，表里三焦同病也。易至昏呃变端。拟从表里两解，佐以芳香逐秽。柴胡，生大黄，淡芩，枳实，半夏，川连，瓜蒌皮，赤苓，郁金，菖蒲，蔻仁。

复诊：投两解法，得汗得便，竟安两日。昨以起床照镜，开窗看菊，渐渐发热，热甚神糊，两目上视，几乎厥脱。逮黄昏，神渐清，热渐减，脉沉不起。据述热时舌色干红，热退舌色黄腻。此乃湿遏热炽，将燥未燥，将陷未陷，但阳症阴脉，相反可虞。勉拟河间甘露饮，涤热燥湿之中，更借桂以通阳，苓以通阴，复入草果祛太阴湿土之寒，知母清阳明燥金之热。甘露饮去滑石、白术，加茅术、草果、知母、姜汁、葱白头。

【赏析】

伏邪为外邪引发，暑湿郁阻少阳，枢机不利，故寒热起伏；暑热内郁，上扰心神，故烦懊；湿浊内阻，胃气上逆则呕恶；邪热阻滞，气机不畅，积滞内结则热结痞痛；湿热积滞结于肠道，传导失司则便泄溏臭。邪结少阳、阳明，当表里两解，兼以芳香逐秽，以大柴胡汤加减治之。方以柴胡伍淡芩和解少阳；生大黄配枳实攻积破滞；瓜蒌皮宽胸理气；菖蒲与蔻仁、郁金、半夏合用芳香辟秽、化痰开窍醒神；淡芩伍川连清热燥湿；赤苓健脾利湿。诸药合用，和解表里，祛除暑湿秽浊之邪。

复诊得汗得便，邪有外透之机，然起居不慎，又受秋日之风寒，复使邪闭于内，不能外达，故渐渐发热，热甚上扰心神则神糊、两目上视；至黄昏阴气来复，热势渐减故神渐清；热时舌色干红，热退舌色黄腻示湿热困阻，津液受损；脉沉不起当为湿遏热伏。治当清利湿热为主，以河间甘露饮加减治疗。以河间甘露饮（河间甘露饮由茯苓、甘草、白术、泽泻、桂枝、石膏、寒水石、滑石、猪苓组成，即五苓散加石膏、寒水石、滑石、甘草而成）去滑石、白术，加茅术、草果、知母、姜汁、葱白头组方，全方功能清热燥湿，且借桂枝以通阳化气，茯苓以利湿通阴，复入草果祛太阴湿土之寒，知母清阳明燥金之热，姜汁、葱白头辛散诸邪外达。

伏暑之证，因邪盘踞于内，需谨慎调护，防病情反复。

案4 中气不足，伏暑为患

胡，伏暑三候，神糊呃逆，手肢微痉，痰多舌白，渴不多饮，音低，脉大而虚，殊属棘手。今日忽周身干燥而痒，烦躁不安。细询病原，从未得汗。按仲景云：汗出不彻，身痒如虫行皮肤中，久虚故也。吴又可云：发根燥痒，心烦如灼，名曰药烦，中气虚也。《金匮》云：声如从瓮中出，是中气之湿也。又按《内经》：言微音低，谓之夺气。由此推之，明是中虚浊恋，液涸痰蒙，势极凶危。惟有和中宣化，听其胃气自为敷布，以冀万一生机。洋参三钱，橘饼三钱，甜杏仁三钱，豆卷五钱，蜜梅一枚，北沙参三钱，麦冬三钱，蜜炙枇把叶二片，姜汁少许。

上方取辛甘化浊，酸甘化液。考又可药烦条中重用人参、生姜，和中宣化，法有来历。

【赏析】

中气不足，伏暑为患。患者气虚，中气不足则音低，无力鼓动津液，汗不得出，邪不能外达，郁于肌肤，故周身干燥而痒；暑湿痰浊蒙蔽心神故神糊，邪郁于内故烦躁不安；湿浊中阻、胃气上逆则呃逆；暑热伤津，筋脉失濡，则手肢微痉，虽津伤但有湿浊中阻故渴不多饮；暑湿浊邪为患故痰多舌白；脉大而虚，暑热气虚之征；患者中虚浊恋，液涸痰蒙，病情危重。治疗当化湿浊，益气津。方以洋参益气生津；北沙参、麦冬清热养阴生津；蜜梅酸甘化阴；橘饼、甜杏仁、蜜炙枇杷叶、豆卷降逆气、化痰浊；姜汁温中和胃降逆。诸药合用，益中气、化湿浊、养阴津。

案5 暑湿内伏，困阻太阴

吴，暑湿伏于太阴，中焦阳气不化。神蒙若寐，身热不扬，肢冷脉濡，手指牵引，舌根牵强，风痰阻络之象。服过通阳益阴，云蒸化雨之法，病亦无甚增损。然舌苔灰白浓指，口泛甜味极甚，中宫有浊，阳不舒化。仿缩脾饮醒中化湿浊。浊化则口甜减，阳舒则蒙昧清。党参，乌梅，淡干姜，草果，炙甘草，砂仁，茅术，大生地，茯苓，生姜，大枣。

渊按 据舌苔、口甜而论，湿痰阻遏中宫，阳不舒化无疑。党参、乌梅、生地酸甘助阴腻膈，大不相宜，矛盾一至此乎！手指牵引，虽属木燥土虚，肝风内动，当此上中焦湿痰蒙闭，肺胃气机不能舒布，即欲养阴，如胃气不化何！治病当先急者大者，若头痛医头，便为庸手。

【赏析】

暑湿困阻中焦，脾失健运，湿浊不化而致诸症。暑湿秽浊上蒙清窍，故神蒙若寐；湿遏热伏故身热不扬；暑湿困阻阳气，阳气内伏，不能达于四末故肢冷；暑伤气津，肝木失养，风痰阻络故手指牵引、舌根牵强；舌苔灰白浓指、口泛甜味极甚，湿浊困阻中焦，为脾失健运之象；脉濡有湿。治疗当健脾化湿和中，兼养肝阴。以缩脾饮加减。方中党参健脾益气；乌梅、生地酸甘化阴；淡干姜、草果、砂仁、茅术、茯苓健脾化湿和中；生姜温中和胃；大枣、炙甘草补中益气；全方扶助中阳，健脾化湿，兼酸甘养阴。在养肝阴之时，用药不可过于滋腻，恐碍脾阳之恢复。

案6 伏暑挟滞，寒热似疟

顾，病方三日，外无大热，而虚烦懊侬，反复不安，寐则神思扰乱，舌苔白腻，恶心欲呕，腹中鸣响，大便溏泄秽臭。邪积在里，气机不达。用栀、豉以发越其上，陈、朴以疏理其中，葛以散之，苓以泄之，夏、秫和胃而通阴阳，阴阳交则得寐。明日再议。

复诊：伏暑至秋而发，其发愈晚，其伏愈深，故其为病也，大起而大伏，热一日，退亦一日，既非间疟，又非瘅疟。瘅疟则但热不寒，间疟则寒热往来。此症微寒发热，热一昼夜而退，退亦不清，名之伏暑，其说最通。夫暑必挟湿，湿蕴则化热蒸痰，痰不易出，热盛劫津也。身重属湿，烦躁属热，热来口渴，渴不多饮，仍是湿遏热炽见象。舌苔白而干枯，是湿邪在于气分，气虚故湿不易化也。叶氏云：舌白而薄者，肺液伤也。病方八日，邪未宣达，刻下用方无庸深刻，但须解表而不伤正，去湿而不伤阴，清热而不助湿，生津而不碍浊，中正和平，耐心守服，扶过两候，始冀渐安。黑山栀，连翘，茯苓，川贝，通草，北沙参，滑石，泽泻，豆豉，枇杷叶，鲜薄荷根。

渊按 伏邪深重，脾肺气弱，力不足以化达之，故大起大伏耳。

【赏析】

湿痰挟滞，阻遏中宫，热郁不达，故外无大热；痰热蒙蔽心神，上扰胸膈，故虚烦懊侬，反复不安，寐则神思扰乱；湿浊阻遏中宫，胃气不和故恶心欲呕；湿浊不化，水湿下走肠间故腹中鸣响，湿浊下迫肠道则大便溏泄秽臭；舌苔白腻湿浊之象。故当化湿浊，解郁滞。方以栀子豉汤、半夏秫米汤、葛根芩连汤合方加减。王氏述其组方之意："用栀、豉以发越其上，陈、朴以疏理其中，葛以散之，苓以泄之，夏、秫和胃而通阴阳，阴阳交则得寐。"全方三焦同治，疏利气机，清化湿浊。

复诊寒热似疟，痰不易出，身重烦躁，渴不多饮，舌苔白而干枯，伏暑表邪未去，湿热内阻，阴津受损。治当解表利湿，清热养阴。方以连翘、鲜薄荷根、豆豉疏散表热，黑山栀清泄里热，茯苓健脾利湿，通草、滑石、泽泻利水渗湿，川贝、枇杷叶化痰浊，北沙参清热生津。因湿性黏腻，暑湿困阻，病难速已，故以此中正平和之剂缓缓图之，使祛邪不伤正，养阴不助湿。

案7 伏邪壅遏，劫液入营

某，症经九日，热势起伏，神糊，舌干黑。此伏邪壅遏，劫液入营之势也。高年最易昏痉之变。鲜生地，天花粉，黑山栀，犀角，菖蒲，香豆豉，鲜石斛，薄荷叶，连翘，芦根，天竺黄。

【赏析】

病经九日，郁热内伏，故热势起伏；暑热上蒙心窍故神糊；暑热熏蒸，劫伤营阴，故舌干黑。患者高年体虚而热盛津伤，需防阴虚阳亢风动而致昏痉之变。急当清泄营热，养阴生津，兼化痰开窍。方以清营汤加减。方中犀角、黑山栀清泄营热；薄荷叶、连翘、香豆豉轻清疏散风热，透营转气，助邪外达；鲜生地、天花粉、鲜石斛、芦根清热养阴生津；菖蒲、天竺黄化痰开窍；诸药合用使营热去，津液复。

案8 暑湿伏藏，内蕴三焦

李，伏邪湿热内蕴，三焦气机不达。午后发热，胸闷头胀，尿少无汗。舌苔白腻，脉象软细。拟开上、疏中、渗下，仿河间法。豆卷，杏仁，陈皮，藿梗，滑石，赤苓，桔梗，半夏，焦六曲，川朴，通草。

【赏析】

“伏暑即冒暑久而藏三焦肠胃之间”（《医学入门》），暑邪伏藏三焦，湿热内蕴，致三焦气机不畅。湿热阻滞上焦则胸闷头胀；湿热阻滞下焦，膀胱气化不利则尿少；湿浊困阻，邪不能外达故无汗；湿热为患故午后发热；湿浊不化故舌苔白腻，脉象软细。王氏用开上、疏中、渗下之法，使三焦湿热得去。方以杏仁、桔梗开提肺气，宣通上窍；陈皮、半夏行气燥湿化痰，藿梗、川朴芳香化湿，焦六曲消积化食，共疏中焦之气机，和中化浊；通草、滑石、赤苓、豆卷清热利湿，使水湿从下而去。立法处方，务在使邪有出路，邪去则正安。

案9 湿热蕴阻，寒热似疟

徐，热伏心胸，湿蕴脾胃，病起如疟，延今两月。胸中热闷，饮食不思，从未得汗。舌色底绛，苔如酱瓣，此即湿遏热伏之验也。无汗者津液亏，徒发其汗无益也。生津撤热，化湿开胃。胃气敷布，其汗自来。川连，黑山栀，豆豉，广皮，香薷，麦冬，赤苓，薄荷，生姜，六一散。此药煎好，露一宵，早起温服。

【赏析】

湿热蕴阻脾胃，土壅木郁，病及少阳，少阳枢机不利，故寒热往来如疟；湿热内郁胸膈故胸中热闷；湿蕴脾胃，运化水谷无权故不思饮食；舌色底绛、苔如酱瓣为湿遏热伏之征；湿热久羁，耗伤津液，津液亏虚，化汗无源，故无汗。当化中焦湿热，兼养阴液。方以川连清热燥湿，香薷、薄荷、生姜辛散疏表，广皮行气燥湿，赤苓、六一散利水渗湿，共同祛除湿浊；黑山栀、豆豉清热除烦；香薷、生姜、广皮又且和胃；麦冬清养肺胃之阴。诸药合用，清热利湿和胃，紧扣病机。因湿热困阻脾胃，水湿运化无权，故此方煎好后，露一宵，于晨起空腹时温服，以利湿和胃。

案10　伏暑挟积，结于肠胃

浦，伏邪挟积，阻塞中宫。疟发日轻日重，重则神糊烦躁，起卧如狂。此乃食积蒸痰，邪热化火，痰火上蒙包络，怕其风动痉厥。脉沉实而舌苔黄，邪积聚于阳明，法当通下，仿大柴胡例备商。柴胡，淡芩，川朴，枳实，生大黄，瓜蒌仁，半夏。

复诊：下后热净神清，竟若脱然无恙。惟是病退太速，仍恐变幻莫测。拟方再望转机。川连（姜汁炒），陈皮，半夏，淡豆豉，淡芩，枳实，郁金，瓜蒌仁，六神曲，竹茹。

病退太速，仍恐变幻，老练之言宜省。

凡下后方法总以泻心加减，仍用瓜蒌、枳实何也？盖因胸痞未舒，舌苔未化故耳。

三诊：昨日疟来，手足寒冷，即腹中气撑，上塞咽喉，几乎发厥，但不昏狂耳。此乃少阴疟邪，内陷厥阴，上走心包为昏狂，下乘脾土为腹撑。脾与胃为表里，前日昏狂，病机偏在阳明，故法从下夺。今腹胀，舌白，脉细，病机偏在太阴，法当辛温通阳，转运中气为要。随机应变，急者为先，莫道用寒用热之不侔也。淡芩，半夏，陈皮，茯苓，熟附子，川朴，丁香，槟榔，草果，白蔻仁，通草。

前方用寒，后方用热，随症用药，转换敏捷，不避俗嫌，的是一腔热血。

渊按 少阴阴邪，上凌君火，下乘脾土，经所谓有余则制己所不胜，而侮己所胜。案亦老练，必如此转语，方不为病家指摘，否则虽有热肠，亦招谤怨。

四诊：投姜、附、达原、神、香、二陈合剂，喉中痰声顿时即平，腹胀遂松。今脉缓大，神气安和，腹中微觉胀满，痰多黏腻。脾脏阳气虽通，寒热痰涎未化。仍宗前法，轻减其制。前方去附子、槟榔，加大腹皮。

五诊：腹中之气稍平，湿热余邪未尽，所以微寒微热，仍归疟象。头胀身痛，知饥能食。法拟疏和，兼调营卫。二陈（去甘草），豆卷，青蒿，秦艽，焦六曲，谷芽，生姜，红枣。

【赏析】

此案伏邪夹积，暑湿阻滞中宫，积滞结于肠胃。暑湿郁阻少阳故发疟；暑湿秽浊蒙蔽心包，上扰心神，则神糊烦躁、起卧如狂。积滞结于阳明肠胃，故脉沉实、舌苔黄。当解少阳、阳明之邪。以大柴胡汤合小陷胸汤加减。方中柴胡、淡芩和解少阳；枳实、川朴、生大黄行气破滞、攻下里积；瓜蒌仁、半夏宽胸化痰。

复诊热净神清，似乎已痊愈，但王氏认为病退太速，恐变幻莫测。因暑湿困阻之邪留着于里，最难骤愈，今脱然若失，需谨慎观察，不可掉以轻心。当清热利湿，消积导滞。方中淡芩、川连清湿热，陈皮、半夏、竹茹、瓜蒌仁、郁金化痰浊，淡豆豉除烦热，六神曲、枳实消积滞。

三诊病情发生变化，热轻而湿重，脾喜燥恶湿，湿困脾阳，则脾失健运，气机阻滞而腹胀；脾主肌肉四肢，脾阳被困，阳气不达于四末故手足寒冷；湿邪困阻故舌白脉细。因热轻湿重，脾阳受困，而脾喜温燥，故治疗当温运健脾化湿。方中淡芩清热燥湿；半夏、陈皮行气燥湿；茯苓、通草通利水湿；熟附子温阳化气；丁香、草果、白蔻仁芳香化湿和胃；川朴、槟榔行气消胀除满。前用寒药因热重，今用热药因湿重，湿热为患，热为阳，湿为阴，二者相兼为患，临证最宜斟酌。

三诊药后喉中痰声顿时即平，腹胀遂松，病情减轻，治疗得法。四诊脉缓大，腹中微觉胀满，痰多黏腻，示脾阳得复而仍有湿浊未化。故仍宗前法，轻减其制。前方去温阳之附子、磨积之槟榔，而加下气宽中、利水消肿之大腹皮。

五诊湿热余邪未尽，当清退湿热余邪，王氏“法拟疏和，兼调营卫”。以二陈汤（去甘草）燥湿化痰；豆卷清热利湿；青蒿、秦艽清退虚热；焦六曲、谷芽消食和胃；生姜、红枣健脾和中，调和营卫。诸药合用使余邪去，营卫和，则诸症除。

结　语

《温病条辨》云：“长夏受暑，过夏而发者，名曰伏暑。”《医原》说：“伏暑及伏暑晚发……往往五七候始解。”伏暑是由暑热或暑湿病邪引起的发于秋冬季节的一种急性热病，其起病急骤、病情重、病势缠绵。因暑湿之邪易困阻脾阳，暑湿久蕴三焦易致积滞内结肠胃，脾胃受病又易波及少阳胆腑，暑湿易蒙蔽厥阴心包，故暑湿伏邪为病，与太阴脾、阳明胃肠、少阳胆及厥阴心包有密切关系。同时伏暑易致阴津的损伤，如《医原》所说：“推此病之由，总缘阴虚之质，夏月汗多伤液，内舍空虚，阳浮于外，暑湿合邪，深踞膜原。”王氏正是根据伏暑的病位病性特点，在治疗中根据病情，或从两解少阳阳明施治，或从清泄阳明胃腑入手，或温健脾阳，或甘凉养阴，且时时注意伏暑乃暑湿伏藏三焦之患，以开上、疏中、渗下以清热祛湿。常用方如大柴胡汤、小陷胸汤、栀子豉汤、河间甘露饮等；常以杏仁、桔梗等宣上窍，陈皮、半夏、藿香、川朴等疏中焦，通草、滑石、赤苓等利下窍。其治疗用药思路可资借鉴。

四、痢疾案

案1 高年痢疾虚实夹杂证治

孙，湿温邪陷厥阴，下痢色紫后重，左脉沉小，右脉弦大，舌黄，晡热，是阳明积热内恋，而木来乘土。高年体虚神怯，防其厥脱。沙参，川连，白头翁，升麻，淡芩，焦六曲，川朴，通草，楂肉，秦皮，葛根，金银花，白芍，砂仁。

复诊：前方升阳明，泄厥阴，以提下陷之邪。今改用败毒法，祛其邪从表解，即喻氏逆流挽舟之意也。人参败毒散去薄荷、生姜，加神曲。陈米煎汤代水。

三诊：舌苔灰黄，腹痛下痢，是阳明湿热积滞。而倦怠音低，正气大虚，饮食不纳，虑延噤口重症。仍以苦辛寒化肠胃之湿热，而开通其气，冀其谷进、热和、痢减为妙。北沙参，川石斛，川连，木香，石菖蒲，川朴，枳实，滑石，白芍，淡芩，焦楂肉，陈皮，荷叶，鲜藕。

四诊：下痢不减，胃气略开。病将半月，高年元气内亏，湿热未化，深恐生变。沙参，淡芩，川连，川朴，枳实，白芍，广木香，木瓜，西洋参，茯苓，通草，荷梗。

五诊：痢将半月，色如败酱，腹痛后重，舌苔灰黄。湿热胶滞，肠胃不和，纳谷殊少。高年防其虚脱。西洋参，川连，陈皮，六神曲，谷芽，青皮，当归，白芍，地榆炭，淡芩，砂仁，茯苓皮。

六诊：考治痢方法，因于暑湿热阻滞肠胃者，不出苦辛寒药疏通理气。若胃不纳者，谓之噤口痢，实九死一生之症。今高年体弱，胃不纳谷，舌色灰黄，身热腹痛，既不可补，又难用攻，只得宣通化滞，开其胃气。白头翁汤，枳实，红曲，白芍，青皮，楂肉炭，木香，荷叶蒂，茉莉花蒂，砂仁（半生半熟炒研），稻叶。

【赏析】

下痢色紫，血中有热，热灼肠络所致。胃肠湿热蕴积，气机郁滞，故下痢后重。患者高年体虚神怯，为气血不足之体，左脉沉小，主阳虚血少。右脉弦大，为关部见肝脉，主阳明积热，肝经气血郁滞，乘脾犯胃之象。舌苔黄，日晡发热，均为阳明热盛所致。治以清热燥湿止痢之法，方以白头翁汤加减。白头翁汤去黄柏加升麻、金银花清热解毒止痢；另加沙参、焦六曲、川朴、山楂、葛根、砂仁等养胃生津、调畅脾胃气机，其中升麻、葛根升举阳气，又可防高年体虚、清气下陷、阳亡于上之厥脱证；更以白芍、通草等舒肝泄木，以缓木旺乘土之候。

复诊采用喻氏逆流挽舟之法，希冀下陷之邪从表而解，以人参败毒散加减。《医门法律·痢疾门》："外感三气之热而成下痢，其必从外而出之，以故下痢必从汗，先解其外，后调其内。首用辛凉以解其表，次用苦寒以清其里，一二剂愈矣。失于表者，外邪但从里出，不死不休，故虽百日之远，仍用逆流挽舟之法，引其邪而出之于外，则死证可活，危证可安。"原方去辛散的薄荷、生姜，加神曲等以调和脾胃、宣畅气机。

三诊仍见下痢、腹痛之症，舌苔灰黄，为阳明胃肠湿热积滞之象。倦怠、音低，为痢后阴损及阳、肺脾气虚所致；饮食不纳，为脾胃气阴两虚之症。恐延为胃气亡绝之噤口痢重症，故仍以苦辛寒化胃肠之湿热，并宣通壅滞之气为治，方中川连、淡芩、枳实等苦寒以清热利湿，北沙参、石斛、滑石、白芍、荷叶、鲜藕等甘寒以滋阴清热、敛阴固涩，木香、石菖蒲、川朴、焦楂、陈皮等温通宣畅气机。诸药合用，力求达到谷进、热和、痢减之效。

四诊下痢依然，胃气略开则水谷略进。病已半月，本为高年元气不足之体，又胃肠湿热壅滞未化，深恐变生他症。仍以清泄胃肠湿热，宣通气机，辅以扶助正气之法，前方加木瓜、茯苓、通草等以加强祛湿之力，加西洋参益气滋阴，防下痢过久气阴并脱之危候。

五诊仍有下痢，色如败酱，为湿热胶着，腐败血肉所致，腹痛后重，为湿热壅滞，气失宣通所致；而纳谷甚少、舌苔灰黄，亦为湿热阻滞、肠胃不和之象。患者高年，元气已亏，更应防其痢久虚脱之变。续以前法，清热利湿、宣通气机并扶正为治，前方略作损益，加当归、地榆炭两味血药，意在行血、凉血。《素问病机气宜保命集·泻痢论》："重则宜下，腹痛则宜和，身重则除湿，脉弦则去风，行血则便脓自愈，和气则后重自除。"所制之方，与刘完素所强调的清热、除湿、行血、和气的治法基本吻合。

六诊下痢未止，身热腹痛，纳谷甚少，舌苔灰黄等诸症亦未见缓解，加之高年体虚，正气耗损尤甚，实已延及为九死一生之噤口痢，于其治法，既不可补，又难用攻，只得宣通化滞，开其胃气，以求得一线生机，若胃气一绝，则生机化灭。方以白头翁汤加味，白头翁汤清热利湿止痢，加枳实、神曲、白芍、青皮、焦楂肉、木香、砂仁、稻叶、荷叶蒂、茉莉花蒂宣通胃肠气机，行气祛湿，助胃腐纳，开胃气、降腑气，以扶后天之本。

案2　湿热痢疾之治

尤，伏暑挟积，湿热内蕴。胸痞呕恶，发热舌燥。通腑之后，变为下痢，痢色红白腻冻，饮食不纳，虑成噤口。须得胃开谷纳、痢减不呕为妙。高年颇为重症。川连，淡芩，白芍，陈皮，青皮，茯苓，焦楂肉，川朴，沙参，砂仁，谷芽，玫瑰花。

此病两脉虚濡，脾胃元气大弱，似宜参入扶正为善。然下痢古称滞下，起于湿热居多，早补早敛，往往受累，此河间苦辛宣通腑滞之法，所以为痢门必采之方。若补阴阳、治脾胃，多为久痢而设也。

【赏析】

胸痞呕恶，发热舌燥，为暑邪挟积，湿热蕴于上、中焦之症，处以通腑泻积之法，却致湿热注于下，变为下痢病。下痢色红白腻冻，即见黏腻不爽之红白相兼冻样便，为热伤血络、湿邪阻滞之象。湿热阻滞，胃气失和，腐纳失职，故饮食不纳。高年之体，见此诸症，最虑其演变为噤口痢之重症。

两脉虚濡，虚则气虚，主脾胃元气不足，濡则湿盛，主湿邪困阻胃肠。见此脉象，一般宜益气祛湿，健脾和胃，但见于下痢病，则当作别论。下痢病古称“滞下”，多由湿热内蕴所致，过早采用补益、收敛固涩等法，则往往闭门留寇；即便有滋阴和阳、调和脾胃之治，亦为久痢所致气阴两伤、土气衰败而设。因此，下痢病常用的治法，宜遵循刘河间苦辛宣通腑滞之法。方中川连、黄芩苦寒清热利湿止痢，陈皮、青皮、川朴、玫瑰花辛苦温通气机，白芍、沙参酸甘寒滋阴和血，茯苓、焦楂、砂仁、谷芽等健脾和胃。诸药合用，求“胃开谷纳，痢减不呕”之效。

案3　肝胃不和，湿热积滞为痢

范，肝胃不和，湿热积滞为痢。痢延半载，仍脘腹胀痛、恶心。治以苦辛泄肝和胃，佐以分消运化。川连，茯苓，川朴，木香，楂肉，青皮，陈皮，砂仁，赤芍，白芍。

另用驻车丸三钱，乌梅丸一钱，相和服。

复诊：痢减腹仍痛，肝胃未和也。现值经来，脉弦寒热。血虚木郁。拟养血疏肝。八珍汤去草，加香附、木香、陈皮、神曲、砂仁。另驻车丸、乌梅丸、归脾丸各一钱，相和服。

【赏析】

湿热淹缠，胃肠积滞，致下痢半载未愈。久痢必耗气血，土虚则木乘，肝胃失和，故见脘腹胀痛、恶心之症。治以清热利湿、疏肝和胃之法，方中苦寒之川连清热利湿，酸苦寒之赤芍、白芍泄肝凉血，茯苓、川朴、木香、楂肉、青皮、陈皮、砂仁等行气疏肝、健脾和胃。驻车丸、乌梅丸均寒热同用、苦辛并进、攻补兼施，具有温里祛寒、清热止痢、益气滋阴的功效，常用于久痢之病证。

复诊下痢略缓，脘腹仍胀痛，由肝胃失和所致。值经水来潮，肝气郁滞，湿热壅积下焦，故见脉弦寒热之象。本当续用前法，但考虑正值经期，气血损耗，故治以益气补血为主，兼顾疏肝和胃止痢，方用八珍汤加减。去甘草，嫌其滞中；加香附、木香、陈皮、神曲、砂仁，意在疏肝行气、和降胃气。驻车丸、乌梅丸止痢；加归脾丸，养心健脾，加强补益气血之功。

案4　寒湿痢疾之治

张，便痢白腻如水晶鱼脑色，小便不利，少腹偏右板窒。诸医以为肠痈，固亦相似。然考肠痈为病，有寒有热。《金匮》并出二方，如大黄牡丹汤、薏苡附子败酱散，概可见矣。但此症则属寒积，脉弦紧而数，面色青而不渴，宜用温通。肉桂五苓散加楂肉、砂仁。

复诊：温通已效，仍从前方加炮姜、木香。

三诊：欲溺不爽，溺后气向下坠，便痢白腻虽稀，然腰尻酸痛如折。全属阳虚气陷之象。仿东垣参入前法。西党参，升麻，冬术，肉桂，茯苓，泽泻，炮姜，木香，诃子（煨），砂仁，生鹿角。

此方连三剂，大便白腻全无，脾胃已开。按此症并非肠痈，乃寒积下痢耳。因诸医皆云肠痈，只得委曲周旋，但从肠痈有寒有热轻轻转笔，折入温通方法，既不碍医，又与病相合，不得不然之事也。故志之。

【赏析】

下痢色白，黏腻，状如水晶、鱼脑髓，为寒湿壅滞肠腑之象。脾肾阳虚，膀胱失煦，气化不及，水湿不循常道，渗注于后阴，故小便不利，大便泄痢。寒湿困阻，气机郁滞，则少腹偏右板窒。阳虚寒湿内生，故面色青、不渴。脉弦紧而数，亦为寒凝气滞之征。本案见右少腹胀满、疼痛之症，须与肠痈病鉴别。《金匮要略》第十八篇：“肠痈之为病，其身甲错，腹皮急，按之濡，如肿状……少腹肿痞，按之即痛如淋，小便自调……”，论述了寒湿、湿热肠痈的证治，予以薏苡附子败酱散、大黄牡丹汤治之。患者下痢、腹满痛、小便不利等症可与之区别。脉症合参，本案属寒湿积滞之下痢病，治宜温通之法，《金匮要略》论湿痹：“小便不利，大便反快，但当利其小便”，可借用于此，拟肉桂五苓散加楂肉、砂仁，五苓散通阳化气利水，辛温之肉桂可温通下元、祛寒除湿，楂肉、砂仁可健脾和胃、行气利湿。

温通已获效，故复诊仍依从前法，上方加辛温之炮姜、木香，以加强温胃祛寒、行气止痛之力。三诊仍小便不利，欲尿不爽，尿后气下坠，下痢白腻而稀，腰脊疼痛，为脾肾阳虚、寒凝气陷所致。李东垣创立补中益气汤升阳举陷，在此仿照该法，前方中加党参、升麻益气升阳，炮姜温中，诃子涩肠止痢，生鹿角温肾阳、祛寒止痛。

服三剂后，便中白腻已无，纳食渐增，病趋向愈，所用温通之法颇为有效，足见诊为寒积下痢无误，而诸医皆辨为肠痈，若从肠痈治则罔效。

案5 河间、景岳论痢辨治

李，河间论痢属热者多，而景岳论痢属寒者不少。此症腹不甚痛，但肛酸且胀，脉紧肢寒，并不发热，兼素有寒疝，苔白不渴，寒象为多。宗景岳论治之。吴茱萸，茯苓，炮姜，木香，炙甘草，焦六曲，陈皮，砂仁。

【赏析】

《素问玄机原病式·热类》：“或言下痢白为寒，误也。若果为寒，则不能消谷，何由反化为脓也？所谓下痢谷反为脓血，如世之谷肉果菜，湿热甚，则自然腐烂溃发，化为污水。故食于腹中，感人湿热邪气，则自然溃发，化为脓血也。其热为赤，热属心火故也。其湿为黄，湿属脾土故也。燥郁为白，属肺金也。然诸泻痢皆兼于湿，今反言气燥者，谓湿热甚于肠胃之内，而肠胃怫热郁结，而又湿主乎痞，以致气液不得宣通，因以成肠胃之燥，使烦渴不止也……故治诸痢者，黄连、黄柏为君，以其至苦大寒，正主湿热之病。”可见，刘河间论痢，多属热，其治多用苦寒之剂。《景岳全书·传忠录》：“夫泻白为寒，人皆知也，而青挟肝邪，脾虚者有之，岂热证乎？红因损脏，阴络伤者有之，岂尽热乎？正黄色浅，食半化者有之，岂热证乎？黑为水色，元阳衰者有之，岂热证乎？若此者皆谓之热，大不通矣。且凡泻痢者，水走大肠，小水多涩，水枯液涸，便尿多黄，此黄涩之证未必皆由热也……盖苦之发者，麻黄、白芷、升麻、柴胡之属也。苦之燥者，苍术、白术、木香、补骨脂之属也。苦之温者，人参、附子、干姜、肉桂、吴茱萸、肉豆蔻、秦椒之属也。苦之坚者，续断、地榆、五味、诃子之属也。苦之泄者，栀、柏、芩、连、木通、胆草之属也。苦之下者，大黄、芒硝之属也。夫气化之道，惟阳则燥，惟阴则湿，此不易之理也。”张景岳认为下痢属寒者不少，治以苦之温、燥、坚之剂。患者下痢，腹痛不甚，肛酸胀，身寒无热，不渴，脉紧，苔白，素有寒疝，脉症合参，属脾肝肾阳虚、寒凝积滞之下痢，故宗张景岳法以苦温、燥、坚治之。辛苦温之吴茱萸、炮姜、木香、陈皮等温里祛寒，甘淡之茯苓健脾利湿，甘辛温之炙草、焦六曲、砂仁益气健脾和胃、利湿止痢。

案6　湿热挟瘀痢疾之治

许，热伏营中，久痢纯血，腰疼腹痛。舌苔薄白，底绛，兼有紫点。此属湿热挟瘀之候。病将一载，法以咸苦通涩兼施。杜仲（盐水炒），阿胶（川连炒），川断（盐水炒），黄柏（盐水炒），地榆炭，白芍，防风根，炙升麻，当归，生熟砂仁。

复诊：投咸苦通涩之剂，诸恙皆减。仍宗前法增损。原方去黄柏、防风，加熟地、淡芩醋炒、荷叶蒂。

【赏析】

营中伏热，故久痢纯血；湿热燔灼，血瘀阻络，则腰腹疼痛。舌苔薄白，底绛，兼有紫点，亦为血中有热挟瘀之征。久痢一载，伤血耗气，治当祛邪兼扶正，施以咸苦通涩之法。方中杜仲、川断、黄柏皆以盐水炒，意在引药入肾，补肾、滋阴、清热；苦寒之川连、黄柏、升麻等清热利湿止痢；阿胶、地榆炭、当归入血分，养血活血；酸甘之白芍缓急止痛，辛润之防风宣通畅达，生熟砂仁健脾利湿。诸药合用，有清热利湿、补血活血、行气止痢之效。

复诊诸症皆减，所投咸苦通涩之剂已获效，仍以前方加减。去苦寒之黄柏、辛通之防风。久痢血耗须补血，故加甘温之熟地；黄芩醋炒既清热利湿，又酸缓涩肠；荷叶蒂亦有清热利湿、涩肠止痢之功。

结语

痢疾古名肠澼，夏秋湿热，壅胃滞肠所致居多，亦有寒湿壅积而致者。《素问·通评虚实论》："肠澼便血何如？岐伯曰：身热则死，寒则生……肠澼下白沫何如？岐伯曰：脉沉则生，脉浮则死……肠澼下脓血何如？岐伯曰：脉悬绝则死，滑大则生。"论述了肠澼之主症如便血、下白沫、下脓血等，并根据脉症判断其预后。《金匮要略》第十七篇："下利便脓血者，桃花汤主之"，"热利下重者，白头翁汤主之"，确立了虚寒下痢与湿热下痢的证治，为后世辨治痢疾奠定了基础。综观王氏治下痢诸案，继承前贤诸法，挟表则用活人败毒散；积重痛甚者，则用张洁古芍药汤。偏于湿热者，则清热利湿止痢；偏于寒湿者，则温里通阳利湿止痢。噤口不纳者，若胃气将绝，故难治；如中气尚有根柢，犹或可治。下痢日久，迁延为久痢，脏真伤而津气竭，欲攻不能，欲补不可，则祛邪、扶正兼顾，补血活血、行气宣通并施……足见王氏治痢条理分明、精妙恰当。

五、黄疸案

案1 脾虚发黄

王，两目身体皆黄，小便自利色清。此属脾虚，非湿热也，名曰虚黄。黄芪一两，白芍三两，茯苓二两，地肤子二两，酒浸服。

【赏析】

黄疸一病，古人谓如酱，多为湿热壅遏不泄所致。此案为脾虚黄疸，非湿热黄疸，故小便自利，色清。湿热黄疸多小便不利而色黄。《金匮要略·黄疸病脉证并治》篇提出“黄疸病，小便色不变，欲自利，腹满而喘，不可除热，热除必哕。”故尤在泾云：“小便利者不能发黄，以热从小便去也；今小便去而黄不去，知非热病，乃土虚而色外见，宜补中而不可除热者也。”今患者脾虚本色外现，故用黄芪补中益气，可以疗诸虚不足，益元气；脾虚生湿，茯苓甘淡，利水而不伤正，可以渗湿健脾；白芍泻木补土，《医学启源·药类法象》云“酸苦，阴中之阳，白补赤散，泻肝补脾胃，酒浸引经，止中部腹痛”；地肤子味苦性寒，《神农本草经》记载：“主膀胱热，利小便，补中益精气，久服耳聪目明，轻身耐老。”虚黄发病，本色外现，谅非一日之功，必积患累疾或素体久虚而成，久病兼瘀，酒浸可助行瘀退黄，又可制约地肤子之寒性。全方用药精简，配伍严谨。《金匮要略》：“男子黄，小便自利，当与虚劳小建中汤。”当代中医伤寒大家胡希恕认为虚黄的治疗用黄芪建中汤效果更佳，黄芪去黄。观此案以黄芪、芍药为主药，其意同黄芪建中汤。

案2 伏暑湿热

周，伏暑湿热为黄疸，腹微痛，小便利，身无汗。用麻黄连翘赤小豆汤表而汗之。麻黄，连翘，杏仁，淡豆豉，茵陈草，赤苓，川朴，枳壳，通草，六神曲（炒），赤小豆一两，煎汤代水。

【赏析】

伏暑一病，多认为夏月感受暑邪，伏藏于体内，未及时发病，至秋冬受时邪诱发而成。暑邪性质为湿为热，感受当令不正之气或者患者素体禀赋不耐，至秋冬发为伏暑。《金匮要略·黄疸病脉证并治》云：“然黄家所得，从湿得之。”此案病机为内有湿热蕴结，外兼表证，发为黄疸。脾苦湿，湿热壅阻，气机阻滞，则腹为之痛。小便利，则膀胱气化不病。身无汗，为邪闭玄府。故而此案治疗不能单独治湿热，必兼顾表气。《伤寒论》："伤寒瘀热在里，身必黄，麻黄连翘赤小豆汤主之。"王氏在麻黄连翘赤小豆汤基础上用茵陈代替生梓白皮，去生姜、大枣、甘草，加淡豆豉、赤茯苓、厚朴、枳壳、通草、六神曲而成。麻黄、杏仁、连翘、淡豆豉解表利肺气，通调水道，下输膀胱，以助行水利湿；茵陈清热利湿退黄，为治黄之要药；赤小豆最擅利湿，合通草共同清利蕴结之湿热；川朴燥湿下气；枳壳宽中行滞；神曲健脾和胃。本方治湿可谓兼顾表里上下，治上治表以发散解表，治下治里以清利湿热，又用行气之药调理中宫以两相助之。比如有制之师，各司其职，互为羽翼。

案3　湿热内走太阴

朱，湿热内走太阴，遍体发黄，肌肤粟起，小便黄赤。与茵陈栀子柏皮汤。茵陈，连翘，赤苓，大黄，泽泻，黑山栀，黄柏，淡芩，通草。

【赏析】

《素问·平人气象论篇》："溺黄赤，安卧者，黄疸；……目黄者曰黄疸。"《医宗必读》："黄者，中央戊己之色，故黄疸多属太阴脾经。"脾不能胜湿，则郁而生黄。太阴与阳明互为表里，脾为阴土，胃为阳土，湿属阴伤脾，热属阳伤胃。然六腑以通为用，以降为顺。本案与前面脾虚发黄和内有伏暑兼外有表证发黄不同，为较为典型之湿热黄疸。遍体发黄，为湿热困脾之象，因脾主四肢，肌肤为之粟起，小便黄赤亦为里热见症。"诸病黄家，但利其小便。"王氏据此以利湿清热退黄为法，用茵陈蒿汤合栀子柏皮汤加减。茵陈为清热利湿利胆退黄之要药，加以赤苓、泽泻、通草等利湿之药，使湿热从小便而解，所谓湿去热孤是也。栀子泻三焦之火，黄芩泻上焦之火，黄柏泻下焦之火，大黄泻中焦之火兼以通腑气，连翘清热解毒，透表解肌之力尤佳，借之以解肌肤。姜春华提出"治黄专利小便非其治也"，而观此案中用药除利湿之外兼以通腑、泻火、透表等治法，增强了退黄的功效。

案4　湿遏热伏女劳黑疸

曾，脉形乍大乍小，面色暗晦不泽，似有一团阴气阻遏于中。苔黄而湿，腹满足肿，小便黄赤，又有湿遏热伏之形。色症合参，是属女劳黑疸。变为腹满，在法难医。姑拟泄肾热以去脾湿，仿《金匮》法。冬瓜皮，桑白皮，地骨皮，生姜皮，黄柏，川朴，茵陈，大麦柴煎汤代水。

【赏析】

《症因脉治》："其人必数醉入房，热气聚于脾中，不得散，肾气日衰，夫醉饱入内，脾肾交伤，阴精耗而阳火亢，则女劳疸之症作矣。"本案脉乍大乍小，是气机运行异常，后天脾胃失养或先天肾精损耗表现。肾虚其色外泛，故患者面色晦暗。肾主水，肾虚气不行水则兼见足肿。女劳疸日久由肾及脾，脾虚则腹满，可断定为女劳疸转为黑疸，故王氏称其为女劳黑疸。本病病机复杂，除脾肾亏虚外，也有内蕴湿热，苔黄而湿，小便黄赤，是其证也。本病虚实夹杂，最为难治。虽虚不可补，恐助邪，虽实不可泻，恐增其虚。所谓《金匮》法是指硝石矾石散之法，即泄肾热以祛脾湿。硝石咸寒，清肾热，矾石除热在骨髓，兼能胜湿。王氏仿其法通其变，以泻肾热除脾湿为法，用《郑氏家传女科万金方》中五皮饮加减。桑白皮甘寒入肺，清肺热，肺热清则肺金自宁，金生水，清肺热即是生肾水；地骨皮甘淡寒入肺肾，直入阴分泻肺中伏火，退虚热；黄柏苦寒，清热燥湿退黄，又可入肾经善泻相火，合桑白皮、地骨皮共同治理肾精亏虚所致热证；冬瓜皮甘凉，利水消肿清热；生姜皮和脾行水消肿；茵陈清热利湿退黄；厚朴行气除满。用大麦柴煎汤代水者，以大麦可以保养胃气，《本草纲目》记载："大麦味甘，性平，有去食疗胀、消积进食、平胃止渴、消暑除热、益气调中、宽胸利气、补虚劣、壮血脉、益颜色、实五脏、化谷食之功。"本病发作的由来多由不能节欲保身，故除药物治疗外，医者需告诫患者收心节欲保养肾精。

案5　肝脾两伤兼湿热内蕴

施，三疟止而复作，腹满平而又发。今目黄脉细，面黑溺少，防延黑疸。然疸而腹满者难治，姑与分消。制附子，大腹皮，陈皮，麦芽，绵茵，赤苓，滑石，焦山栀，通草，瓜蒌皮。

渊按　疸而腹满，前人未言其故。余谓肝脾脏气两伤，木土相克也，故难治。

复诊：面色黎黑，腹满足肿，脉沉而细。此脾肾之阳不化，水湿阻止于中，证势甚重。且与通阳燥湿。四苓散加肉桂，川朴，陈皮，大腹皮，焦六曲，细辛，香橼皮，麦芽。

【赏析】

本案黄疸继发于三日疟，今疟疾未止，又兼新病，诚为难调。疟疾反复发作，未得到及时治疗或施治有误，延缓病情，耗损人体正气，邪正交争，变证复杂。疟和疸乃肝胆之邪，腹满乃脾胃之病，木病传土，为疾病恶化之征兆。此时治疗不可图其速效，当先防范其继续发展，若发为黑疸则更为难治。王氏认为此案为肝脾之气两伤，治当分泻湿热。本方用制附子助阳除湿，大腹皮行气宽中、利水消肿，陈皮理气健脾燥湿，麦芽消食健脾，瓜蒌皮行气除满，诸药共调腹满。绵茵、焦山栀、赤苓、滑石、通草，清利湿热，湿热去则黄疸亦除。

复诊之时，患者之脉已由细脉变为沉细脉，由腹满到腹满足肿，疾病已由脾传肾，由土及水，说明疾病在继续加重，前方效力不够或者患者调护有差，然病已至此，当以脾肾为重心。肾为先天之本，脾胃后天之本，脾为制水之脏，肾为主水之脏。此时又当以温通脾肾之阳为主，加以利湿行气。用四苓散健脾利水渗湿，肉桂、细辛温通阳气，川朴、陈皮、大腹皮、焦六曲、香橼皮、麦芽理气燥湿，和中除满。

案6 脱力伤脾

黄，面黄无力，能食气急，脱力伤脾之证也。用张鸡峰伐木丸。

皂矾一两（泥土包固，置糠火中，煨一日夜，取出，候冷，矾色已红，去泥土净），川朴五钱，茅术一两（米泔浸，切，炒），制半夏一两陈皮二两（盐水炒），茯苓一两，炙甘草五钱。共研细末，用大枣肉煮烂为丸。每服二钱，开水送。饮酒者酒下。此方颇效。

【赏析】

本案黄疸乃脱力伤脾所致，劳累过度，脾气受损，本色外现而然。然黄疸发病，终究离不得一个湿字。盖以发病时间短，脾虽伤而胃不伤，故能食气急。本案与虚黄所不同者是因为发病时间短，素体较好，未传及他脏。伐木丸本为“治脾土衰弱，肝木气盛，肝乘脾土，病心腹中满，或黄肿如土色，服此能助土益元”而设。皂矾化湿利小便，平抑肝木，不使之克脾土。李时珍谓“此矾色绿味酸，烧之色赤，既能入血分伐木，又能燥湿化涎，利小便，消食积”，故以之为君药；苍术、半夏燥湿健脾和胃；茯苓渗湿健脾；陈皮、厚朴理气燥湿。伐木丸用黄酒面曲消食和胃，并监制皂矾伤胃，此处易以大枣、甘草补中益气。本方系伐木丸合平胃散、二陈汤而成。本案与首案的虚黄合看，可以反映出王氏治疗脾虚所发的黄疸注重肝木，前案为泻肝，此案为抑肝。且两案均用酒以行药力，可见其人对用药和服药都很讲究，值得后学者思考。

结 语

《说文解字》曰：“疸，黄病也。”可见黄疸病即皮肤发黄病，是以症状命名的。《素问·平人气象论》云：“溺黄赤安卧者，黄疸……目黄者，曰黄疸”；《灵枢·论疾诊尺》云：“寒热身痛而色微黄，齿垢黄，爪甲上黄，黄疸也”。《内经》所论黄疸包括身黄、目黄、尿黄“三黄症”。《金匮要略》云“脾色必黄，瘀热以行”，高度概括了湿热黄疸的病机，强调湿热瘀结血分，行于体表，脾色外现，为黄疸之病机要点。《金匮要略》根据不同病因将黄疸病分为谷疸、酒疸、女劳疸三类，王氏则在《金匮》基础上将其分为阴黄、阳黄、女劳疸、谷疸、酒疸。针对黄色鲜明，脉大口渴的阳黄证，王氏治疗常选茵陈五苓、平胃、栀子柏皮汤等，开化中宫，分泄湿热，使湿从小便而出，则黄自退；对于脾肾阳气素虚，不能升化其邪所导致的黄色暗晦，脉细皮寒，口不渴等阴黄证，王氏则以化湿为主，佐以通阳理脾。临床常选茵陈五苓佐理中、真武之类；谷疸为食伤脾胃，酒疸则因饮酒过度所致，二者皆因皆湿热阻而不化所致，治宜清热利湿；女劳黑疸，最为难治，乃内伏湿邪，更伤女劳而得，肾精大伤，湿热之邪深伏正气不能胜任故也，王氏仿《金匮》硝石矾石散之法，泄肾热以祛脾湿；虚劳萎黄者，乃劳倦内伤之症，治宜崇土疏木，调补中气，王氏常选补中益气之类。黄疸治疗虽以分泄湿热为主，但临床尤须察明阴阳虚实，有无兼证而调之。

卷 二

一、中风案

案1　补养精血，熄风通络疗偏痱

钱，类中五年，偏痱在右。元气不足，痰流经络。近两月谷食大增，虽为美事，亦属胃火。火能消谷，故善食而易饥也。调治方法，不外补养精血，熄风通络，和胃化痰。制首乌，当归，大熟地，刺蒺藜，三角胡麻，桑寄生，茯苓，半夏曲，麦冬肉，新会皮。

渊按　此肝肾水亏而虚火盛者，故以滋水熄风为治。

【赏析】

《素问·调经论》："血之与气，并走于上，则为大厥，厥则暴死，气复返则生，不返则死。"中风不外乎风、火、痰、虚、瘀，多表现为本虚标实。此病为中风后遗症期，以肢体偏瘫、消谷善饥为主要表现，病机乃肝肾精血亏虚而兼有痰火扰胃、阻滞经络。病程日久，肝肾不足为本，痰火内扰、阻滞经络为标，故以补益肝肾兼和胃化痰、熄风通络为法。方以制首乌、当归、熟地补益肝肾精血为君；以刺蒺藜、三角胡麻、桑寄生熄风通络为臣；此方妙在和胃化痰环节上，以麦冬易甘草，用二陈汤之意，而药味巧妙施变，麦冬与半夏相配，一润一燥，一清一温，相反相成，化痰之力不减而和胃之功更增。如是脾胃得以顾护，精血得以充养，康复有望。

案2　风中廉泉，舌謇流涎

赵，风中廉泉，痰阻舌本，口角流涎，舌謇而涩，右肢麻木，仆中根萌。拟熄风和阳，化痰泄络。羚羊角，石决明，胆星，法半夏，茯苓，甘菊炭，远志，煨天麻，橘红。

渊按　痰火用事，故泻火化痰，通络熄风。甘菊不宜用炭。

【赏析】

此病为中风肝风内动，风痰阻络之证，病情危急，但也是治疗中风，预防中风危害的绝佳时机。对中风先兆的诊断和识别非常重要，“仆中根萌”，表明王氏对此病证了然于心。“昏、瘫、歪、謇、麻”是中风的五大主症，风性数变，治当从速，以熄风和阳，化痰泄络为法。该方以羚羊角为君，羚羊角清热镇痉，平肝熄风之力无出其右；以石决明、天麻为臣平抑肝阳；“口角流涎，舌謇而涩”为风痰阻络，故佐以二陈汤（去甘草）加胆南星、远志、甘菊炭化痰泄络。甘菊炒炭后能入血络，相比甘菊滋阴熄风之外还有止血活血之功，应当为王氏的临床妙用，并非耕霞所言之不宜用炭。

案3　养肝熄风，健脾化痰治中风

某，口歪于左，手废于右，肝风胃湿，互相牵掣。舌强而謇，痰留心脾之络也。类中显然。党参，当归，半夏，茯神，钩钩，石决明，川断，秦艽，胆星，桑枝。

渊按　脾虚生痰，肝虚生风。运脾即是化痰，养肝佐以熄风，为虚实参半之治。

【赏析】

《类证治裁·中风》：“河间主火，谓心火暴盛，肾水虚衰；东垣主气，谓卒中乃本气自病；丹溪主痰，谓湿生痰，痰生热，热生风，……皆辨明类中之由，与真中症异。”此案所言之“类中”即中经络，辨证为中风缓解期的心脾两虚，风痰阻络证。心脾两虚，气血不足为本，痰湿内蕴，风痰阻络为标，故以党参、当归、茯神健补心脾为君；钩藤、石决明平抑肝阳，半夏、胆星燥湿化痰共为臣药，佐以川断、秦艽、桑枝通络祛风。全方标本同治，扶正与祛邪相得益彰。

案4 标本分治，疗中风先兆

王，两手关脉皆见一粒厥厥动摇之象，此脾虚木胜，内风动越之候也。左半肢体麻木不仁，头眩面麻，此属偏枯，虑延仆中。制首乌，当归，白芍，茯苓，陈皮，煨天麻，秦艽，石决明，刺蒺藜，池菊，钩钩，桑枝。

复诊：两关脉厥厥动摇之象大减，其内风有暗息之机。左手屈伸稍安，左足麻木未愈。今拟补肾生肝，为治本之计。地黄饮子去桂、附。

渊按 去附、桂，水中之火尚不虚也。

【赏析】

此病患亦属中风先兆，为肝阳偏亢，肝风内扰证，王氏首诊重在平抑肝阳以治标，复诊重在滋养肝肾以治本。首诊用方颇似现在广泛用于治疗肝阳上亢、肝风内动的天麻钩藤饮，以天麻、钩藤、石决明平抑肝阳为君药，臣以首乌、当归、白芍柔肝养阴，采用陈皮、茯苓化痰，秦艽、刺蒺藜、桑枝、池菊疏风通络，俱为佐使。

复诊中，肝风初平，本虚犹在，故以地黄饮子去桂、附。地黄饮子阴阳双补，常用于中风后遗症之喑痱证，由干地黄、巴戟天、山茱萸、肉苁蓉、石斛、炮附子、五味子、肉桂、白茯苓、麦门冬、石菖蒲、远志、生姜、大枣、薄荷诸药组成，减去肉桂和附片后，侧重滋水涵木，实为缓则治本之策。

案5 肝肾阴虚，胃有湿痰

金，左手脉沉弦而涩数不调，乃血虚而肝风暗动也；右关脉独缓滑，胃有湿痰；尺寸俱弱，金水两虚。症见耳聋，两肩膊酸而难举，痰多，口中干腻，是其征也。大生地，麦冬，归身，石决明，半夏，蒺藜，钩钩，橘红，牡蛎，玄参，指迷茯苓丸。

【赏析】

《临证指南医案·中风》华岫云按："肝为风脏，因精血衰耗，水不涵木，木少滋荣，故肝阳偏亢，内风时起。"中风病与肝肾阴虚，肝风内动有关。"人年四十，阴气自半"，肝肾亏虚与年龄增长关系密切，而中风之形成，症状错杂还与痰邪关系密切。就此案而言，耳聋与肝肾阴虚有关，肩膊酸痛难举乃痰阻经络所致；口干为阴亏，口腻为痰湿，本案中王旭高先生详言患者脉象，以脉言证，寸、尺分候肺、肾，尺寸俱弱，故言金水两虚。脉学于后学来说，易学而难精，业医不深者，仍当以四诊合参为宜。本案病机终归于阴虚与痰湿，治疗上以扶正祛邪为根本法则，用生地、麦冬、玄参（增液汤）滋阴，共为君药；石决明、牡蛎镇肝熄风，钩藤、蒺藜熄风通络，共为臣药；半夏、橘红化痰，指迷茯苓丸祛行气软坚消痰，当归活血养肝，并且养血活血有助止痛。全方配伍精要，直指病机，可资借鉴。

案6　妙法清上补下

丁，脉左弱为血虚，右弱为气虚，气血两虚，上为头眩，半身以下皆形麻木而成瘫痪，甚则心乱神昏，此肝风挟痰所致。法当清上补下。淡苁蓉，大生地，天冬，牛膝，玄参，菖蒲，天麻，萆薢，茯苓，陈皮，黄柏，洋参。

渊按　清阳明以利机关，养肝肾以滋阴血，运脾气以化湿痰，丝丝入扣。

【赏析】

本病两大主症是瘫痪和神识混乱，瘫痪乃气血大亏，痰瘀阻滞脉络所致；心乱神昏乃精气不足，痰浊阻窍所致。以方测证来看，瘫痪后当有大小便排出不畅。王氏对此案采用的是清上补下之法，其中陈皮、茯苓、天麻、菖蒲、洋参用以清上，熄风化痰；补下并润肠通便用玄参、天冬、生地、肉苁蓉；此外牛膝、黄柏、萆薢用以利湿清热通络；全方攻补兼施，重在健脾化痰，滋阴养血，且通利二便。

从现今中风的诊治来看，久病瘫痪，大小便不能自理，容易导致褥疮等并发症。中风康复是一个较漫长的过程，治疗上除了审症求因，因机论治以外，还要随症治之。本病治疗上王氏仍以标本兼治，扶正祛邪为基本法则，其中通利二便实为“随症治之”之策。

案7　血不养筋，肝风走络

孙，血不养筋，肝风走络，左臂酸痛，或止或作。法当养血通络。制首乌，当归，杞子，穞豆衣，丹参，蒺藜，苡仁，茯苓，秦艽，桑枝，红枣。

【赏析】

中风患者恢复期可能出现肩手综合征，主要表现为上肢的酸痛肿胀，此案应当为此病证。谨守病机，随因施之。本案病机在于精血大亏，痰瘀留滞经脉，故治疗以养血通络为法。方中以制首乌、当归、杞子滋养精血；蒺藜、秦艽、桑枝、豆衣活血祛风，通络止痛；茯苓、苡仁渗湿化痰，有助于化解上臂酸痛；丹参养血活血，通络止痛，大枣调和诸药，且有甘缓之功。

案8　酒客头眩手振

蒋，酒客中虚嘈杂，木胜风动，头旋掉眩，兼以手振，此内风挟痰为患。须戒酒节欲为要。天麻，冬术，茯苓，杞子，沙苑子，钩钩，制首乌，当归，白芍，半夏，石决明，池菊。

【赏析】

《素问·上古天真论》云：“……今世之人不然也，以酒为浆，以妄为常，醉以入房，以欲竭其精，以耗散其真……故半百而衰也。”酗酒是中风病常见病因，酒性辛甘苦温燥烈，酗酒日久，酒毒伤肝，导致阴虚阳亢，肝风内动，故见头目眩晕，肝风挟痰阻滞经络，故见手振麻木。治疗此证当以平肝潜阳，熄风化痰为法，方药中以天麻、钩藤、石决明平肝潜阳；制首乌、沙苑子、当归、枸杞子滋养肝肾以助平肝潜阳之力；白术、茯苓、半夏化痰，白芍、池菊养阴柔肝，全方与天麻钩藤饮组方相似，而较天麻钩藤饮多了化痰之功。

当今之世，因嗜酒无度而出现中风先兆的患者比比皆是，此案有很大的参考价值。对于此类病人，汤药并非真真的救命稻草，“须戒酒节欲为要”，王旭高先生所言极是。

案9　肝风并疟后筋跳

谢，久患肝风眩晕，复感秋风成疟。疟愈之后，周身筋脉跳跃，甚则发厥。此乃血虚不能涵木，筋脉失养，虚风走络，痰涎凝聚所致。拟养血熄风，化痰通络。制首乌，紫石英，白蒺藜，半夏，茯神，洋参，陈皮，羚羊角，石决明，煨天麻，枣仁，竹油，姜汁。

渊按　疟后脾气必虚，风动虽由木燥，痰聚由于脾虚。若舌苔浊腻，运脾化痰尤不可少。

【赏析】

患者素体精血不足，肝肾亏虚，常见眩晕之症。《内经》云“邪之所凑，其气必虚”，患者中风在前，随后又感受疟疾，正气进一步受到损耗，正气更虚，阴虚风动，而出现筋脉跳动，晕厥跌仆的阴虚风动证。以方测证，患者应当有痰涎壅盛、瘀阻脉络之证侯，如舌质紫黯，舌苔黄腻等症，可惜原案记述简略，未载此症。

本案中患者病机为本虚标实，肝肾亏虚为本，痰瘀互结为标。治疗上当以养血熄风，化痰通络为法。处方中以首乌、洋参、枣仁滋养肝肾以生精血，养阴以治本；半夏、茯神、陈皮、竹油、姜汁实为二陈汤之变，用以化痰通络；白蒺藜、羚羊角、煨天麻滋阴熄风，更用重坠之品紫石英、石决明平肝潜阳以熄风。全方标本兼治，扶正祛邪，配伍严谨。

案10 汤丸并进疗年迈类中

薛，年已六旬，肾肝精血衰微，内风痰涎走络，右偏手足无力，舌强言涩，类中之根萌也。温补精血，兼化痰涎，冀免偏枯之累。然非易事，耐心调理为宜。苁蓉干，巴戟肉，茯神，木瓜，半夏，杞子（盐水炒），远志肉（甘草汤制），海风藤，萸肉（酒炒），牛膝，杜仲（盐水炒）。

复诊：肾藏精，肝藏血，肾肝精血衰微，筋骨自多空隙，湿热痰涎乘虚入络，右偏手足无力，舌根牵强，类中之根。温补精血，宣通经络，兼化痰涎，守服不懈，加以恬养安泰，庶几却病延年。苁蓉干，党参（元米炒），牛膝，半夏，杞子（盐水炒），陈皮，续断，茯苓，巴戟肉，桑枝。

又丸方：

苁蓉干二两（酒煮烂捣入），党参三两（元米炒），熟地四两（砂仁末陈酒拌蒸，烂捣入），麦冬二两（去心元米炒），枣仁三两（炒研），巴戟肉三两（盐水炒），归身二两（酒炒），萆薢三两（炒），制首乌四两（炒），茯神三两，牛膝三两（盐水炒），天冬二两（去心元米炒），半夏二两，陈皮二两五钱，杜仲三两（盐水炒），虎骨三两（炙），菖蒲一两，杞子四两（盐水炒）。

上药各选道地，如法制炒，共研细末。用竹沥四两，姜汁三两，捣入，再将白蜜为丸，如黏米大。用磁器装好。每朝服五钱，开水送下。

【赏析】

中风后期，往往阴损及阳，导致阳虚，出现虚火上炎，痰涎壅聚于上，出现舌强难言，偏身麻木等症。此时病机的关键在于阴阳两虚，痰浊阻络。遂以温补精血，化痰通络为法。首诊处方中以肉苁蓉为君药，其味甘、咸，性温，能补肾阳，益精血，润肠通便。患者首诊与复诊症状相似，因此方药大体相同而略有差异。首诊突出温阳化痰，复诊温阳之力略缓，更侧重补养气血。其原因在于：一是温阳之药不可久用，以免壮火食气；二是患者中风偏废根本上在于阴液亏虚，气血不足。

复诊中，妙在以丸药缓图。观丸药之方，颇有地黄饮子之意。丸药方以肉苁蓉、巴戟天、杜仲以温肾阳，恢复元气；以熟地、麦冬、天冬、枸杞以滋肾阴；更佐以首乌、当归、酸枣仁以补血，以茯神、半夏、陈皮、菖蒲燥湿化痰；丸方中还以牛膝引火下行为引经药，以血肉有情之品虎骨入丸方以强肝肾。整体上配伍严谨，势大力宏，阴阳双补，气血共养，且祛痰行气利关节，此外枣仁、茯神同用还有安神之功。丸方的使用对于中风偏瘫患者的药物康复有重要借鉴意义。

案11　滋阴养血祛风疗颈项胀舌根强

唐，风痰入络，脑后胀痛，舌根牵强，言语不利，饮食减进。久防痱中。羚羊角，防风，制僵蚕，生甘草，羌活，远志肉，川芎，桔梗，桑叶，薄荷，钩钩。

复诊：颈项胀是风，舌根强属痰，风与痰合，久防类中。熟地，白芍，续断，杞子，杜仲，秦艽，当归，牛膝。

渊按　实多虚少，前方恰合。后方大补，与痰阻舌本者不宜。

【赏析】

从方证对应角度看，此案当为痰热内盛，风痰阻络证，所见症状除脑后胀痛、舌根牵强、言语不利、饮食减进以外，舌脉症状应该热象突出，首诊处方中羚羊角清泄肝热，熄风止痉之效颇佳，钩藤清热平肝熄风止痉，两药相合，凉肝熄风，共为君药。桑叶、薄荷辛凉疏泄，清热平肝熄风，以加强凉肝熄风之效，用为臣药。防风、羌活祛风止痉；僵蚕远志熄风化痰共为佐药。桔梗载药上浮以利口舌，甘草调和诸药、补中健脾，共为使药。

此案中风为内风，病机在于阴虚阳亢、风痰阻络，实为本虚标实之证，治疗上应以扶正、祛邪并重，祛风化痰虽不错，但首诊方中风药辛温太过，反劫肝阴，使元气更损，不利于疾病恢复。显然复诊中王氏改弦更张，转而以滋阴养血祛风为法，较前方更为合适，且能纠前方之弊。其中熟地、枸杞、白芍滋阴；当归、秦艽活血祛风；杜仲、续断、牛膝滋养肝肾、利筋骨，防止瘫痪。

案12 膏方缓图防中风复发

费，类中之后，手足不遂，舌根牵强，风痰入络所致。防其复中。党参，大生地，制南星，白芍，秦艽，冬术，制首乌，羚羊角，虎骨，归身，牛膝，海风藤，沙苑子，茯苓，枣仁，杜仲，生苡仁，陈皮，川贝，半夏。

上药煎浓三次，加竹沥二茶杯，姜汁二十匙，白蜜二杯，阿胶四两，烊化收膏。

【赏析】

中风反复发作是中风防治的难点，既病防变是中医治未病的重要内容，膏方缓图是慢性病预防和康复的重要手段。此案为我们提供了一个预防中风复发的膏方。本案中患者中风后遗症主要表现为偏身肢体功能不利，舌强难言，类似于喑痱。膏方中以八珍汤（减川芎、甘草）补养气血；陈皮、半夏、制南星、薏苡仁、川贝以祛痰；羚羊角、秦艽、海风藤以祛风止痉；首乌、枣仁、沙苑子以滋养心肝肾之精血；杜仲、牛膝、虎骨强利筋骨。全方扶正祛邪、阴阳平调、气血双补，配伍周全。在膏方制作中阿胶易收膏，具有滋补阴血，强利关节之效。鲜竹沥、生姜汁化痰力强，而不宜煎煮，于膏方制作最后收膏最合适不过。

案13 羚角钩藤汤合二陈汤疗痰湿中风

某，劳碌伤气，肝风、阳气弛张；肥体气虚，湿热痰火扰动。忽然磕睡，几乎跌仆，舌强言漫，右偏肢痱。此属偏中，犹幸神识尚清，痰涎未涌，或可图幸。治以熄风化痰，安神清火，冀其得效为妙。羚羊，决明，天麻，竺黄，茯神，菖蒲，川贝，胆星，半夏，橘红，嫩钩，竹沥，淡姜汁。

【赏析】

痰湿体质是中风发作最主要的病理因素，此案中患者兼有痰湿、气虚、湿热等多种病理体质，发病的诱因是烦劳太过，致使气机不畅，引动肝风，肝风挟痰阻滞脑窍、经络，因而出现跌仆、舌强难言、偏身肢体瘫痪之证，幸而中病不深，未危及神志，治疗的当务之急是熄风化痰、安神清火。处方以羚角钩藤汤合二陈汤化裁，方中羚羊角，清泄肝热，熄风止痉，钩藤清热平肝熄风止痉。两药相合，凉肝熄风，共为君药。肝阳化风，病情危急，故用石决明、天竺黄、胆南星、天麻潜镇肝阳，熄风止痉。川贝、橘红、半夏、姜汁、竹沥以清热燥湿化痰；热扰心神，以茯神平肝、宁心安神，以上俱为佐药。

羚角钩藤汤中原有生地、白芍，本证病势急危，生地、白芍虽能滋阴，但恐敛邪为患，故以石决明、天竺黄替换，使镇肝熄风之力更强。但本方毕竟为救急之用，后期应当以益气活血化痰为法。

案14　风阳抑郁不伸，痰浊弥漫不化

范，惊动肝胆，风阳与胃中之痰浊交互入络。营卫营运之气，上下升降之机，阻窒碍滞。周身皮肤、肌肉、关节麻木不仁，胸脘不畅，饮食无味，口多涎沫，头昏心悸。风阳抑郁不伸，痰浊弥漫不化。苔白而裂，大便干燥。胃虽有湿，而肠液已枯矣。拟清火熄风，化痰渗湿，参以养血滋液。羚羊，苁蓉干，天麻，决明，半夏，麻仁，制南星，泽泻，橘红，茯神，当归，嫩钩，姜汁，竹沥。

渊按　饮食不化精微而化痰浊，致胃湿肠燥，由气秘不行，中焦升降失其常度耳。

【赏析】

中风的基本病机为阴虚阳亢，肝肾阴虚，肝阳上亢，相火妄动，风袭脑络。脾胃功能失常，痰浊内盛是导致中风的重要因素。肝风与痰浊相互影响，因而中风症状纷繁复杂。但总体而言，仍不离于风、火、痰、虚、瘀。本案中风发病起于肝胆和脾胃。《素问·生气通天论》云：“阳气者，大怒则形气绝，而血菀于上，使人薄厥。有伤于筋，纵，其若不容。汗出偏沮，使人偏枯。”肝胆相火因情志扰动，上升为风；脾胃本虚，酿生痰湿，随风气上行，阻于脑络；大肠因下焦阴液不足而津亏肠燥，因而患者病情复杂，虚实错杂。治风、治火、治痰是本案治疗的关键。

处方中仍以羚羊角、钩藤凉肝熄风为君药；天麻、石决明平肝潜阳为臣药；半夏、南星、橘红、竹沥化痰，肉苁蓉、当归、麻仁润肠通便共为佐药；茯神宁心安神、健脾祛痰，泽泻利湿祛浊、清泻相火为使药。全方标本兼治，且重在清火熄风，化痰渗湿，考虑周全。

案15　朝服香砂六君丸，夜服控涎丹治中风

何，右关脉独滑动如豆，此有痰浊在中焦也。中脘皮肉觉浓，手足筋脉时或动惕，痰走经络之象。法当攻补兼施。

朝服香砂六君丸三钱，夜服控涎丹十四粒，朱砂为衣。

【赏析】

此案收入到中风病章节中，给人启示颇深：其一，中风病势急猛，后果严重，后遗症繁多，重在治未病；其二，脾为生痰之源，健脾祛痰为中风治本之策，也是预防之法。

此案患者中焦痰浊隆盛并有动风之象，中风病的预防，调理体质是关键，时间往往较长，因此以丸药缓图。香砂六君丸益气健脾祛痰，以补为主；控涎丹由甘遂、大戟、白芥子组成，为祛胸膈之痰的猛药。明代医家李时珍说：“痰涎为物，随气升降，无处不到，入心则迷癫痫，入肺则塞窍为

喘咳背冷，入肝则膈痛干呕、寒热往来；入经络则麻痹疼痛，入筋骨则牵引钓痛，入皮肉则瘰疬臃肿，陈无择三因方并以控涎丹主之，殊有奇效；此乃治痰之本，痰之本，水也湮也，得气与火，则结为痰，大戟能泄脏腑水湮，甘遂能行经隧水湮，直达水气所结之处，以攻决为用。白芥子能散皮里膜外痰气，惟善用者能收奇功也。”此案中，攻补兼施，祛邪力猛而不伤正，早晚用不同丸药进服，此法令人回味。

案16　金土水不足而风痰有余

陆，素有痰饮咳嗽，土弱金虚。金虚不能制木，并不能生水；土弱不能御木之侮，并不能生金而化痰。病情有似风痰瘫痪，足软难行，口流涎沫，舌左半无苔，口常不渴，脉虚弦滑，大便坚燥。种种见症，皆显金土水不足而风痰有余。病根日久，调之不易，姑拟一方备采。苁蓉干，半夏，五味，牛膝（盐水炒），麦冬（元米炒），巴戟天，麻仁，熟地，茯神，陈皮，肉桂，竹沥，姜汁。

【赏析】

肉苁蓉性味甘，咸，温；归肾、大肠经；具有补肾助阳，软肠通便之功。本案病机虽为金土水不足而风痰有余，但有形之邪当速去，中风患者常见便秘，而患者往往难以自理，或者因便秘而努挣难解，加重病情。苁蓉、麻仁合用具有补养精血而通便之功，拔除隐患，用作君药；麦冬、熟地补养肺肾，使金水相生，用作臣药；土不足而痰有余，故以半夏、陈皮、竹沥、姜汁健脾燥湿化痰；肉桂、五味子、巴戟天、牛膝益肾培元，使肾中水火泉源不绝；茯神健脾宁心，心神安定，不给风邪可乘之机。总体而言，王旭高所立之方具有补金土水之不足兼去痰邪之功，美中不足的是柔肝熄风之药缺而未用。

案17 风痰瘀血交凝入络成筋箭

吴，体肥多湿，性躁多火。十年前小产血崩，遂阴亏火亢，肝风暗动，筋络失养，其根已非一日。去秋伏暑而成三疟，疟久营卫偏虚，遂致内风夹痰扰络，右半身麻痹而似偏痱，调理渐愈。今但右足麻辣热痛，痛自足大趾而起，显系血虚肝经失养。据云，腿膝常冷，足骱常热。并非足骱有火而腿膝有寒也。想因痛处则热；上腿之处气血不足，故寒也。至于左胫外皮肉之内，结核如棉子，发作则痛甚，此属筋箭，是风痰瘀血交凝入络而成，与右足之热痛麻辣不同。今且先治其右足，姑拟一方请正。大生地，萆薢，茯苓，阿胶，天麻，五加皮，归身，牛膝，冬术，独活，丝瓜络，木瓜。

渊按 筋箭之名甚新。

【赏析】

此案风痰瘀血交凝入络，流注周身，在不同部位形成阻滞，因而形成了各种复杂怪异的症状。从病案记述可见，王旭高先生在逢此疑难杂症时，经过细心梳理患者的现病史和既往史，从而晓彻其病机。患者本属痰湿体质，后经小产、疟疾等病邪后，正气亏损，气血大伤，而渐有瘀血风动之象，风挟痰瘀，相互为患。古今对比，此患者所患病证颇似糖尿病与痛风等病证。审症求因，因机论治，本案治疗法则是活血通络、祛风化痰。处方中生地、阿胶、归身补血活血以祛风；萆薢、茯苓、白术健脾化痰；独活、五加皮、木瓜、丝瓜络祛风除痹；天麻潜阳祛风；牛膝活血、滑利关节，引药下行，用作药引。

结 语

中风之为病，总属肝肾不足，肝阳化风，同时因痰瘀流窜经络，以致变证纷纭。中风的病理因素主要有风、火、痰、虚、瘀；发病部位在脑，与脏腑中肝、脾、肾、心相关，与肝脾肾关系尤为紧密。从发病时间看有中风可以分为中风先兆、中风发作期、中风恢复期和后遗症；中风的症状变现主要为“昏、瘫、歪、謇、麻”，即会影响到患者神志、语言和上下肢的运动与感觉功能。

本章共载有王氏中风病案十七例，异彩纷呈。从发病时间上看，本章节所收载的病例多半处在中风先兆和后遗症期，且以后者居多，未载有中风发作期的急救案例。王氏对中风的治疗上主要以滋阴潜阳，熄风止痉兼化痰通络为法；从方药方面看，王氏多以羚角钩藤汤合二陈汤为基本方进行治疗。

仔细品读本章病案，除以上的基本认识以外，王氏对于中风的治疗上有以下几点特别值得借鉴：

1. 疏肝调脾，化痰祛瘀

肝为气血调畅之总司，脾为生痰之源，《素问·生气通天论》中曰：“阳气者，大怒则形气绝，而血菀于上，使人薄厥。有伤于筋，纵，其若不容。汗出偏沮，使人偏枯。”《素问·通评虚实论》则指出：“仆击、偏枯……肥贵人则膏粱之疾也。”由此可见，体质偏于痰湿加之情绪抑郁，大怒伤肝是中风发作的主要病因病机。上工治未病，中风的危害深重，预防远大于治疗。王氏多在中风先兆期使用疏肝调脾、化痰祛瘀之法，有助于阻止中风的发病，其常用的化痰方药多从温胆汤出入，并常用鲜竹沥、天竺黄、胆星等化痰通络。

2. 既病防变，通利二便

中风多发于年迈体衰之人，中风后遗症期广泛出现大便秘结不出，肠道失润，传导无力，患者每每努挣乏力，衍生新的危机。肾为胃之关，开窍于前后二阴，老年患者肠道失润多与肾阴亏虚，肾阳化气不足有关。对此，王氏在中风病证的治疗中非常注重滋养肾阴肾阳，常用肉苁蓉、麻仁、首乌、当归、巴戟天等补肾通便，其中尤以肉苁蓉使用频率最高。

3. 滋阴养血，搜剔通络

《内经》中指出“人年四十而阴气自半”，中风发作急剧，危害巨大，中风后遗症多半出现偏瘫、肢体麻木等症，多与阴不涵阳，气血不荣有关，对此，王氏多用滋阴养血，搜剔通络之法，常用天麻、麦冬、阿胶、当归等滋阴养血，多以羚羊角、钩藤、羌活、菊花、海风藤、虎骨等搜剔通络。

二、肝风痰火案

案1　治风先治血，治痰先化气

王，血虚肝风上逆，痰涎走络。头眩心跳，干咳痰少，右肩臂不能举，足热无力。养阴以熄风阳，化痰以调脾胃。党参（元米炒），生地（海浮石同拌），半夏，决明，沙苑（盐水炒），茯神，枣仁，蛤壳，茯苓，陈皮，嫩钩，竹二青。

复诊：治风先治血，血行风自灭。治痰先化气，气化痰自失。生地，茯神，嫩钩，陈皮，沙苑，决明，蛤壳，枣仁，竹茹。

【赏析】

此案主要症状有：头目眩晕，心悸怔忡，咳而少痰，右肩臂沉重、抬举困难，下肢酸软而足底发热，据此确定其病机为肝风上逆，痰涎走络。肝风上逆源于肝阴不足，肝阳上亢，故见头晕、心悸怔忡等症；痰涎走络，阻于肩臂，因而上臂抬举困难。阴虚于下，下肢充养不足，因此沉重乏力。王氏拟定的治法为养阴熄风，理脾化痰。处方中以党参、生地养血滋阴，用作君药；半夏、茯苓、陈皮、竹二青燥湿健脾化痰，共为臣药；钩藤、决明子潜阳熄风，枣仁、茯神养血安神均为佐药；沙苑子补养肝肾，蛤壳化痰，此二味既有引经之功效，又能进一步强化扶正祛邪之功，用作使药。

首诊已建功，复诊需要进一步治血以祛风，行气以化痰，以善后为要，因而处方较首诊精简，祛痰之力可能不如前方，但与此时病情更为相宜，不会伤正，正如《黄帝内经》所言：“常毒治病，十去其七；大毒治病，十去其六。”

案2　育阴潜阳镇逆疗厥阴头痛

张，头痛巅疾，下虚上实，过在足少阳、厥阴，甚则入肾，眴蒙昭尤。经文明指肝胆风阳上盛，久痛不已，必伤少阴肾阴。肾阴一衰，故目䀮䀮无所见，而腰痛复起也。前方清镇无效，今以育阴、潜阳、镇逆法。生地，龟板，杜仲（盐水炒），牡蛎，茯神，枣仁，磁石，阿胶（米粉炒），女贞（盐水炒），沙苑（盐水炒），石决明。

渊按　此厥阴头痛也。三阴经皆至颈而还，惟厥阴上额交巅。甚则入肾者，木燥水必亏，乙癸同源也。

【赏析】

本案为肝阳上亢头痛案，此类头痛往往闷痛异常，持久不已，且易转化为中风。头痛的原因在于肝阳上亢，虚火灼络。外感风热，风热上扰也可发作头痛。二者从痛势、病程、舌脉等方面不难鉴别。前医很可能是混淆了二者的区别，以清热潜镇之法治疗自然难以取效。肝阳上亢头痛为本虚标实之证，诚如仁渊所言，“木燥水必亏”，虚则补其母，滋养肾阴可以起到柔肝潜阳之功。王氏拟定的治法为育阴、潜阳、镇逆。处方中生地、龟板滋养肾阴；杜仲、沙苑子、女贞子补肾强筋，既可以去腰痛，又有阳中求阴之意。肾为水火之脏，王氏不拘于“阳亢”，以滋阴壮阳并进，可谓创举。方中以牡蛎、石决明、磁石潜镇肝阳；以枣仁、茯神、阿胶补血安神，共为佐使药。育阴、潜阳、镇逆三箭齐发，治头痛而未用一味止痛药，王氏做到了治病求本。

案3　湿热风火内盛

杨，郁火内燔，气血消灼，湿热不化，酿成疡毒；四肢麻痛，眼鼻牵引，肝风内动，脾胃受戕，虑延败症。姑先清气血之燔，佐以熄风通络。羚羊角，连翘，木防己，苡仁，滑石，黑山栀，赤苓，丝瓜络，丹皮，钩钩，通草，藿香叶。

渊按 湿热风火内盛，故以清火化湿，通络熄风，不涉虚，故不用补。

【赏析】

本案中痰火与肝风相互为患，初为痰火郁积，伤及血络，形成疮疡；其后，痰火引动肝风，渐成燎原之势，病势危机。“治风先治血，治痰先治气”，王氏拟定气血同治之策，以气血两清、熄风通络为法。处方中羚羊角凉血熄风通络之力最强，用作君药；连翘、黑山栀清火解毒，其中连翘为疡科第一要药，有助于拔除疡毒之患；薏苡仁、滑石、通草、木防己、藿香清热利湿均为臣药；钩藤、丝瓜络熄风通络；丹皮、赤苓入血分，凉血解毒，均为佐药。

患者发病的关键在于湿热胶结，湿热不除，脾胃受损，正气消耗，变证丛生；湿热不除，肝气将更加暴戾无止，郁积生风。王氏对此可谓了然于心，以渗利之法使湿去而热势孤。叶天士曾言：“通阳不在温，而在利小便”，王氏在方药中大量使用清渗之品，可谓釜底抽薪，斩断生病之源。

案4 肝风并痰饮吐酸

荣，病起肝风，继增痰饮吐酸，所以口目筋掣，而胸膈不利也。近因暑热上蒸，咽喉碎痒，暂投凉剂，喉患即解，而胸脘愈觉撑胀。夫肝风之动，由于阴血之亏；而痰饮之乘，又系胃阳之弱。病涉两歧，法难兼用。今且宣化胃湿以祛痰，稍佐平肝降热。法半夏，茯苓，陈皮，麦冬，杏仁，旋覆花，川贝，山栀（姜汁炒），郁金，丹皮，白蔻仁，竹茹。

渊按 此等病最难看，其实在中焦脾胃也。盖饮生于脾，聚于胃，苟能治得痰饮，肝风无有不愈。脾气既升，肝自不郁；胃气既降，肝自清宁。何风之有！

【赏析】

诚如仁渊所言，此案貌似复杂，但如果能晓彻脾胃与肝风之间的关联，症状再复杂，就能不为之迷惑，治病求本。肝风源于肝阴血不足，痰湿源于胃阳不足。“虚则补之，实则泻之”，阴血不足通常以阴柔滋养之品以补之；胃阳不足以辛温苦降之品以温胃阳、消痰湿，这在一个治疗处方中是难以兼顾的，因而王氏采用了一个折中的办法，那就是谨守中焦的治理，而略施平肝降热之品。

处方中，王氏以法夏、茯苓、陈皮、竹茹、白蔻仁以健脾燥湿化痰；用旋覆花、郁金、山栀、丹皮平降肝气，清解火热。该方妙在用麦冬、杏仁、川贝降肺气，金能克木，肺气得降，肝气有所制约，自然能够平复如常。另一方面看，法半夏、茯苓、陈皮、竹茹、白蔻仁燥湿化痰的同时也在沉降胃气，脾胃为气机升降之枢纽，胃气以降，肝气自平。此外，肝阴血从何而生，根本上还是要从脾胃化生的水谷精气产生，因此本案治疗的关键在于脾胃。

如此看来，王氏在病案分析中以为治肝阴虚和调补胃阳是矛盾的，这种认识是不正确的，但是王氏的治法和处方却堪称完美，这并不是因为王氏运气好，而是他的临床直觉好，善于巧妙运用脏腑之间生克关联来左右逢源。

案5　清火熄风养阴疗口眼歪斜

朱，五脏六腑之精气皆上注于目，目之系上属于脑，后出于项，故凡风邪中于项、入于脑者，多令目系急而斜视，或颈项强急也。此症始由口目牵引，乃外风引动内风。内风多从火出，其源实由于水亏，水亏则木旺，木旺则风至。至于口唇干燥赤碎，名唇风，亦由肝风胃火之所成也。治当清火、熄风、养阴为法。大生地，丹皮，沙参，钩钩，桑叶，羚羊角，石决明，白芍，川斛，芝麻，玄参心，蔗皮，藜皮。

【赏析】

本案主要症状在两个方面：口眼歪斜、唇燥赤裂，病机为阴虚风动。口眼歪斜为肝风内动所致，肝风内动源于肝阴虚；脾开窍于口，唇赤干裂源于脾胃阴虚。肾阴为全身阴液之本，肾阴不足是发病的始动因素，“必伏其所主而先其所因”，养阴是立法处方的重点。王氏拟定的法则是清火、熄风、养阴。处方中生地、沙参、石斛分别滋养肾阴、肺阴和肝阴，共为君药；丹皮、桑叶、白芍、玄参养阴清热用作臣药；羚羊角、钩藤、石决明平肝潜阳、熄风止痉用作佐药；甘蔗皮、蒺藜皮生津入络，可解口唇干裂之苦。窃以为，处方中还应加入通络搜风之品更为合适，如僵蚕、全蝎、菊花、白附子等。

案6　血虚生风，筋脉失养证

顾，血不养筋，筋脉牵掣，昼日则安，暮夜则发，不能安卧，病在阴经。宜养血以和经脉。大生地，党参，黄芪，川芎，茯苓，柏子仁，当归，白芍，枣仁，桑枝。

【赏析】

本案为血虚生风，筋脉失养证。昼日气血居于表，筋脉得养，因而不会出现痉挛跳动；人卧则血归于肝，血液内归于脏腑，筋脉失养，因而挛缩拘急，病情加重。虚则补之，治疗以养血舒筋为法，方用八珍汤化裁，方中生地、川芎、当归、白芍构成四物汤，养血活血；气能生血，气能行血，以黄芪、党参、茯苓补气以生血、行血；以枣仁、柏子仁养心肝之血而安神，人能安卧，血气自充；桑枝舒筋活血，且有引经之用。方药简约，效专力宏，相信数剂就能取效。

案7　肝阳头痛

何，肝风阳气上冒，头左偏痛，连及左目难开。胸脘气胀，肝木乘胃。

法以泄降和阳。羚羊角，蔓荆子，川连，刺藜，池菊，钩钩，石决明，神曲，茯苓，半夏，桑叶。

【赏析】

偏头痛以外风侵袭，以及痰浊、瘀血阻滞脉络多见，此案中头痛没有外感症状，并且头痛连及左目，胸胁脘腹攻冲胀痛，由此判定头痛是由于肝阳上亢，风袭脑络所致，因此平抑肝阳，调和肝脾为本案的治疗大法。处方中以羚羊角、钩藤、石决明平肝潜阳为君药；蔓荆子、刺蒺藜、菊花、桑叶疏风止痛、清利头目为臣药；半夏、茯苓、黄连、神曲健脾和胃化痰为佐药。本方中君药质重而沉降，臣药质轻而升浮，非重镇无以沉降上升之肝阳，非轻清无以上升清利头目。解决“胸脘气胀”这一症状关键在于调理肝脾，王氏以苦辛并进之法，黄连苦泄，半夏辛散开泄，茯苓、神曲从中调和，这种配伍方式甚为巧妙。

案8　久遗下虚肝风暗动

施，久遗下虚，肾水不足，肝风暗动，上升则头痛眩晕，乘中则或吐或泻。近来夜寐出汗，左目锐眦赤肿，少阳木火上盛也。法以上熄风阳，下滋肾水，中和脾胃，外实腠理，用汤丸并进。磁朱六味丸淡盐汤送下。石决明，怀药，白芍，玄参，牡蛎，沙苑子，茯神，党参，芡实，红枣，浮麦。

【赏析】

朱丹溪认为“大劳则火起于筋，醉饱则火起于胃，房劳则火起于肾，大怒则火起于肝”。久遗下虚，肾水不足，水不涵木，肝肾亏于下，相火妄动，内风乃生。阴虚火旺，虚火迫津外出，故在阴时（夜间）汗出。治疗上，当大补肾水为先，王氏以汤丸并进之法，丸药选用磁朱六味丸，六味地黄丸为补肾阴第一药方，于六味基础上再加磁石、朱砂质重沉降之品，可增强补阴之功，还能降逆相火，熄风止痉。

患者头痛眩晕、目赤均为肝阳上亢之症，肝肾之阴难以速补，平抑肝阳为当务之急，汤药处方中，王氏用石决明平肝潜阳，用作君药；山药、玄参平补肝肾，沙苑子、芡实补肾填精共为臣药；党参、茯神、红枣、白芍健补脾气，调和肝脾，使生化有源，治病之本；牡蛎、浮小麦敛阴止汗，共为佐使药。

治病必求于本，治本之策在于调理体质，去除病因。因为患者病起于遗精过度，王氏选用沙苑子甚妙，《本草汇言》曰："沙苑蒺藜，补肾涩精之药也。其气清香，能养肝明目，润泽瞳仁。补肾固精，强阳有子，不烈不燥，兼止小便遗沥，乃和平柔润之剂也。"

案9 肝胆风阳上升

潘，情怀郁勃，肝胆风阳上升，右目昏蒙，左半头痛，心嘈不寐，饥而善食，内风掀旋不熄，痛势倏忽无定，营液消耗，虑其痉厥。法以滋营养液，清熄风阳。务宜畅抱，庶克臻效。大生地，元精石，阿胶，天冬，池菊，羚羊角，石决明，女贞子，白芍，钩钩。

复诊：服滋阴和阳法，风阳稍熄。第舌心无苔，心嘈善饥，究属营阴消烁，胃虚求助于食。议滋柔甘缓。大生地，石决明，麦冬，阿胶，白芍，大麻仁，女贞子，橘饼，洋参，茯神。

渊按 舌心无苔，胃阴虚也。加炙草守中壮水更妙。

【赏析】

七情内伤，影响脏腑气血功能，使气机逆乱，是导致中风的主要病因之一。"怒则气上，喜则气缓，思则气结，恐则气下"。情绪郁怒，肝阴暗耗，风阳上升，变生诸症。由于肝阳上亢，内风一旦形成，就有如飓风将至，"黑云压城城欲摧"，形势危急，当设法阻断内风蔓延肆虐之势，王氏治以滋营养液，清熄风阳，处方中以生地滋阴为君药，必以大剂量用之，惜原方未载剂量。羚羊角、钩藤、元精石滋阴熄风，用作臣药。元精石又名玄精石、阴精石，对于其功效，《本草述》载："治上盛下虚，疗痰结，目障翳，木舌，咽喉疮。”方中还以菊花、石决明、女贞子潜阳熄风，清利头目；白芍、阿胶、天冬养阴柔肝以缓心嘈善饥，共为佐药。

首诊既已取效，复诊中以守前方为主。此时突出症状为舌心无苔，表明胃阴大亏，故于前方中加入麻仁、西洋参、茯神、橘饼调养胃阴。因甘草味甘入脾，守而不走，因此仁渊认为复诊处方中加入甘草更妙，这一见解也是很到位的。

案10　湿热肝风

李，肝风阳气弛张，兼挟湿热，上混清窍，左耳常流清水，时或作痒，右鼻燥而窒塞，头晕沉沉。法以熄风和阳。羚羊角，石决明，池菊，钩钩，粉丹皮，黑山栀，磁石，蒺藜，赤苓，通草，豆衣，左慈丸（三钱）。

【赏析】

朱丹溪认为中风病源于湿痰生热，本案即为明证。痰湿郁久生热，痰热进一步耗竭真阴，肝肾不足，肝阳上亢，形成风动之象。因此本案的治疗上一要熄风和阳，二要清热化痰，利湿祛浊。王氏虽未言及后者，但在处方中重用了利湿祛浊之药。

该方以羚羊角、钩藤熄风止痉为君药；丹皮、栀子、赤茯苓、豆衣、通草清热化痰，利湿祛浊为臣药；佐以磁石、石决明重镇肝阳，刺蒺藜、菊花轻轻上浮，清利头目，共为佐药。此案症状复杂，王氏使用了汤丸并进之法。耳聋左慈丸由磁石、柴胡、地黄、萸肉、丹皮、山药、茯苓、泽泻组成，对于肾水不足，虚火上升所致的头晕目眩、耳鸣耳聋有奇效。

案11　痰火迷心，独活汤泻火燥湿

吴，上年夏季痰火迷心，神呆语乱。愈后至今复发。现诊脉浮小弱，舌心红而苔白。语言错乱，哭笑不常。凭脉而论，似属心风。盖由风入心经，蕴热蒸痰所致。用《本事方》独活汤。独活，防风，淡苓，山栀，玄参，鲜地，茯苓，甘草，橘红，竹叶，石菖蒲，胆星。

渊按 心脾有伏痰积热，故见症如是。

【赏析】

《本事方》独活汤原方组成为：独活（黄色如鬼眼者，去芦，洗，焙，称）一两，羌活（去芦）一两，防风（去钗股）一两，人参（去芦）一两，前胡（去苗，净洗）一两，细辛（华阴者，去叶）一两，五味子（拣）一两，沙参一两，白茯苓（去皮）一两，半夏曲一两，酸枣仁（微炒，去皮，研）一两，甘草一两（炙）。主要用于“肝经因虚，内受风邪，卧则魂散而不守，状若惊悸”。

此案主要症状为神志错乱，且病程较长，其病机为痰火扰心，亦即仁渊所言“心脾有伏痰积热”。治疗的关键在于清泻火热，燥湿化痰。王氏在原方基础上有所化裁，原方中人参、沙参同用，王氏则以玄参、生地共举，显然，前者长于补气养心，后者更善于清热滋阴。原方中化痰仅有茯苓、半夏，王氏则用了胆星、茯苓、橘红、石菖蒲，祛痰醒神之力更甚。此案中，王氏还加用黄芩、栀子清上焦之热，突出了化痰清热之力。窃以为，此案可以直接用黄连温胆汤加用胆星、竹沥、牛黄、礞石等清热化痰之品，疗效可能更显著。

案12 养血熄风防治中风

宋，营血内亏，不能涵木，加以恼怒，肝风暗动，不时头昏脚软，防其跌仆。今宜养血熄风。党参，当归，白芍，川贝，陈皮，茯神，枣仁，香附，橘叶，砂仁，石决明，刺蒺藜。

渊按 营虚由脾不化，心不生。党参、当归补脾以生营，砂仁、橘叶快脾以疏肝，余亦清金制木，利气养营者也。

【赏析】

此案患者以眩晕为主要表现，如果不加以预防和治疗，很容易转化为中风。眩晕或中风的病机基本相同，不外乎虚（肝肾阴虚、气虚、血虚）、火（肝火、心火）、痰（风痰、湿痰）、风（肝风）、气（气逆）、血（血瘀）。此案中患者营血亏虚在先，后因情志恼怒，肝气上逆生风，《素问·至真要大论》言："谨守病机，各司其属，有者求之，无者求之，盛者责之，虚者责之，必先五胜，疏其血气，令其调达，而致和平。"由此，王氏拟定的治则为养血熄风。处方中党参、当归、白芍、酸枣仁养血以治本，共为君药；陈皮、茯神、砂仁、香附、橘叶健脾疏肝，使生化有源，使郁气得散，共为臣药；石决明、刺蒺藜平潜肝阳，熄风止痉，共为佐药。此方中还用了川贝，川贝润肺降逆，有佐金平木之意，"他山之石可以攻玉"，貌似无用之用，实有大用。

案13　素有肝风，脾泄新发，痰多气升

徐，少腹之块已平，小便已利而反不禁。素有肝风脾泄宿恙，近增右手麻木。脉象弦大而滑，时觉痰多气升。此中气已虚，精血不足，内风走络，脾湿生痰。法当兼顾。制首乌，怀山药，冬术，归身，白芍，菟丝子，沙苑子，茯苓，党参，半夏，陈皮，桑枝。

【赏析】

脾主运化水谷，脾虚水液运化失常，壅聚而成痰湿；肝藏血，体阴而用阳。脾虚失运，肝血无以化生，以致肝血不足，肝阳亢逆，肝风内生，乘克于脾，脾气更虚，以致痰湿壅聚，腹胀腹泻。因此，肝风痰火实则与肝脾两脏的关系密切。王氏在此案中拟定治法——健脾祛痰，滋养肝血，二者紧密相关，相互促进。

方从法出，该方以首乌、当归、白芍滋养肝血；用香砂六君（去甘草，因甘令人中满）健脾燥湿祛痰；用山药、菟丝子、沙苑子补益肾精，这一招实为王氏之妙用，是滋水涵木之意。此外，该方中加用桑枝疏风通络以解手麻木之症。窃以为，仅此一味桑枝通络之力尚显不足，可以加用丝瓜络、白

附子、僵蚕、全蝎等药味。

案14　上有牙痛，下有痔痛

朱，血与津液，其源皆禀于胃。胃气虚则血少而风动，风煽胃中，则精液亏而火炎。夫胃与大肠同属阳明，故上为牙痛，左肩亦痛，下则便艰而痔痛也。头眩心跳，血虚故也。拟养阳明气血，以滋津液为法。制洋参，柏子仁，归身，麦冬，升麻，新会皮，元精石，黄芪，于术，茯神，荷蒂。

渊按　胃气虚未必风动。惟胃虚不能布化精微，营阴失其资生灌溉，始木燥风生。上有牙痛，下有痔痛，津枯金燥，风火交煽矣。

复诊：补气血以止痛，生津液以润肠。制洋参，熟地，黄芪，于术，当归，柏子仁，陈皮，麦冬，麻仁，生谷芽。

【赏析】

患者症状比较庞杂，首先从王氏的病案分析中梳理一下患者的症状表现：牙痛，左肩痛，痔疮疼痛，头晕，心悸。究其病机，实为气血亏虚，津液不足。因胃津液不足，阴虚火旺，虚火沿经络上灼，以致有牙痛一症；气血亏虚，升清不足，在上则头晕、心悸，在下则直肠脱垂发为痔疮。由此，王氏确定的治法为补益中气，滋养津液。首诊方实为补中益气汤加减而成，由补中益气汤去柴胡、甘草，加柏子仁、麦冬、元精石、茯神、荷蒂而成，并且用西洋参易人参。因柴胡性温，恐有劫阴之过，故弃而未用；甘草弃而不用，不知何故。新加药物中，茯神、麦冬、元精石滋补胃中津液；柏子仁养心安神除心悸；荷蒂清热收敛止血。

元精石性味大寒，久用有伤阳之弊；荷蒂收敛止血，痔血已止，久用无益，故在复诊中均弃而未用，加用一味生谷芽有健脾益胃之效，可以起到药引之用。

纵观王氏诊治此案，以补法和清法同用，补法宗李东垣补中益气，清法有张景岳玉女煎之意，可惜未用全方，因而不细心体察，难解其意。

案15　内风与外风相引致偏头痛

钱，外风引动内风，头偏右痛，不能着枕。用清空膏。羌活，柴胡，防风，川连（酒炒），甘菊，焦栀，黄芩，桑叶，丝瓜络，钩钩。

【赏析】

此案为内风与外风相引致偏头痛案，因王氏未谈及头痛以外症状，只能以方测证，揣测其意。方中用羌活、柴胡、防风、甘菊、桑叶疏散外风；用钩藤、丝瓜络疏散内风；因风赖热势，清热即有熄风之效，故以黄连、黄芩、栀子清解三焦内热，热去风势孤。

案16　寒痰流络致头痛牙痛

薛，头风痛偏于右，发则连及牙龈，甚则呕吐痰涎。肝风袭于脾胃，寒痰流入经络。温补泄化为法。竹节，白附子，黄芪，羌活，刺蒺藜，半夏，吴萸，制僵蚕，钩钩。

渊按　头痛牙痛，属热者多，而亦有寒痰流络用温散者。

【赏析】

患者的主要症状表现为偏头痛连及牙龈，兼见呕吐痰涎。头部两侧主要为胆经所过，牙龈主要责之于胃经，加之患者有呕吐表现，由此可以确定患者病位在肝胆和脾胃，即如王氏所言“肝风袭于脾胃”。风性上扬，火性炎上，一般而言头疼、牙痛主要责之于风火，热证居多。王氏何以言“寒痰流入经络”呢？因该案记述过于简略，省去了舌脉等多种见症。以方测证，患者所吐痰涎必然白稀，舌脉也必然是一派寒象。方中用吴茱萸、白附子温经散寒止痛；黄芪补气健脾；竹节、羌活、钩藤泄热祛风；半夏、刺蒺藜、僵蚕化痰祛风，温补泄化，多法联用，肝胆脾胃同调。

方中竹节为何物？笔者认为是竹节参。竹节参味甘，微苦，性微温；归肺、脾、肝经，具有补虚强壮、止咳祛痰、散瘀止血、消肿止痛的功效。

案17　老年少腹胁肋疼痛

胡，少腹胁肋，肝之部也。腰，肾之府也。年老则精血枯而络脉空，肝气乘虚入络，湿热又从之为患。补养精血，疏肝通络，兼化湿热以治之。川楝子，香附，乌药，当归，茯苓，旋覆花，延胡，新绛，陈皮，苁蓉干，青葱管。

复诊：补养精血，疏通脉络，胁肋之痛稍减。惟小溲短少，夜半以后脘腹觉胀，是浊气不化也。前方加通阳泄浊之品。川楝子，吴萸，乌药，杞子，当归，延胡索，茯苓，车前，橘叶，苁蓉干，九香虫，两头尖，小麦芽。

【赏析】

患者主要症状是胁肋痛连及腰腹，胁肋乃肝经所布，腰为肾之府，其病机为肝肾阴虚兼夹湿热所致，因此王氏拟定的治则是补养精血、疏肝通络兼化湿热。首诊处方中以川楝子、延胡索、香附疏肝止痛为君药；旋覆花、新绛乃仲景所用之旋覆花汤，具有疏肝散瘀，活血通络之功，在此方中用作臣药；当归主入肝经，重在补血，肉苁蓉主入肾经，重在填精，二者共同滋养精血；茯苓、陈皮、乌药、青葱管利湿祛浊，化痰祛湿。

复诊时，前方已中的，主症胁肋痛已减，现在突出的症状是腹胀，究其病机是肝气郁滞，肝木乘克脾土，脾胃酿生湿热所致，因此在前方的基础上重用通阳泄浊之品。对于祛湿之法，叶天士曾言“通阳不在温，而在利小便”，显然，王氏也精通此法。新加药物中以车前子渗湿泄浊；以吴茱萸、九香虫、两头尖化湿祛浊，和胃止痛；另外加枸杞子养阴柔肝，以防化痰药辛燥之弊。

案18　毓阴以和阳疗风阳头痛

苏，肝阴久亏，风阳上扰不熄，头顶目珠皆痛，痛则心嘈难过，漾漾如呕，多烦少寐，大便燥结。高年当春分节阳升勃勃之际，自宜育阴熄风，镇逆宁神。生地，茯神，阿胶，沙参，鲜首乌，麻仁，沙苑子，枣仁，甘菊，石决明，炙甘草，麦冬，金器（先煎）。

复诊：耳目昏花，初起多由风热，次则因于肝火，久则必致阴虚。此证已及半年，其为阴虚阳亢无疑。毓阴以和阳，壮水以制火，是定法也。大生地，麦冬，丹皮，磁石，茯神，石决明，焦栀，玄参，枣仁，沙苑子，北沙参。

另磁朱丸二钱，每朝盐花汤送下。

【赏析】

“春三月，此谓发陈”，春季阳气发越，肝气上升，此为自然升腾之气。此案中患者本就肝阴不足，至春季肝阳愈发亢逆难制，头为诸阳之会，因此出现头顶目珠皆痛之症。肝阳上亢，肝火上灼于心，肝气横逆犯脾胃，因此出现“心嘈难过，漾漾如呕”。此外，肝阴不足，肝不藏血，血不舍魂，因而出现“多烦少寐”。治疗上以育阴熄风，镇逆宁神为法，方用生地、沙参、麦冬滋阴；酸枣仁、鲜首乌、阿胶养血安神，正所谓“精不足者补之以味”，以上六味，精血同补，共补肝肾之不足。石决明、菊花、金器潜镇肝阳；麻仁、沙苑子补养精血以润肠通便；甘草调和诸药。

复诊时，患者病情已大有好转，从复诊药物加减来看，肝风内动之象已不明显，大便燥结、目痛等症已经消除。王氏通过对患者病史进一步问诊，更加确定患者病机在于阴虚阳亢，因而继续以滋阴和阳，壮水以制火之法，守前方去麻仁、菊花、首乌、甘草，加用栀子、丹皮。冰冻三尺，非一日之寒。患者肝阳上亢和其肝肾不足日久有关，丸者缓图，王氏再以汤、丸并进之法，加用磁朱丸滋阴潜阳，重镇安神。神志安定，相火不妄动，阴平阳秘，指日可待。

案19　豁痰开窍，熄风潜阳，疗突发神昏

华，病久正虚，阴阳两弱，坎离不交，夜不成寐，久卧于床，不耐烦

劳。兹因舟行跋涉，远道就诊，忽然神糊不语，两手不定，遮睛寻发，烦躁不安。诊脉促乱，饮食不进。想由舟中热闷，鼓动风阳，扰乱神明，卒然生变。姑拟熄风和阳，安神定志。冀得神清谷进，或可再商。生洋参，茯苓，丹皮，沙苑，石决明，天竺黄，竹茹，枣仁，嫩钩，远志肉，金箔。

渊按 痰浊为风阳煽动，堵塞神明，猝然不语，须豁痰开窍。豁痰如羚羊、胆星、竹沥之类，开窍如牛黄、至宝、苏合之类，随证用之，或者有济。

【赏析】

此案为风阳上扰，痰浊蒙窍证。在此危急的情况下，治疗上当以豁痰开窍，熄风潜阳，安神定志为先。王氏所拟方药中以西洋参、酸枣仁、金箔安神定志为君药，石决明、丹皮、钩藤潜阳熄风为臣药；茯苓、天竺黄、竹茹、远志化痰醒神。关于沙苑子，《本草汇言》曰："沙苑蒺藜，补肾涩精之药也。其气清香，能养肝明目，润泽瞳仁。补肾固精，强阳有子，不烈不燥，兼止小便遗沥，乃和平柔润之剂也。"王氏在本方中用沙苑子不知何由。

本章之前的案例中，王氏经常采用汤、丸并进之法，此案病势危急，王氏所用汤药虽然对证，但开窍醒神之力不足，在此情况下，可以急用牛黄丸化痰开窍。仁渊指出，豁痰之品可以选用羚羊角、胆南星、鲜竹沥之类，此案中，王氏未用此类药，令人费解。莫非是因为患者脉息促乱，有亡阴亡阳之象，因西洋参有养阴强心、安神定志之效，王氏才开出此方？

案20 高年久病阴亏阳亢

苏，肝风上升于巅顶，原属阴亏；痰浊弥满于中宫，多因脾弱。目痛头疼，心嘈便结，阴亏阳亢之征；舌苔浊浓，纳少恶心，胃虚浊泛之象。高年久病，图治实难，勉拟一方备参。人参，半夏，天麻，橘皮，玄明粉，茯神，沙苑（盐水炒），磁石，黄柏，元精石，干姜。

二诊：头痛减而得寐，苔薄白而带灰。火降则神安，湿化则燥显。前方加减，再望转机。前方去干姜、黄柏，加知母、北沙参、姜竹茹。

三诊：头痛虽减，风阳犹未全平。舌苔灰白，痰浊仍未全化。心跳若饥，营阴亏而有火。闻喧欲晕，阳上亢而下虚。拟养营阴以降火，和胃气而化痰，参以镇逆，佐以宁神。制洋参，牡蛎，茯神，沙苑，石决明，大生地，半夏，陈皮，杏仁，元精石，竹茹。

【赏析】

此案为肝阳上亢，痰浊蕴脾证。华岫云云："肝为风木之脏，因有相火内寄，体阴而用阳，其性刚，主动主升，全赖肾水以涵之，血液以濡之，肺金清肃下降之令以平之，中宫敦阜之土气以培之，则刚劲之质得为柔和之体，遂其条达畅茂之性何病之有。"可见，对于肝阳化风的治疗不能仅限于滋阴潜阳，是何缘故？原因在于脏腑相关，五脏处于生克制化的整体体系中，一脏有变，诸脏关联。肝风内动，往往挟痰，痰源于脾虚。脾胃亏虚，升降失司，而出现纳少，呕恶，便结之症。

由此案视之，肝风内动最易波及肝、脾、肾三脏。肝与肾乃为母子关系，往往相互为患，肝阴不足源于患者年高肾阴不足，肝阳上亢会进一步耗伤肝肾之阴。肝与脾，一方面肝木有赖于脾土运化滋养，另一方面肝疏泄失常，木旺乘脾，因此总体而言，见肝之病当先实脾。王氏首诊之方即兼顾肝脾肾三脏。方中以天麻平抑刚阳为君药；人参、半夏、橘皮、茯神、干姜健运中焦，燥湿化痰，是为臣药；沙苑子、黄柏、磁石、元精石补肾填精、滋阴潜阳，玄明粉用以泄肠通腑，共为佐使。

二诊时，头痛减轻而能安卧，舌苔变薄，这表明肝风渐息，痰浊渐化，前方已取效，但恐干姜、黄柏苦燥太过，故弃而不用，而改用滋阴祛痰的知母、北沙参、姜竹茹。

三诊时，虽症状大减，但基本病机仍然为阴虚阳亢，痰浊内蕴。此时患者出现了一个新的症状，即心悸。患者头痛减轻而心悸，实为亢盛之肝阳减轻，而成虚火上灼心络而致。此时，患者整体状况较前已大为改观，王氏可以更加镇定自若遣方用药，因此此案中最后一方最为周全。该方以西洋参、生地滋阴以治本为君药；牡蛎、石决明、元精石、沙苑子滋阴潜阳、重镇降逆为臣药；茯神、陈皮、半夏、竹茹燥湿化痰为佐使，方证丝丝入扣。

案21 疏内外风，和胃化痰，治钦差头痛呕吐

钦差，军事倥偬，劳心劳力，眠食无暇，感冒风邪，引动内风，犯胃凌上，半边头痛，呕吐黄水。拟去外风以熄内风，兼和胃气而化痰湿。录方呈电。荆芥，秦艽，防风，天麻，石决，陈皮，茯苓，白芷，甘菊，钩钩，半夏，竹茹，白蔻仁。

【赏析】

从病案中所言“录方呈电”推断，此案似乎为函诊，或者由人代诉，患者并未与王氏当面。患者主要症状为半边头痛、呕吐黄水。审症求因，结合患者的职业特点和时令来看，患者当有内风之根萌，此次由过度劳累和外风引动而发，半边头痛为内外风相引而致，呕吐黄水为痰湿内蕴脾胃，胃气不和所致。由此，可以确定的治则是疏散外风，潜阳熄风兼和胃化痰。方从法出，该方中以天麻、钩藤、石决明、菊花潜阳熄风；荆芥、秦艽、防风疏散外风；陈皮、半夏、茯苓、白芷、竹茹、白蔻仁燥湿化痰，和胃止呕。

案22 运筹帷幄，疗痰火神蒙之变

某，情怀郁抑，元气内亏，心中难过，虚火肝风上逆，唇口肿痛，头眩耳鸣，食少无力，时常太息。防其痰火神蒙之变，非轻证也。羚羊角，沙苑子，川石斛，天竺黄，石决明，嫩钩藤，枣仁，甘菊花，玄参，丹皮，灯心。

复诊：痰火神烦不寐，防患疯癫。枳实，天竺黄，石决明，茯神，羚羊角，胆星，川连，竹沥，姜汁，枣仁，竹沥达痰丸三钱，开水送。

【赏析】

此案病位主要在肝、心、脾。肝喜条达，体阴而用阳。元气亏虚，肝阴亏虚，导致肝阳上亢，肝风内动，肝失疏泄，情志因而失调。木生火，母病及子，肝阴不足，肝风虚火上灼心脉，心不藏神，以致心中不舒，情绪抑郁。肝横逆犯脾，脾气内伤，痰邪由生，痰浊随肝风上蒙脑窍，以致头眩耳鸣。脾开窍于口，心开窍于舌，心脾经络受损，表现为唇口肿痛。心为君主之官，痰蒙心神，阻于脑窍，随时可能有中风之变，病势危急，治疗上当立即熄风、化痰、通络。

首诊方中，王氏用羚羊角、钩藤、石决明熄风止痉、重镇肝阳，用作君药；用玄参、石斛、沙苑子滋阴以涵阳，是为治本之用；用天竺黄清热化痰，丹皮凉血通络散瘀，菊花清利头目、养肝熄风，用酸枣仁和灯心草养心安神，以解心中难过、情绪抑郁之苦。

复诊时，肝风已挫，唇口肿痛、心中难过、头眩耳鸣等症状应当有所减轻，但病势又发生了新的变化，患者主要表现为痰火扰心之证。虚火上灼，心神不安，痰浊蒙窍，神机失用，患者夜寝难安，有精神失常之征。治疗上当以清热化痰为法，王氏用黄连温胆汤加羚羊角、天竺黄、石决明、枣仁治疗，在黄连温胆汤的使用中去掉了相对温燥的陈皮，并且用胆南星易半夏，鲜竹沥易竹茹，使清热化痰通窍之力更强。此外，王氏还用竹沥达痰丸以增强化痰之力。竹沥达痰丸是由鲜竹沥、黄芩、橘红、甘草、沉香等制成的丸剂，气微香，味苦，具有豁除顽痰，清火顺气的功效。

案23　仿赵养葵滋水养肝

朱，水亏不能涵木，阳升阴不上承。时际春深木旺阳升之候，是以寒热，头痛，胸痞，少寐，便结等症见也。仿赵养葵法。大生地（砂仁拌），茯神，丹皮，柴胡（盐水炒），枣仁，女贞子，麦冬（朱砂拌），归身，陈皮，生姜，石决明，红枣。

渊按　从逍遥散参入滋水养肝，颇有巧思。

【赏析】

文中赵养葵即赵献可，赵献可因命门学说而闻名于世，然而赵氏对于郁证的论治也非常精要。赵氏认为“凡病之起，多由于郁”。郁证多因木郁导致，故可“以一法代五法”，使肝胆之气舒展，则诸郁自解。逍遥散是赵氏治疗木郁的主剂，并常结合左金丸和六味地黄丸同用。其辨证要点是：“凡系郁者，其脉必涩，其人必恶风恶寒……须视其面色必滞，必喜呕，或口苦，或口酸。”审有如是证，则当舒散其郁为主，即“木郁达之”、“火郁发之”之义。其方用逍遥散加丹皮、吴茱萸、黄连。

此案即是阴虚不足以涵木，适逢春升之时，肝体不足，肝失疏泄肝阳妄动，以致失眠、头痛、胸脘痞闷。文中所述“寒热”应做时寒时热解，乃肝气郁滞所致。治疗上既要疏解肝胆之郁，更要滋养肝肾之不足。因此以逍遥散疏肝理脾，加生地、麦冬、女贞子、石决明等滋养肾阴，滋水涵木。依照王氏拟定的治则治法，此案也可以用滋水清肝饮治疗。

案24　内服外敷疗头痛

陈，脉诊左关独弦滑，风阳挟痰上扰阳明，头额偏左连及腮齿皆痛。拟熄风阳，兼清痰火。羚羊角，制僵蚕，桑叶，丹皮，嫩钩钩，甘菊花，石决明，鲜银花藤，刺蒺藜。

另：细辛三分，荆芥钱半，生石膏五钱，共研粗末，泡汤漱口。另：乳香一钱，没药一钱，生南星一钱，生半夏一钱，僵蚕一钱，冰片三分，共研细末，和入陈酒干面调敷。

【赏析】

肝气在左，左关弦滑，为肝阳上亢之候；腮齿乃阳明经所过之处，头额主要为阳明经所主，左侧头部为足少阳胆经分布之处，综合患者的主症和脉象，推断其病机为肝风挟痰，阻滞阳明经络所致。因机论治，王氏以熄风和阳兼清痰火为法。方从法出，处方中羚羊角、钩藤、石决明熄风止痉；僵蚕、刺蒺藜搜风祛痰；丹皮、银花藤通络止痛；桑叶、菊花上清头目，为舟楫之用。

本案中外用方甚为巧妙，分漱口和外用敷面两方，对于现今论治面神经炎、面瘫、牙痛都有启发和借鉴意义。

案25 悲哀太过，心悸少寐

徐，丧弟悲哀太过，肝阳升动无制。初起病发如狂，今则心跳少寐，头晕口干，略见咳嗽。拟安神养阴、清火降气为法。石决明，丹皮，枣仁，茯神，川贝，北沙参，广橘红，麦冬，玄参，竹茹，枇杷叶。

【赏析】

肝气左升，肺气右降，中焦脾胃斡旋，升降相因，这是人体气机升降出入平衡主要内在机制。悲则气消，肺气耗散。患者因情志内伤，肺金受损，肝木失去约制，以致肝阳上亢。肝火扰及心神，心不藏神而癫狂，心阴受损，继而出现不寐。患者疾病的内生机制是始于肺，继而肝，延及心，总体上出现阴虚阳亢，气血紊乱之势。显然，王氏对于此过程洞若观火。

王氏以安神养阴、清火降气为法，这一治法是因证立法，常规之举，不足以称道，但是仔细分析王氏所用方药，就能发现王氏对患者病情的透彻了解，领悟其调治脏腑气血失衡的精妙之处了。该方用石决明育阴潜阳以治肝，丹皮清热活血以治心，去心火、潜肝阳，双管齐下，二者共为君药；沙参、麦冬、玄参滋阴清火，滋养肺肾，是为臣药；川贝、枇杷叶降气化痰，补肺润肺；橘红、竹茹清热化痰，健运脾气，疏调中焦气机；茯神、枣仁健脾补肝养心以安神。可见，王氏用方在五脏中巧妙周旋，直中病机，不偏不倚，值得借鉴。

案26 风痰眩晕及变证

章，经曰：上虚则眩。丹溪云：无痰不作眩。病机论曰：诸风掉眩，皆属于肝。是眩晕不出虚、风与痰三者为患。健忘筋惕，虚与肝之病也。吐痰干腻，津液所化也。从三者治之，虽不中，不远矣。生洋参，天麻，天竺黄，川贝，茯神，制南星，石决明，牡蛎，甘菊花，牛膝，女贞子，嫩钩钩。

复诊：眩晕虚风兼夹痰，前方布置已成斑。病来心悸宗筋缩，养血清肝理必参。生洋参，天竺黄，天麻，川贝，嫩钩钩，羚羊角，石决明，菖蒲，茯神，大补阴丸。

【赏析】

此案中患者的主要症状表现在三个方面：眩晕、健忘筋惕、吐黏痰，其中眩晕为主诉。王氏认为此案中眩晕主要责之于虚、风与痰。并由此确定的治法为补虚、熄风、化痰。方中西洋参、天麻、牛膝、女贞子滋补心肝肾，是为补虚；石决明、牡蛎、菊花、钩藤潜阳熄风；天竺黄、制南星、川贝、茯神润燥化痰。值得商榷的是，引起眩晕的不仅限于虚、风与痰，还有瘀与火。一般而言，风与火相兼，熄风即是降火，但是痰与瘀不可相混，首诊中王氏并未用化瘀之药，可能是患者血瘀之象不明显，也可能是王氏缺漏。

此外，“上虚则眩”中的“上虚”是值得推敲的。因脑为髓海，而肾生精，精生髓，因此“上虚”一般被认为是肾精不足所致。事实上这种认识并不全面。“眩”在《说文》中解释为“目无常主也”，另外《苍篇》中指出“眩，视不明也”，目为肝系，目得血而能视，因此眩晕也可因肝血不足、气血亏虚所致。王氏以西洋参、天麻、牛膝、女贞子四者共补“虚”，精、血、气兼顾。尽管补虚、熄风、化痰三箭齐发，照顾周全，但有重点不突出，主要病机把握不准之嫌。

复诊时患者出现“心悸宗筋缩”，“心悸”源于血不养心，虚火上扰；“宗筋缩”源于肝肾精血不足，由此可见本案病机重点在于“虚”，及肝肾不足，精血大亏为病机关键，因此王氏总体上延续了前方，并加用大补阴丸补肾填精，滋阴降火。

案27　妙法治上焦头痛

诸，外风引动内风，头两边及巅顶俱痛。咳嗽，舌苔白，身热，能食知味，病在上焦。古方治头痛都用风药，以高巅之上惟风可到也。荆芥（一钱），川芎（八分，酒炒），杏仁（三钱），防风（钱半），甘菊花（一钱），淡芩（钱半，酒炒），枳壳（一钱），羌活（钱半），藁本（一钱）。

上药研粗末，外加松萝茶叶三钱，分三服，开水泡服。另细辛三分，雄黄一分，研末，搐鼻取嚏。

渊按　古方清空膏，一派升散，全无意义，可用之证甚少。

【赏析】

患者以头痛为主诉，头痛的范围主要是巅顶及头部两侧；主要兼症为：咳嗽、发热、苔薄白，外感或者湿热内蕴都可能出现兼症表现，为此王氏通过询问患者饮食口味，判断脾胃功能正常，排除内伤所致咳嗽，由此确定本案的病机主要为外感所致。治疗上当以疏风止痛为法，王氏选用清空膏加减化裁。清空膏出自李东垣的《兰室秘藏》，原方组成：羌活、川芎、柴胡、防风、黄芩、黄连、甘草，主要用于：偏正头痛，年久不愈；及风热上壅损目，脑痛不止者。因患者咳嗽，故加杏仁、枳壳以降气化痰止咳；另加荆芥、藁本，其中荆芥疏散外风；藁本辛散上浮，善治头痛。

案28　多法汇一方治肝风

唐，肝风太旺，肝阴又虚。气旺则火动而风生，阴虚则液亏而血弱。血弱则心跳，液亏则口干。火动故发热，风生则头痛。拟佐金以平木，培土以熄风，养血以柔肝，益阴以退热。归身，丹皮（盐水炒），北沙参，（吴萸三分，拌炒），枣仁，陈皮，冬术（土炒），刺蒺藜，豆皮，茯神，白芍，橘叶。

【赏析】

从王氏对本案的分析中看，患者唐某的主要症状表现是头痛、发热、口干、心跳（心悸）。风性上行，易袭阳位，王氏言患者肝风太旺，因此患者必定头痛剧烈，并以此为主症，患者兼有口干、心悸，均为阴血不足所致，因此患者“发热”并非外感实热，而是阴虚内热，热势较低。因此，此案重在治肝。肝脏体阴而用阳，此案虚实夹杂，该如何治肝呢？叶天士的传人华岫云曾言：“肝为风木之脏，因有相火内寄，体阴而用阳，其性刚，主动主升，全赖肾水以涵之，血液以濡之，肺金清肃下降之令以平之，中宫敦阜之土气以培之，则刚劲之质得为柔和之体，遂其条达畅茂之性何病之有。”王氏拟定的“佐金以平木，培土以熄风，养血以柔肝，益阴以退热”实为一个全方位的治肝之策。处方中，王氏以沙参滋阴润肺平肝，是为君药；陈皮、橘叶、白术、茯神健脾化痰，生化气血以养肝，用作臣药；当归、白芍、酸枣仁滋养肝血，养心安神；丹皮、刺蒺藜、豆皮疏风止痛，清利头目，均为佐使之用。

案29 头痛癫狂

陆，阳升头痛，心虚善忘，痰火迷心，若昧若狂。安神定志，人参可用，而腻补且缓，以其纳少痰多也。舒郁化痰，川贝最妙，而燥劫须忌，以其舌苔干白也。潜阳熄风，须参重镇，而收涩当戒，恐反敛其痰也。人参，茯神，川贝，石决明，蛤壳，枣仁（川连三分，拌炒，研）。

二诊：脉细数，懒言倦卧，其为精气神三者皆虚。然舌苔白腻，有痰且有饮。再察神情，静则气怠而若虚，动则气上而自乱，是虚而有痰兼有火也。火伏则痰不上升则静，静则虚象现；火动而痰升则躁，躁则虚象隐。非不虚也，痰火为之起伏也。治不越十味温胆加减。临症各有心思，悉关根柢。参须，川贝，茯神，枣仁，石决明，橘红。

三诊：阴遏于外，阳伏于内。阴如迷雾，阳若日光。今阳为阴遏，故沉沉默默而蒙昧，脉亦为之不显。有时阳光见，则起坐而神清，脉亦为之稍起。顷之阴霾四合，阳气复翳，则仍昏昏如寐。前案谓有痰饮郁于其中，十味温胆屡投不应。再思病源起于头眩心悸，苔白多痰，常服苍术见效。近因神乱若痴，多从事于痰火，清滋重镇，阴胜于阳，以致变幻。然欲开阴雾，法必通阳，譬之离照当空，而后阴雾始散。

议进仲景苓桂术甘汤加味。苓桂术甘汤加远志。

渊按 此从喻氏《寓意草》得来。昧者见神乱若痴，从事于痰火，不思心主阳神，痰为阴物，以阴邪遏其阳气，灵明为之蒙闭颠倒。《内经》云：重阳则狂，重阴则癫。癫狂二证，未可混治。世医一见神志昏乱，多从事于痰火，由不读《内经》耳。

【赏析】

癫与狂异名而同类，有区别也有联系。《难经·五十九难》指出："狂疾之始发，少卧而不饥，自高贤也，自辨智也，自居贵也，妄笑好歌乐，妄行不休是也。癫疾始发，意不乐，直视僵仆。"大率癫证为阴，起病相对缓慢，以精神活动抑制为主，常见表情淡漠，沉默痴呆，喃喃自言，消极悲观等；狂证为阳，起病往往急骤，以精神活动兴奋为主，多见狂躁不安，狂妄自大，甚而伤人等。实际上在临床上癫与狂很难截然开，两者可互相转化。此案即为癫狂诊治案，从中可以看出癫狂诊治之不易。

首诊中，患者处于癫狂的转化阶段，"若昧若狂"，中医重辨病，但更重辨证，且不论是癫是狂，病机总属风痰上扰，心神失用。治疗上化痰祛风，重镇醒神是关键。方从法出，王氏采用了十味温胆汤化裁治疗。方中人参养心安神定志为君药；茯神、川贝健脾清肺化痰为臣药；石决明、蛤壳消散痰结，重镇安神，酸枣仁补肝养心安神，均为佐使药。

二诊时，患者病情有所改善，综合症状表现来看，有进一步从"狂"转"癫"的倾向。王氏以为患者病机为痰蒙神窍，气血亏虚，因而治疗上继续采用十味温胆汤。如此反复多剂，尽管患者痰火减轻，但病情并未出现明显好转，这引起了王氏的反思。医者，易也。有一个细节给了王氏灵感，那就是患者服用苍术或含苍术的方药时病情好转，由此王氏领悟到患者此时已非狂证，患者痰浊缠绵难去的关键在于阳气不足，痰湿为阴邪，如果心脾阳气不足，不足以振奋而化气，痰邪终将无法去除，由此，三诊时王氏改用温法，采用张仲景“温药以和之”之法，用苓桂术甘汤加远志以化痰，健脾养心。

结 语

诚如方仁渊所言，“肝风痰火，乃类中之渐也”，本章29个案例为今天采用中药防治高血压等病患提供了借鉴。

痰作为内生病邪，致病广泛，症状多样。《素问·经脉别论》曰：“饮入于胃，游溢精气，上输于脾，脾气散精，上归于肺，通调水道，下输膀胱，水精四布，五经并行。”痰何以生成，关键在脾。肝体阴而用阳，肝风何以生成，关键在肾。尽管风痰相互滋扰，变证纷然，但治病必求于本，肝风痰火治疗之策在脾肾。以五行言之，木之生也，栽培在土，灌溉赖水。因而本章病证见症在肝胆，病根在脾肾。正如明代张景岳所指出，“故治痰者，必当温脾强肾，以治痰之本，使根本渐充，则痰将不治而自去矣。”

王氏在治疗中多立足于脾肾，常以滋阴熄风，健脾化痰为法。方药运用上治脾多以黄连温胆汤、香砂六君丸、苓桂术甘汤等加减化裁，还常用南星、远志、苍术、白芷、人参、鲜竹沥、薏苡仁、滑石、通草等药健脾化痰渗湿。在滋阴熄风方面，王氏多以增液汤、六味地黄汤、耳聋左慈丸滋肾养阴，并常配伍使用羚羊角、钩藤、西洋参、川贝、羌活、荆芥、防风、桑枝、刺蒺藜、菊花、白僵蚕等熄风通络。

总之，在肝风痰火的治疗上，王氏的治法既与朱丹溪“顺气为先，治脾为本”学术思想一致，也与叶天士“宣通郁遏”治法纲领有异曲同工之妙，同时兼具有张景岳治痰重在脾肾的学术渊源。

三、虚劳案

案1　寒热错杂虚劳

赵，血不养心，则心悸少寐。胃有寒饮，则呕吐清水。虚火烁金，则咽痛。肝木乘中，则腹胀。此时调剂，最难熨贴。盖补养心血之药，多嫌其滞；清降虚火之药，又恐其滋；欲除胃寒，虑其温燥劫液；欲平肝木，恐其克伐耗气。今仿胡洽居士法，专治其胃。以胃为气血之乡，土为万物之母，一举而三善备焉。请试服之。党参，冬术，茯苓，半夏，枣仁，扁豆，陈皮，怀山药，秫米。

复诊：阴虚则阳不藏，水亏则木自旺。金衰不能制木，脾弱更受木刑。久病不复，便谓之损。调补之外，何法敢施。党参，茯神，枣仁，熟地，冬术，当归，陈皮，川贝，神曲，五味子，龙眼肉。

三诊：阳明为阳盛之经，虚则寒栗。少阴为相火之宅，虚则火升，咽喉燥痛、耳鸣、颧赤所由来也。至于腹中撑胀，虽为肝旺，亦属脾衰。心跳少寐，咳嗽短气，心营肺卫俱虚矣。虚者补之，是为大法。虚不受补，谓之逆候。党参，怀山药，神曲，玄参，白芍，茯神，大生地，枣仁，陈皮。

【赏析】

《金匮要略》第六篇：“虚劳里急，悸，衄，腹中痛，梦失精，四肢痠疼，手足烦热，咽干口燥……”脾胃为后天之本，中焦乃气血生化之源，中阳不足，脾失健运，土虚木乘，故里急、腹胀、呕吐清水；脾阴不足，运化无权，营血精微无以化生，母病及子则衄、咽干或痛、口燥，及肝、肾则失精、手足烦热，子病累母则心悸、多梦。本案与《金匮要略》所载证候相类，阳虚而寒与阴虚而热之候并见，故王氏叹道：“此时调剂，最难熨贴！”究其原因，在于“补养心血之药，多嫌其滞；清降虚火之药，又恐其滋；欲除胃寒，虑其温燥劫液；欲平肝木，恐其克伐耗气”。

所见症候，寒热错杂，累及五脏，但本源在中焦。对于此类病证，张仲景拟甘温建中，调和阴阳之法，创立小建中汤。胡洽，南北朝刘宋时道人，精通医学，又名胡道洽，自称胡居士。刘宋时刘敬叔所撰《异苑》记载：“胡道洽者，自云广陵（今江苏扬州）人，好音乐、医术之事……死于山阳（今江苏淮安）。”《千金要方·卷十九》载：“凡男女因积劳虚损，或大病后不复常，苦四体沉滞，骨肉疼酸，吸吸少气，行动喘惙，或少腹拘急，腰背强痛，心中虚悸，咽干唇燥，面体少色，或饮食无味，阴阳废弱，悲忧惨戚，多卧少起。久者积年，轻者百日，渐致瘦削，五脏气竭，则难可复振，治之以小建中汤方……胡洽方有半夏六两，黄芪三两。”可见，胡洽治此积劳虚损之证，亦遵张仲景之法，以小建中汤辛甘助阳，酸甘化阴，治其脾胃阴阳两虚之根本，并重用半夏和胃降逆，黄芪益气健脾，加强调和脾胃之力。

王氏仿胡洽之法，着眼于治中焦，调和脾胃之阴阳，虽未用其方，但所立之方亦宗其意。处以六君子汤加减，六君子汤益气健脾，理气和胃，加山药、扁豆、秫米以养脾阴，枣仁养肝阴，调和脾胃，以复中焦腐纳、运化之职，则气血精微生化有源，诸脏阴阳和调，偏寒偏热之症候即可祛除。

复诊王氏言：“阴虚则阳不藏，水亏则木自旺。金衰不能制木，脾弱更受木刑。”提示仍有脏腑阴阳失调，以水亏、金衰、木旺、脾弱等阴虚偏热见症为主，故仍着眼于治中焦，以复气血生化之源，考虑到已用党参、白术、茯苓、陈皮、神曲等健脾之剂，不惧补养、清降之滋腻、碍滞，故辅以枣仁、熟地、当归、五味子、龙眼肉等滋阴养血和血之品；加川贝以清降肺燥，呕吐清水症失故去半夏。

三诊偏寒偏热之症犹在，且以“咽喉燥痛、耳鸣、颧赤……心跳少寐，咳嗽短气”等心肺、肝肾阴虚证为主，故在健脾、滋脾基础上，加用甘寒、酸寒之生地、玄参、白芍、枣仁以滋阴清降。腹胀一症，王氏谓：“虽为肝旺，亦属脾衰”，乃土虚木燥所致，最难祛除，仍需培土生金以抑木，培土旺脾以防木乘，《难经·五十六难》：“肺病传于肝，肝当传脾，脾季夏适旺，旺者不受邪”，《金匮要略》首篇亦有“四季脾旺不受邪，即勿补之”

之论，均强调“脾旺不受邪”。因此，王氏立方，仍以调中焦为根本，兼顾治他脏。

案2　和中为主，兼理脾肺

侯，病已两月，外皮不热，而脉微数急，是里有热也。里热属阴虚，非关表邪，并无头痛恶寒。愈散其邪，愈虚其表，故反增咳嗽也。若谓湿热，亦似是而非。夫湿热蕴于中焦，必有胸痞恶心见症。此证无之，其非湿热明矣。近来数日腹中不和，大便溏。且以和中为主，兼理其脾肺，再商治本可耳。党参，茯苓，木香，广皮，砂仁，冬术，神曲，川贝，款冬花。

复诊：和补相投，诸恙俱减。惟脉数未静，究属元气真阴亏损。但前之补在肺脾，再参入肾药，兼养其阴，以观动静。党参，冬术，白芍，穞豆皮，莲肉，首乌，归身，茯苓，沙苑子，谷芽。

【赏析】

患者烦热，咳嗽，大便溏，脉微数急，病在肺脾。无头痛恶寒，表皮不热，故非外邪束表；又无胸痞恶心见症，亦非中焦湿热。因其“数日腹中不和，大便溏”，提示其病机乃中焦失和，运化不及，甚则中气下陷，气血生化不足，而致气阴亏虚，阴虚里热，肺失宣肃。《金匮要略》第二篇：“自能饮食，腹中和无病，病在头中寒湿……”与此相反，本案“腹中不和”是关键证候之所在。

对于偏寒偏热证候兼见之病证，张仲景立有小建中汤，李东垣则创制补中益气汤，均体现甘温除热之义。王氏仿此意，“以和中为主，兼理其脾肺”，治以香砂六君丸加减，方中党参、白术、茯苓、陈皮、木香、砂仁、神曲意在健脾和中，理气和胃，川贝、款冬花具润肺、清肺之功，不用半夏恐其温燥太过，诸药合用，前症俱减。

复诊烦热、咳嗽、便溏诸症悉减，惟脉微数急仍在，脉微主气虚，数急主阴虚，前诊健脾和胃，以滋气血生化之源，疗效确切。但久病成虚，气血一时难以速全，又考虑到“脉数不静”有“元气真阴亏损”之嫌，故此诊时仍以健脾和中为主，药用党参、白术、茯苓、谷芽等，辅以滋肾益阴之药，如白芍、穞豆皮、莲肉、首乌、沙苑子等，先、后天兼顾，以治其本。

案3　肝病缓中

丁，营阴虚则风阳易逆，脾胃弱则肝木易横。心嘈、头眩、耳鸣，液涸阳升之兆；腹胀、脘痞、厌食，脾虚气滞之愆。今吐泻之余，实系肝强脾弱。宗越人肝病缓中论治。人参，茯苓，冬术，竹茹，麦冬，半夏，陈皮，橘叶，刺蒺藜（鸡子黄拌炒）。

【赏析】

吐伤胃阴，泻损肠津，阴液枯涸，不能涵木，则阳化风动，故有心嘈、头眩、耳鸣见症；《金匮要略心典》说：“吐下之余，定无完气”，故脾虚气滞之症如腹胀、脘痞、厌食在所不免。综合来看，该病属肝强脾弱，土虚木乘之证。治当扶土抑木，故“宗越人肝病缓中论治”。《难经·十四难》载：“损其肺者，益其气……损其肝者，缓其中；损其肾者，益其精，此治损之法也。”损在于肝，如本案之肝阴不足，致肝阳冲逆，肝木乘脾之证，治宜“缓其中”，即一方面以酸寒、甘寒之药缓肝急，如《柳州医话》一贯煎；另一方面以甘温之品扶脾土，如《金匮要略》小建中汤，二者并非截然分开，一贯煎滋肝阴为主，小建中汤扶土为主。本案仍以六君子汤加减，人参、茯苓、白术、半夏、陈皮健脾益气和胃；麦冬、刺蒺藜（鸡子黄拌炒）、橘叶养阴疏肝祛风，鸡子黄滋阴养血熄风，以之炒刺蒺藜，使疏风而兼养阴熄风之功；竹茹清降胃逆。诸药合用，脾土旺则能御肝木之逆，体现肝病实脾之义，亦即“肝病缓中”之意。

案4　剿抚兼行法

薛，阴亏营损，风木之脏失涵；木胜风淫，仓廪之官受制。是以头痛肢麻、腹满嗳气、心跳少寐、掌热腰酸等症见也。所虑水土俱弱，肝木独强。强者难于骤服，弱者宜急扶持。今再益营阴以抚绥之，实仓廪以堵御之，佐金气以制治之，亦剿抚兼行之法也。大生地，归身，白芍，谷芽，怀山药，潞党参，神曲，茯神，陈皮，刺蒺藜，红枣，川连（吴萸炒）。

【赏析】

营阴亏损，水不涵木，肝阳偏亢，甚则肝阳化风，风淫四末，故见头痛、肢麻、掌热；母病及子，肝火传心，心气不定，心神不宁，故见心悸、少寐；肝木横逆，乘脾犯胃，脾胃失和，故见腹满、嗳气；肝肾阴虚，腰府失养，故见腰酸。诸症合参，病在肝肾、心脾，属肝肾阴虚，肝木亢盛，脾土不足之证，治当攻补兼施，既滋阴涵阳，益气健脾，又疏肝泄热，和胃降逆，即王氏所谓“益营阴以抚绥之，实仓廪以堵御之，佐金气以制治之，亦剿抚兼行之法也”。以生地、归身、白芍、红枣等“益营阴”，谷芽、山药、党参、神曲、陈皮等“实仓廪”，刺蒺藜、川连、吴茱萸“佐金气”，茯神宁心安神。吴萸炒黄连即左金丸之意，出自《丹溪心法》，朱丹溪说：“气从左边起者，乃肝火也”，《医方集解·泻火之剂》：“肝居于左，肺处于右，左金者，谓使金令得行于左而平肝也”，又说：“黄连清心火，吴茱气臊，肝气亦臊，同气相求，以平肝木，木平则不生心火，火不刑金，而金能制木，不直伐木，而佐金以制木，此左金所以得名也。”二药一寒一热，重用苦寒之黄连寓“实则泻其子”之意，反佐少量辛热之吴茱萸有疏肝和胃降逆之义，且防寒凉太过，使泻火而无伤中之弊。

案5　脾肾双补治泄

薛，便泄半载，脾肾两亏；脉沉细涩，阴阳并弱。阳痿不举，精伤特甚；面白无华，气虚已极。足跗浮肿，阳虚湿注于下；纳食嗳气，胃虚气逆于中。调治之方，自宜脾肾双补，阴阳并顾。然刚热补阳，恐劫其阴；滋腻补阴，恐妨其胃。刻下节届清明，木旺土衰之候。脾者，土也。肾属坎水，一阳藏于二阴之中。当于补土中兼顾肾藏阴阳为是。怀山药，炮姜，炙甘草，党参，五味子，菟丝子，砂仁，茯苓，冬术，鹿角霜。如不效，党参换人参，鹿角霜换鹿茸。

复诊：脾肾双补，略见小效。今腹中鸣响，气向下坠，属脾虚气陷。舌心光红，脉沉细数，为肾藏阴伤。用补中升阳法。高丽参，怀山药，冬术，炙甘草，肉果，五味子，陈皮，菟丝子，沙苑子，川断，鹿角霜，白芍。

【赏析】

患者便泄半载，津液大失，阴损及阳，阴阳两虚。肾精不足，阳气虚馁，故阳痿不举；肾不主水，蒸腾气化失司，水液下注，故足跗浮肿；便泄日久，化源不足，气血亏虚，故面白无华；脾虚不运，胃虚气逆，故纳食嗳气；脉沉主阳虚，主里证，脉细主阴虚、血虚，脉涩主精血不足，《金匮要略》第六篇："男子脉浮弱而涩，为无子，精气清冷"，又有："脉极虚芤迟，为清谷、亡血、失精……"脉沉迟、虚细、涩芤并见乃阴阳两虚之象，故治当"脾肾双补，阴阳并顾"。然而，如补以桂枝、附子、巴戟天、淫羊藿、仙茅等刚热之剂，则有劫伤阴精之患，如补以熟地、山茱萸、阿胶等滋腻之剂，又有碍胃之虑。《景岳全书·卷五十》："故善补阳者，必于阴中求阳，则阳得阴助，而生化无穷；善补阴者，必于阳中求阴，则阴得阳升，而源泉不竭。"阐释了补阳、补阴的秘法，并立左归饮、右归饮以壮水、益火，左归丸、右归丸以补元阴、元阳之不足。王氏仿此意，亦从补脾益肾立方，但不用刚燥之桂、附，亦未用滋腻之熟地、山茱萸，考虑时值清明之候，木旺土衰之季，因时制方，"于补土中兼顾肾藏阴阳"，仍以四君子汤加减，党参、茯苓、白术、炙甘草、怀山药、砂仁、炮姜等意在补土，五味子、菟丝子、鹿角霜旨在益肾，脾肾双补，但着重在补后天之本。

复诊前症略减，另有腹胀、气坠，乃脾气虚馁，清阳下陷所致；舌心光红，脉沉细数，则为久泄致元阴亏损，阴虚营热之象。中气下陷之证，李东垣创补中升阳之法，本案王氏亦宗此法，虽未用黄芪，但较前诊来看，以高丽参易党参，大补肺脾之气，益气升陷之力亦强，加以肉豆蔻温中暖胃，涩肠止泻；另以酸敛之五味子、白芍益阴泄营，甘润之菟丝子、沙苑子补肾，辛咸之川断、鹿角霜温肝肾，不用鹿角胶、鹿茸，恐后者温壮太过，《本草蒙筌·兽部》认为鹿角霜“主治虽同（鹿角胶），功力略缓”，足见王氏用药之精当。诸药合用，仍续前法，体现脾肾并补之意。

案6　逍遥饮合左金丸

吴，气血两虚，心跳头眩。肝郁不舒，胸中痞胀。用景岳逍遥饮参入丹溪左金丸。大熟地，香附，当归，陈皮，白芍，茯神，枣仁，砂仁，白术，吴萸炒川连。

【赏析】

思郁过度，耗伤心脾气血，心脉失养，清阳失旷，故见心跳、头眩；思则气结，郁则气滞，肝气不舒，木失条达，故胸痞、胁胀，甚则肝郁化火，肝气横逆，既可冲逆清空而致头眩，亦可乘脾犯胃致中焦失和。《金匮要略》第九篇载“胸痹病”，此“胸中痞胀”须与之鉴别，《临证指南医案·胸痹》：“胸痹与胸痞不同，胸痞有暴寒郁结于胸者，有火郁于中者，有寒热互郁者，有气实填胸而痞者，有气衰而成虚痞者，亦有肺胃津液枯涩，因燥而痞者，亦有上焦湿浊弥漫而痞者。若夫胸痹，则但因胸中阳虚不运，久而成痹。内经未曾详言，惟金匮立方，俱用辛滑温通，所云寸口脉沉而迟，阳微阴弦，是知但有寒证，而无热证矣。先生宗之加减而治，亦惟流运上焦清阳为主，莫与胸痞结胸噎膈痰食等症混治，斯得之矣。”可见，本案胸痞乃“气实填胸而痞”，故其治非“流运上焦清阳”，宜益气补血、疏肝理脾，方以逍遥饮合左金丸加减。《景岳全书·杂证谟》：“若忧思过度，耗伤心脾气血，病有如前者（按：如怔忡、惊悸、经水不调等），宜逍遥饮……当归二三钱，芍药钱半，熟地三五钱，枣仁二钱炒，茯神钱半，远志（制）三五分，陈皮八分，炙甘草一钱，水二钟，煎七分，食远温服。如气虚者，加人参一二钱；如经水过期兼痛滞者，加酒炒香附一二钱。”从加用香附看，本案必有因肝经不利、冲任血气日枯之经水不调或痛经之症。朱丹溪左金丸前已论及，在此疏肝泄木，条畅肝气，以治其头眩、胸痞、痛经诸症。

案7　归脾汤治寒热淹缠

李，病将半载，寒热淹缠。前方补营，兼以疏郁，心悸腹胀仍然。兹更便溏足肿，是脾气虚弱也。脉缓无力，当补其脾，进归脾加减法。防风根，党参，黄芪，冬术，茯苓，大腹皮，归身，白芍，枣仁，木香，荷叶蒂。

【赏析】

患者寒热淹缠，责之营阴不足，卫外不密，稍受外邪，即易发作；心营不足，心脉失养，发为心悸；气郁于中，不能畅达，即令腹胀。故予以补营疏郁，但时达半载仍未痊愈。现除心悸、腹胀见症外，又增便溏、足肿、脉缓无力之脉症，则提示不仅有心营虚，还有脾气虚，兼卫气不足，属气血双亏之证。故治当益气健脾，养心安神，予归脾丸加减。方中党参、黄芪、白术、茯苓、当归、枣仁、木香等具气血并补之功，酸甘之白芍、枣仁二味续前法有补营之效，而防风、黄芪、白术又组成玉屏风散，具益气固表之力，针对该患者虚人易感之体而设，另用大腹皮、木香、荷叶蒂等行气燥湿之药以治腹胀、便溏、足肿等症。

案8　肾水不足，君火上炎

汪，肾水不足，君火上炎，相火下炽。心中如燔，舌光如柿，阳事易举，阴精易泄。拟清君以制相，益肾以潜阳。所虑酷暑炎蒸，亢阳为害耳。川连，淡芩，黄柏，阿胶，甘草，大生地，鸡子黄一枚搅和冲服，另鸡子一个，破头，纳大黄三分，蒸熟。每日服一个。

复诊：投咸苦坚阴降火，以制亢阳，心中之燔灼、舌色之光红，已减三分之一。然上午之身热如燎者未退，幸纳食颇增，苦寒可进，再望转机为吉。川连，大生地，淡芩，玄参，蛤壳，阿胶，元精石，甘草，鸡子黄一枚冲服。

三诊：舌干红，知饥善食。水亏阳亢，土燥于中。咸苦坚阴之剂，虽衰其燔亢之势，未能尽除其焰。犹畏炎暑，湿热相火蒸腾。复入清中固下，仍不出咸苦之例。洋参，甘草，川连，生石膏，蛤壳，知母，麦冬，阿胶，大生地，黄柏末，猪胆汁丸三钱。每朝开水送下一钱。

【赏析】

《格致余论·相火论》："惟火有二：曰君火，人火也；曰相火，天火也……天主生物，故恒于动，人有此生，亦恒于动，其所以恒于动，皆相火之为也。见于天者，出于龙雷，则木之气；出于海，则水之气也。具于人者，寄于肝肾二部，肝属木而肾属水也……天非此火不能生物，人非此火不能有生。"朱丹溪认为相火"恒于动"，兼具木、水之气，寄于肝肾二部。又论："主闭藏者肾也，司疏泄者肝也，二脏皆有相火，而其系上属于心。心君火也，为物所感则易动，心动则相火亦动，动则精自走，相火翕然而起，虽不交会，亦暗流而疏泄矣。"进一步认为相火上系于心之君火，如肾水亏不能上济于心，君相之火妄动，则阴精愈加流失，形成君相火逆之证。《推求师意·杂证门》："尝谓相火易起，遇五性为物所感，不能不动，动则厥阳之五火从而相煽，是相火起于妄，妄则煎熬真阴，阴虚则病，阴绝则死，此水火阴阳为病之源。"戴思恭也认为相火妄动，煎灼真阴，水火失济，阴阳失调，为诸病之源，与"阴常不足，阳常有余"论一脉相承。《医旨绪余·右肾水火辩》："五行火高水下，故仙家取坎填离，以水升火降，既济为道，谓采坎中之一阳，填离中之一阴，此还乾坤本源之意也……坎中之阳，即两肾中间动气，五脏六腑之本，十二经脉之根，谓之阳则可，谓之火则不可，故谓坎中之阳，亦非火也。"孙氏虽然对人之相火有不同认识，但对于坎离交济、水火既济的水火关系与前贤看法一致。

本案肝肾精血亏于下，君相之火妄动，水火失于交济，即王氏所谓"肾水不足，君火上炎，相火下炽"，故上见心如燔炭，舌光如柿，下见阳事易举，阴精易泄等阴亏火炽之症。治宜清心泻火，滋肾潜阳，以黄连阿胶汤加减。方中黄连、黄芩、黄柏、大黄苦寒直折火势，因“亢阳为害”，又值“酷暑炎蒸”之时，所以非用诸黄从上、中、下泻其火不可；加以阿胶、生地、鸡子黄、甘草等滋阴养血清热，益肾水以涵阳，使君相之火不至妄动，则诸症可除。

复诊火热之势已减，午前属阳，以阳从阳，故上午身热之症犹在，提示火势虽减，但仍有残余，宜继续清热降火，但须防败胃，故略减苦寒之药。《本草纲目·石部》载玄精石“禀太阴之精，与盐同性，其气寒而不温，其味甘咸而降，同硫黄、硝石。治上盛下虚，救阴助阳，有扶危拯逆之功”。又载蛤壳性味“苦，咸，平”，其主治“水气浮肿，下小便，治嗽逆上气，项下瘤瘿，止消渴，润五脏，治服丹石结胸，伤寒反汗搐搦，中风瘫痪”。可见，此诊在苦寒泻火、甘寒滋阴的同时，又辅以甘、苦、咸之玄精石、蛤壳，咸以入肾，石介沉降，故能滋肾坚阴，降君相二火冲逆之势。

三诊时母病及子，心火及胃，致中土燥热，故见知饥善食；君相之火妄动，煎灼津液，故此时舌虽非光红如柿，仍干红，乃大热之后胃土焦枯之征。此时君火燔灼之势已衰，但仍留余焰，相火亦去其大半，但务必尽除；又考虑到炎暑季节，暑多挟湿，湿热相火易蕴积于下。故此时立法，仍需苦寒清热燥湿，甘苦咸滋阴泻火，兼以清中。与前方比较，以西洋参易玄参，并加麦冬，意在增强养阴之力；生石膏、知母、麦冬、生地黄的配伍，蕴涵玉女煎养胃清胃之意；猪胆汁苦咸寒，《本草纲目·兽部》说：“方家用猪胆，取其寒能胜热，滑能润燥，苦能入心，又能去肝胆之火也”，在此用之，意在加强咸寒坚阴泻火之力。

案9　补中益气，升阳益胃

金，骨格瘦小，先天元气不足。夏秋寒热，至今不已。脉细数弱，气血两亏。头不痛而但身疼，或口沃清水，此胃气虚寒也。当商温补，仿东垣法。党参，茯苓，陈皮，桂枝，柴胡，黄芪，半夏，神曲，当归，干姜，砂仁。

复诊：补中益胃，温卫气，开腠理，诸恙皆减。仍从前法。前方去神曲、干姜，加白术、白芍。

【赏析】

《素问·宣明五气》："肾主骨"，肾为先天之本，藏精主骨充髓，患者骨骼瘦小，乃先天元气不足之征。脾为后天之本，主运化水谷，乃气血生化之源。脉细数主血虚，弱主气虚，加之口多清水，均示脾胃不足，气血两虚。《脾胃论·饮食劳倦所伤始为热中论》："脾胃之气下流，使谷气不得升浮，是春生之令不行，则无阳以护其营卫，则不任风寒，乃生寒热，此皆脾胃之气不足所致也。然而与外感风寒所得之证，颇同而实异，内伤脾胃，乃伤其气，外感风寒，乃伤其形……"中气虚寒，谷气下流，阴火上升，少阳胆木之气抑遏，故有寒热纠缠不愈之症，而"头不痛但身疼"，也表明寒热之症由内伤脾胃所致，不是外感风寒所得。又说："伤其外为有余，有余者泻之，伤其内为不足，不足者补之……惟当以辛甘温之剂，补其中而升其阳，甘寒以泻其火则愈矣。"王氏仿照李东垣之意，立补中益气，甘温除热之法，方用升阳益胃汤加减。方中党参、茯苓、陈皮、柴胡、黄芪、半夏、神曲、当归、干姜、砂仁等补气健脾，温胃降逆，升举阳陷，配桂枝宣通卫气，开发腠理。诸药合用，至复诊时"诸恙皆减"。辨证精切，药已中病，效不更方，故复诊时略作微调。胃阳渐复，脾气渐旺，故去干姜、神曲，加白术增强健脾之力，加白芍意在益营泻热，李东垣说："血少，血中伏火而不得润也，加当归身、生地黄、麻子仁泥……"白芍伍当归即有此意，桂枝配白芍也有调和营卫之功。另外，李氏又说："何故秋旺用人参、白术、芍药之类反补肺，为脾胃虚则肺最受病，故因时而补，易为力也。"可见，王氏应用本方，可防土不生金、母病及子，体现了治未病思想。

案10　土衰金不生，卫虚营不摄证

张，劳碌内伤脾，倦怠而无力。凛凛畏寒频，淅淅盗汗出。咳多痰带红，食少身无热。土衰金不生，卫虚营不摄。延来半载余，劳损难调适。炙甘草，当归，白芍，冬术，党参，怀山药，黄芪，麦冬，茯神，五味子，红枣。

复诊：益元气，补脾土。土旺而金自生，气足而力自足。前方去甘草，加陈皮、生熟谷芽。

【赏析】

《素问·调经论》："阴虚生内热奈何？岐伯曰：有所劳倦，形气衰少，谷气不盛，上焦不行，下脘不通，胃气热，热气熏胸中，故内热。"劳倦伤中，脾胃不足，腐纳运化不及，气血生化乏源，精气两虚，故既有脾胃虚寒见症，如倦怠无力、食少身无热等，又有精血不足、阴虚内热的见症，如盗汗、痰中带红等，还有土不生金、肺卫不足的见症，如凛凛畏寒、痰嗽等。虽以中、上焦见症为主，未见中气下陷之腹胀、便溏、气坠等症，但中气不足，纳运失调的病机一致，故仍当益中气，补脾土，治以补中益气汤加减。因无气陷之症，故去补中益气汤中的柴胡、升麻，加茯苓、山药、红枣意在健脾补脾养精血，而酸甘苦之五味子、麦冬、白芍有益营滋阴、敛肺止咳之效。《脾胃论·饮食劳倦所伤始为热中论》："如夏月病嗽，加五味子三十二枚，麦门冬（去心）二分或三分；如舌上白滑苔者，是胸中有寒，勿用之；如夏月不嗽，亦加人参三分或二分，并五味子、麦门冬各等份，救肺受火邪也。"夏月由五行之火当令，如火令太过，则乘肺金，故李氏言即便夏月无咳嗽之症，亦加人参、五味子、麦冬，补肺之气阴，以防火邪伤肺；本案已有盗汗、畏寒、咳嗽、痰中带血等肺气阴两伤之候，故加用五味子、麦冬、白芍三味，与补益肺脾之气的党参、黄芪、茯苓、白术、炙甘草等同用，体现了阴阳并调、培土生金的治法。该患者虽"延来半载余，劳损难调适"，但"土旺而金自生，气足而力自足"，故复诊时仍以前方略作加减，意在缓缓调治。

案11　先后天俱不足证

陈，先后天俱不足。痰多鼻血，阴亏阳亢之征；纳少腹疼，土衰木横之兆。是以年将弱冠，犹然幼稚之形；面白无华，具见精神之乏。治先天当求精血之属，培后天须参谷食之方。党参，茯苓，冬术，陈皮，黑芝麻，怀山药，白扁豆，炙甘草，砂仁，建莲肉，粳米。上药为末，米饮汤调服，加白糖少许。枣汤调服亦可。

附丸方：精不足者补之以味，当求精血之属，治其肾也。熟地，菟丝子，牛膝，白芍，鹿角霜，山药，五味子，归身，川柏，杜仲，茯苓，甘杞子，泽泻，天冬，龟板，丹皮，山萸肉。上为末，用鲜紫河车一具，洗净，煮烂，将上药末杵和，为丸如梧子大。每朝盐花汤送下三钱。

【赏析】

《证治汇补·血证》："脾为后天之本，三阴之首也，脾气健则元气旺而阴自固。肾为先天之本，三阴之蒂也，肾水足则龙火潜而阴亦宁。"肾藏精主骨，脾统血主肉，患者以弱冠之年，却是幼稚之形，骨骼生长迟缓、肌肉不丰满，由脾肾不足所致；面白无华，精神疲乏，乃气血不足之征，由生化无源所致。《素问·经脉别论》："诊病之道，观人勇怯、骨肉、皮肤，能知其情，以为诊法也。"王氏凭望诊，即断定患者精气两亏，先后天俱不足，可见其诊法之高明。《证治汇补·痰证》："脾肺二家，往往病则俱病者，因脾为生痰之源，肺为贮痰之器，脏气恒相通也。故外症既现咳嗽稠痰，喉干鼻燥之肺病，又现心嘈倒饱，食少泻多之脾虚。"脾虚水湿不化而生痰，土不生金，肺失宣肃，痰浊壅肺，故咳嗽、痰多。中焦不和，纳运失常，故食少，腹胀。又土虚则木乘，肝气横逆犯胃，故腹疼。《素问·经脉别论》："饮入于胃，游溢精气，上输于脾，脾气散精，上归于肺，通调水道，下输膀胱，水精四布，五经并行。"后天不足，气血乏源，肺金失养，故见鼻燥、鼻血之症。李用粹说："此时若以燥药补脾，则碍肺；以润药利肺，则碍脾。当斟酌于二者之中，拣去苦寒香燥，务以平调为主，泽及脾胃，而肺痰自平，不必专用清肺化痰诸药，盖脾有生肺之功，肺无扶脾之力也，宜异功散，加苡仁、麦冬、石斛、桔梗、山药、扁豆、莲心之属。"王氏从此法，谓"培后天须参谷食之方"，即以异功散加味治之，以米饮汤或枣汤调服，亦为顾护脾胃之意。

《金匮要略》第六篇对虚劳腰痛、风气百疾、虚劳干血证立有肾气丸、薯蓣丸、大黄䗪虫丸，虚劳日久，宜用丸剂缓图，王氏亦遵从这一思想，在治后天的同时，另以丸剂补先天。《素问·阴阳应象大论》："形不足者，温之以气；精不足者，补之以味。"方以七味都气丸加味，熟地、山茱萸、山药、茯苓、丹皮、泽泻、五味子等补肾纳气，金水相生；白芍、龟板、天冬、当归、川柏等滋肾阴，和肝血，泻虚火；菟丝子、牛膝、鹿角霜、杜仲、枸杞子、紫河车等补肝肾，强腰膝，壮筋骨。《临证指南医案·虚劳》："验色脉推病，是先天禀赋原怯，未经充旺，肝血肾精受戕，致奇经八脉中乏运用之力，乃筋骨间病，内应精血之损伤也……夫精血皆有形，以草木无情之物为补益，声气必不相应。桂附刚愎，气质雄烈，精血主脏，脏体属阴，刚则愈劫脂矣……余以柔剂阳药，通奇脉不滞，且血肉有情，栽培身内之精血，但王道无近功，多用自有益。"龟板、鹿角霜、紫河车等血肉有情之品，大补肝肾之精血，兼有通畅奇经之效。以盐花汤送服丸剂，有引药入下焦之意。诸药合用，亦体现了阴阳并调，先后天同补的方法。

案12　柴前梅连散治咳嗽发热

某，咳嗽发热日久，前投补益脾胃之药六七剂，谷食加增，起居略健。但热势每交寅卯而盛，乃少阳旺时也。少阳属胆，与肝相为表里。肝胆有郁热，戕伐生生之气，肺金失其清肃，脾胃失其转输，相火日益炽，阴津日益涸，燎原之势，不至涸竭不止也。其脉弦数者，肝胆郁热之候也。刻下初交夏令，趁其胃旺加餐，拟进酸苦益阴和阳，清彻肝胆之郁热。考古有柴前梅连散，颇有深意。柴胡（猪胆汁浸炒），白芍，乌梅，党参，炙甘草，淡秋石，前胡，麦冬，川连，薤白头。

【赏析】

患者咳嗽、发热，日久不愈，多为脾胃气虚，气血无源，土不生金所致，但投以补益脾胃之药六七剂，虽纳食加增，精神略振，但发热之症仍在，提示该病证除源于肺脾以外，抑或与他脏相关。《灵枢·阴阳系日月》："余闻天为阳，地为阴；日为阳，月为阴。其合之于人奈何？岐伯曰：腰以上为天，腰以下为地，故天为阳，地为阴。故足之十二经脉以应十二月……寅者，正月之生阳也，主左足之少阳；未者，六月，主右足之少阳。卯者，二月，主左足之太阳……"四时轮回，人之十二经应十二月，足少阳经主春升之气；《伤寒论》："厥阴病，欲解时，从丑至卯上"，又有"少阳病，欲解时，从寅至辰上"，昼夜更替，人之十二经脉应十二时，足少阳、厥阴经互为表里，肝胆同属木，配一日则肝经之气旺于丑寅卯时，胆经之气旺于寅卯辰时，故厥阴病、少阳病欲解，多在此时段内。仔细辨析该患者发热之症，至每日寅卯时必发，此刻为肝胆经气旺盛之时，因肝胆经郁热，肺金非但不能克木，反为木气所侮，故每至此时热势最盛。既有土不生金，更有木火刑金，肺失宣肃，故咳嗽、发热迁延不愈。木气既强，必乘脾犯胃，中焦失和，化源不足，气血亏虚，相火妄动，煎灼阴液，终致虚劳之证。脉弦数，亦是肝胆郁热之征。

治当清泄肝胆郁热、敛阴和阳肃肺，方以柴前梅连散加减。《瑞竹堂经验方》载该方："治骨蒸劳热，久而不痊，三服除根，其效如神。及五劳七伤、虚弱皆治。胡黄连，柴胡，前胡，乌梅各三钱……童便一盏，猪胆一枚，猪脊髓一条，韭根白半钱，同煎至七分。去渣，温服，不拘时候。"《玉机微义》、《本草纲目》、《杂病源流犀烛》均引有此方，本为骨蒸劳热，久病不痊而设。王氏针对患者既有阴虚相火妄动，又有肝胆经郁热之虚实夹杂的证候，在本方基础上，加白芍、麦冬益阴之剂，增强滋阴泻火之力，又有敛阴和阳之功；以川连易胡黄连，配合柴胡、猪胆汁、淡秋石等，意在清泻肝胆实热；加党参、炙甘草、薤白着眼于培土通阳，所谓“四季脾旺不受邪”，且后天强盛则气血生化有源，脾土旺则能生金。从本案证治来看，症候主要表现在肺，但根源在肝、胆、脾，王氏治病求本，没有单纯治肺，而是着意于肝、胆、脾，闪耀着脏腑整体观的思想。

案13　久咳辨治

奚，阳虚生外寒，阴虚生内热。热气熏于肺则咳嗽，咳久则音哑，肺遗热于大肠，则肛门结疡，皆阴虚之为病也。至于阳虚之说，一则卫外之阳，一则胃中之阳。惟胃中阳虚，呕酸水痰涎。症成劳损。今当扶土生金。党参，五味子，川贝，半夏，金石斛，茯苓，麦冬，扁豆，陈皮，炮姜，地骨皮，十大功劳。

复诊：投扶土生金法，谷食反减，夜热增重，乃胃阴失降，虚阳外浮也。夫脾宜升则健，胃宜降则和，胃为阳土生肺金。今诊左脉数疾，为心肝阳亢之象。肝火戕胃，心火烁金。宜其食减热增，夏令防剧。金石斛，党参，谷芽，陈皮，川贝，石决明，川连，麦冬，半夏，沙参，五味子，茯苓。

三诊：前方退心肝之火，养肺胃之阴，其热稍减而咳未平。然，此为肺虚而咳，本非易治之症。再从前法加减。党参，川贝，桑白皮，五味子，沙参，麦冬，炙甘草，地骨皮，石决明，粳米。

四诊：咳嗽内热俱减，惟脉之细数不退，仍为可虑。党参，地骨皮，茯苓，白芍，川贝，麦冬，五味子，沙参，炙甘草。每晨服八仙长寿丸三钱，开水送。

【赏析】

《素问·调经论》：“经言阳虚则外寒，阴虚则内热……有所劳倦，形气衰少，谷气不盛，上焦不行，下脘不通，胃气热，热气熏胸中，故内热。”胃失腐纳，脾失运化，水谷精微生化不及，肺金失养，阴虚肺燥，失于宣肃，故咳嗽、音哑；脏病及腑，肺遗热于肠，胃热亦可下及于肠，故肛周脓疡。呕酸水、吐痰涎之症，王氏在首诊时辨析为胃中阳虚所致，故方中用炮姜温胃土，但复诊诉谷食反减，显然未达到料想之效果。《素问·至真要大论》："诸呕吐酸，暴注下迫，皆属于热"，结合后面的诊治来看，呕酸水痰涎应为胃热所致，所谓"胃气热，热气熏胸中"，出现肺、胃内热，熏灼于上、中焦，常见咳嗽、呕酸等症。综观诸症，仍治以培土生金，兼养阴清热之法。方中党参、茯苓、扁豆、陈皮、半夏、炮姜等具有健脾益气、温胃降逆之功，五味子、川贝、石斛、麦冬、地骨皮、十大功劳等则有滋养肺胃阴液、清退骨蒸劳热之效。

复诊左脉数疾，左寸关候心肝，数疾主火热亢盛，即王氏所谓"心肝阳亢之象"，肝火伐胃则纳减，心火烁金则咳嗽，此时脉象揭示该病证，并非仅有中土不足的虚劳证，而是同时兼有心肝火热之象的实证，证属虚实夹杂，脾胃不足为本，心肝阴虚内热为标，故前诊以健脾温胃为主、滋阴清热为辅之治，证候未见明显缓解，反而纳食减，夜热更甚，提示治法当略作调整。《灵枢·病本》："病发而有余，本而标之，先治其本，后治其标；病发而不足，标而本之，先治其标，后治其本，谨详察间甚，以意调之，间者并行，甚为独行。"本案宜标本同治，即"间者并行"，治以健脾和胃、清心降逆、滋阴清热之法，方中党参、茯苓、谷芽、陈皮、半夏等益气和中治其本，以复生化之源，去前方的炮姜，嫌其温热之性不合于证；川连、石决明泻心胃之火、降肝气之逆，意在治标，心肝火热祛除，则不至烁金、伐胃；石斛、川贝、麦冬、沙参、五味子等养肺胃之阴，清肺胃虚热，属标本兼顾之治。

三诊、四诊时，患者咳嗽、音哑、夜热等症续减，脉象由数疾转为细数，表明先前心经火热得以祛除，肝气亢逆之势得以平复，心火不烁金，肝木不伐胃，故咳嗽、纳呆诸症逐步缓解。患者本有脾胃不足，生化乏源，阴液亏虚，加之心肝火热煎灼之后，更伤阴津，故培土生金、滋阴补液为此时适宜之治，仍以前方加减。党参、茯苓、炙甘草、粳米等补中，去温燥的陈皮、半夏等，防其劫阴；心火祛、肝逆平，故去川连、石决明；川贝、白芍、沙参、麦冬、五味子等，滋补阴津、清退虚热。王氏谓“肺虚而咳，本非易治之症”，虚劳咳嗽，不易速愈，宜缓缓取效。故在汤剂治疗的同时，又每晨服八仙长寿丸，《寿世保元·卷四》载该方，“年高之人，阴虚筋骨柔弱无力，面无光泽，或暗淡，食少痰多，或喘或咳，或便溺数涩，阳痿，足膝无力者。并治形体瘦弱无力，多因肾气久虚，憔悴盗汗，发热作渴，并皆治之。”王氏以此丸剂补肾滋阴，润肺止咳。综观所用之法，既有培土生金，又有金水相生，二者结合应用，体现了脏腑整体观。

案14　扶土平木生金法

杨，先咳嗽而四肢无力，肺脾两虚。加以怒动肝木侮脾，土亦受戕，脘腹胸胁撑攻。曾经吐血，乃心火乘胃，胃中瘀血上溢。大便溏薄，每月必发寒热数次。姑拟扶土生金，佐以平木。异功散，白芍，川贝，麦冬，神曲，川连（吴萸炒），川朴，沉香，五味子。

复诊：就脉数内热、咳嗽、脘胁仍痛而论，乃阴虚肝郁成热，肺失清肃，仍防吐血。北沙参，陈皮，川贝，延胡，白芍，金铃子，茯苓，丹皮，橘饼，麦冬，藕汁冲服。

【赏析】

脾气不足，运化无力，气血亏虚，四肢肌肉无以充养，水谷不得运化而下泻，故见四肢无力、大便溏薄之症；土不生金，肺卫不足，甚或肺失濡润，肺阴亏耗，宣肃失常，故有咳嗽、恶寒、发热等症；脘腹属脾胃所辖，胸胁乃肝经所布，脾土本虚，怒伤肝木，肝气横逆，乘脾犯胃，升降失常，故脘腹胸胁撑胀、攻冲作痛。曾有吐血之症，由心火及胃，母病及子，胃络灼损，血溢脉外所致。诸症合参，病在肺脾肝心等脏腑，但本源在脾，故治当求其本，兼顾肺肝等脏腑，拟“培土生金，佐以平木”之法，方用异功散合左金丸加味。方中异功散合神曲、川朴、沉香等益气健脾、降气和中，白芍、川贝、麦冬、五味子等滋阴和营、润肺止咳。《丹溪心法·胁痛》："有火盛者，当伐肝木，左金丸治肝火，有气郁而胸胁痛者，看其脉沉涩，当作郁治"，王氏在此选用左金丸意在清泄肝火、行气降逆，以治脘腹胸胁撑痛之症。综观全方用药，体现了王氏治疗虚劳病证立足扶助中土，兼顾他脏的思想。复诊时，患者咳嗽、脘胁撑痛、燥热、脉数等症仍未解，结合脉症辨析，当由肺阴亏虚、肝经郁热所致。此时祛除患者的虚热、郁热，为当务之急，故治不应仍以温燥扶土为主，而应以滋阴清热、肃肺泻肝为宜，并需防燥热犯胃复发吐血之症，待热邪祛除后仍以培土缓缓调治为妥。从用药来看，前方中的党参、白术、川朴、神曲、沉香等性温，不宜再用；加北沙参增强养阴清肺止咳之力，金铃子散合丹皮清泄肝热、理气止痛，以味甘涩性寒的藕汁冲服意在防吐血之虞。

案15　理阴煎治久咳

冯，久咳痰稠，上午发热，面色青黄。左脉细数，右脉软弱。病属上损。幸大便不溏，尚未过中及下。加谨调养，交夏至节无变再议。党参，炙甘草，怀山药，麦冬，五味子，青蒿（酒炒），白芍（桂枝三分拌炒），川贝，茯苓，白扁豆，枣仁，煨生姜。

复诊：咳嗽脉细数，前上午发热，今下午亦热，阴气渐伤。大便间或带血，脾气虚也。从景岳理阴煎例。扶过夏至节，一阴来复，病无增变，庶几可延。四君子汤合生脉散，加生地、怀山药、白芍、白扁豆、川贝、阿胶、红枣。

【赏析】

《金匮要略》首篇："鼻头色青，腹中痛，苦冷者死……色黄者，胸上有寒。"青应肝色，肝旺乘脾，可致腹痛，若脾阳衰败，腹中冷痛甚剧，往往预后不良。患者大便不溏，亦未言腹痛，张仲景所谓"四季脾旺不受邪，即勿补之"，但肝病易传脾的隐忧，尤宜时时在意。黄应脾色，如脾病水津失于运化、输布，饮停胸膈，形成痰饮病。红黄隐隐，明润光泽为正常面色，患者求医时将交夏至之节，为脾土当令，脾气尚旺，故面色黄亦属常见。从久咳痰稠、上午发热等症来看，属肺失宣肃、营卫失和，且久咳耗气伤津，故肺气阴两虚在所难免。患者左脉细数、右脉软弱，细数脉象主阴虚，肝阴虚则肝阳偏亢，虽未见肝木乘脾之候，但金气虚非但不能克木，反为木所侮，木火刑金，亦可加重咳嗽、痰稠之症；右脉软弱，软即无力，弱即微弱，主气血两虚，肺气亏虚，宣肃失常，卫外失职，故见久咳、发热之症。脉症合参，为肺气阴两虚，兼有肝阴虚之病证，治当补肺脾之气，养肺肝之阴，方以四君子汤合生脉散加减。四君子汤去白术加山药、扁豆、生姜等补益肺脾；生脉散加酸枣仁、白芍、川贝等滋补肺肝；桂枝拌炒白芍，蕴涵桂枝汤调和营卫之意，青蒿清虚热，三药合用可清退内、外之热。

复诊仍咳嗽，发热可见于上午或下午，脉细数，由肺肝津亏、阴虚内热所致。《素问·咳论》："五脏之久咳，乃移于六腑……肺咳不已则大肠受之，大肠咳状，咳而遗矢。"久咳耗气，肺脾不足，脏病及腑，大肠气虚，又脾气亏虚，摄血不及，故时有便血之症。《景岳全书·新方八阵》谓理阴煎："通治真阴虚弱，胀满呕哕，痰饮恶心，吐泻腹痛，妇人经迟血滞等证。又凡真阴不足，或素多劳倦之辈，因而忽感寒邪，不能解散，或发热，或头身疼痛，或面赤舌焦，或虽渴而不喜冷冻饮料，或背心肢体畏寒，但脉见无力者，悉是假热之证。若用寒凉攻之必死，宜速用此汤，照后加减以温补阴分，托散表邪，连进数服，使阴气渐充，则汗从阴达，而寒邪不攻自散，此最切于时用者也。"王氏仿理阴煎之意，立益气滋阴之法，方用四君子汤合生脉散加味。四君子汤加山药、扁豆、大枣益肺脾之气，生脉散加生地、白芍、川贝、阿胶滋肺肝之阴，生地、白芍、阿胶、大枣又具养血止血之功。诸药合用，肺、脾、肝同治，气阴并补，所谓"温补阴分"，则咳嗽、发热、便血等症可愈。

结 语

《素问·调经论》："有所劳倦，形气衰少，谷气不盛，上焦不行，下脘不通，胃气热，热气熏胸中，故内热。"劳倦过极，伤其中气，致中气衰少，不能布化水谷，肺经治节不行，热气蕴于胸中，不得发越而生内热，乃伤脾胃氤氲之气。《素问·至真要大论》"劳者温之"、《素问·阴阳应象大论》"形不足者，温之以气；精不足者，补之以味"确立虚劳病的治则。《内经》之谓劳，乃劳伤中气，故以酸甘温煦之药，温之补之，使卫旺生营，脾胃阴阳之气有所依赖，则虚可补，劳可复。《难经·十四难》："损其肺者，益其气；损其心者，调其荣卫；损其脾者，调其饮食，适其寒温；损其肝者，缓其中；损其肾者，益其精，此治损之法也。"《金匮要略》："夫男子平人，脉大为劳，极虚亦为劳。"遗精、失血、盗汗、里急、腰痛、不得眠等，皆劳之病，治以桂枝加龙骨牡蛎汤、小建中汤、黄芪建中汤、肾气丸等，即祖《内经》、《难经》治虚损之法。综观王氏虚劳诸案，其论、治亦宗典籍，多采用张仲景、李东垣之方，尤其重视调治中土。如"以胃为气血之乡，土为万物之母"，血不养心，故不寐。肝强脾弱，乘脾犯胃，木火刑金之虚劳咳嗽、咽喉不利、吐泻、眩晕、头痛等病证，亦强调扶土，如"阴虚则阳不藏，水亏则木自旺。金衰不能制木，脾弱更受木刑……调补之外，何法敢施"？仍以调理中土为治。"扶土生金，佐以平木"、"今吐泻之余，实系肝强脾弱。宗越人肝病缓中论治"、"益营阴以抚绥之，实仓廪以堵御之，佐金气以制治之"，均为这一思想的体现。脾土弱，不能生肺金所致之虚劳咳嗽，如其所论须"和中为主，兼理其脾肺"、"土旺而金自生，气足而力自足"、"土衰金不生，卫虚营不摄"，即培土生金之法。脾肾阳虚所致之泻泄、痰饮病，提出"当于补土中兼顾肾藏阴阳为是"、"治先天当求精血之属，培后天须参谷食之方"之治，亦可见其重视脾土的观念。总之，对于脏腑虚损诸疾，病虽有发于心、肝、脾、肺、肾之异，但王氏从脏腑整体观着眼，始终强调扶助中土的思想则同。

四、吐血案

案1　咳血危证之治

侯，脉数血涌，胃气大虚。胸中痞塞，大便带溏，是痞为虚痞，数为虚数。咳血三月，今忽冲溢，唇白面青，断非实火。大凡实火吐血，宜清宜降；虚火吐血，宜补宜和。古人谓见痰休治痰，见血休治血，血久不止，宜胃药收功。今援引此例。人参一钱，白扁豆一两，川贝三钱，茯苓三钱，藕汁冲一杯，好墨汁三匙冲。

复诊：脉数退，血少止，而反恶寒汗出。盖血脱则气无所依，气属阳，主外，卫虚则不固也。最怕喘呃暴脱。犹幸胸痞已宽，稍能容纳。仿血脱益气例。经曰：阳生阴长，是之谓耳。人参，炒扁豆，五味子，炙甘草，炮姜炭，怀山药，藕汁。

三诊：血脱益气，前贤成法。今血虽大止，而神气益惫，唇口面青，怕其虚脱。欲牢根底，更进一层。人参，炮姜，陈皮，大熟地砂仁拌炒，麦冬，冬术，炒扁豆，五味子，附子（秋石汤制），灶心黄土煎汤代水。

四诊：肝肾之气从下泛上，青黑之色见于面部。阴阳离散，交子丑时防脱。勉拟镇摄，希冀万一。人参，大熟地，紫石英，五味子，麦冬，肉桂，茯苓，青铅，坎炁。

五诊：血止三日，痰吐如污泥且臭，是胃气大伤，肺气败坏而成肺痿。痿者，萎也。如草木萎而不振，终属劳损沉疴。《外台》引用炙甘草汤，取其益气生津，以救肺之枯萎。后人用其方，恒去姜、桂之辛热。此症面青不渴，正宜温以扶阳。但大便溏薄，除去麻仁可耳。人参，炙甘草，麦冬，阿胶，大生地，炮姜，五味子，肉桂，紫石英。

六诊：病势仍然，从前方加减。前方去炮姜，加制洋参。

七诊：连进炙甘草汤，病情大有起色。但咳呛则汗出，肺气耗散矣。散者收之，不宜再兼辛热，当参收敛之品。人参，大熟地（沉香末拌炒），炙甘草，阿胶，五味子，黄芪，粟壳，大枣。

【赏析】

患者咳血三月，血气已虚，血气不荣则唇白，土虚木乘则面青；刻下血涌冲溢，乃胃气大虚，摄血不及所致，即《医宗必读·疑似之症须辨论》“至虚有盛候”之谓。阴血大亏，虚阳浮越，故脉数，必数而无力；中气大虚，母病及子，久咳耗气伤阴，肺气阴不足，则胸中痞塞，非气滞之痞满；脾失升清，清气下陷则便溏。实火吐血，则宜清降以止血；虚火吐血，则须补气血和阴阳以止血。《景岳全书》、《医宗必读》均载：“见痰休治痰，见血休治血，无汗不发汗，有热莫攻热……”示人治病当求本。《张氏医通·诸伤门》谓：“血证既久，古人多以胃药收功，异功散加丹皮、山药、泽泻，咳嗽更加葳蕤，此虚家神剂也。”此案援引张氏治法，以调补中土施治。方中人参、茯苓益气健脾培土，白扁豆和脾胃止溏泻，川贝清降润肺以祛虚火并止咳血之势，藕汁甘寒以清热止血，《本草纲目·土部》载墨：“辛，温，无毒。止血，生肌肤，合金疮，治产后血运，崩中猝下血，醋磨服之。”全方合用可健脾和胃、清金润燥、益气止血。

复诊咳血少止，脉数已退，示肺中虚热得清，冲溢之血稍安。因阴血亡脱，阴损及阳，气无所依，肺卫不固，故有恶寒、汗出之症。中土得补，中气稍强，脾气转输、升清有所恢复，肺气略宣畅，故胸中痞塞稍宽，《素问·宝命全形论》：“病深者，其声哕”，《医学实在易·四诊易知》：“久病闻呃者为胃绝”，此时未见喘、呃暴脱之危象，则预示虽病久，如治理得当，生机尚存。《素问·阴阳应象大论》：“阴静阳燥，阳生阴长，阳杀阴藏，阳化气，阴成形”，阴阳互根互用，相互转化，阴血亡脱，阳气亦大失，故拟益气养阴固血脱之法。前方去清润之川贝、甘淡之茯苓、辛温之墨汁，加炙甘草，合人参益脾气，炮姜温中而力缓，炒炭又可止血，五味子、怀山药则滋补肺、脾之阴，全方气阴并补，仍着眼于治中焦。

三诊血已大止，前贤益气止血脱用之有效。仍有神气疲惫，唇口面青，为中气不足，元气大亏，土虚木乘之候，为防下元虚脱，续以益气固脱，又辅以补益肾中阴阳，为“欲牢根底”之法。方中人参、炮姜、陈皮、炒扁豆益气温中，熟地、麦冬、天冬、五味子、附子并补肾之阴阳，灶心黄土温脾止血，《金匮要略》黄土汤即以之为主药，为治中阳不足、脾不统血之吐血、便血等血证的良药。

常人面色红黄隐隐，明润光泽，此因久咳吐血，气血不足，脾土虚弱，下元精血亏虚，肝肾虚阳上越现于面部，故四诊时仍见青黑之面色。阴阳失和，又届子丑之时，肝经气旺，虚阳更易脱于外，须防阴阳离散、气血亡脱之虞，故治以培补中土、滋阴潜阳之法。方中人参、茯苓益气健脾，熟地、五味子、麦冬滋肝补肾，紫石英、肉桂、青铅、坎炁潜阳镇摄，纳气归元。

五诊、六诊咳血已止三日，咳痰如污泥且臭，为胃气大伤，土不生金，肺气败坏之肺痿病。《金匮要略》第七篇：“热在上焦者，因咳为肺痿”，久咳耗气伤津，肺气虚损，萎弱不用，有咳嗽、吐浊唾涎沫等症。《外台秘要·肺痿方》：“又疗肺痿涎唾多，心中温温液液者，炙甘草汤方”，该方为《伤寒论》治“心动悸，脉结代”而设，因其有滋阴复脉、益气生津之功，后世医家多宗《外台》用其治肺痿，但往往忌惮姜、桂之辛热而去之，本证中阳不足，用之恰好，因脾虚便溏故去麻仁，加紫石英续前法以敛阴潜阳，用制洋参意在加强益气滋阴之力。

七诊病情大有起色，说明用炙甘草汤切中病机。刻下仍咳嗽，咳剧则汗出，为肺气耗散，卫气不固，阴津外泄所致。《素问·至真要大论》：“散者收之”，故不宜再兼用辛热之姜、桂，而宜辅以收敛之品。方中人参、炙甘草、大枣补益脾气，熟地、阿胶滋补阴血，黄芪益气固表，五味子、粟壳滋阴敛肺，诸药合用有益气补血、敛肺止汗之功。

案2　滋金水扶胃土治久咳失血

某，久咳失血，精气互伤。连进滋补，颇获小效。但血去过多，骤难充复。从来血症肺肾两虚者，宜冬不宜夏。盖酷暑炎蒸，有水涸金销之虑。今交仲夏，宜日饵生津益气，大滋金水之虚，兼扶胃土，则金有所恃。且精气注成于水谷，久病以胃气为要也。制洋参，大熟地，麦冬，黄芪，怀山药，大生地，五味子，茯苓，陈皮，炙甘草，白扁豆，党参。

复诊：血止，胃稍醒，仍守前法。前方加粟壳蜜炙。另用白及一味为丸，每朝服三钱。

【赏析】

患者久咳耗气伤津，又兼吐血，则精血俱伤。连续治以滋补之剂，略获小效，因有形之血不能速生，失血过多，一时难以充复。肺气耗伤，肾精亏虚，冬令万物封藏，与肾喜蛰伏之性契合，而盛夏阳旺宣发，精血不足则虚阳更易化火动血，故因肺肾两虚所致之血证，宜冬不宜夏。时交仲夏，暑热熏蒸，耗伤气阴，肾水更涸，肺金更销，故治当以大滋金水之虚，兼扶胃土。精气得益于中焦化生的水谷精微充养，培土亦可生金，尤其久病顾护胃气，为治病之要。方中西洋参、黄芪、党参、麦冬、五味子可益肺之气阴，熟地、麦冬、生地则滋肾精，党参、茯苓、山药、炙甘草、白扁豆、陈皮有益脾和胃之功。诸药合用，肺肾并调，以使金水相生，又兼顾后天之本，使气血生化有源。

前诊滋补金水，兼扶中土，虽未予以止血之剂，但复诊血已止，胃纳稍转好，示药已中病，则效不更方。仍以前方略作加减，加蜜炙罂粟壳，意在敛肺涩精。另以白及为丸，以加强止血的功效。

案3 清金降火，滋阴养血治吐血

邢，先天不足之体，曾发虚痰，溃而将敛。交春阳气升发，渐觉喉痒，咳嗽二三日来，忽然吐血。今又大吐血，色鲜红。诊脉细促，心嘈若饥。一团虚火，炎炎莫御。用药虽宜清降，亦当预顾真阴。否则恐血脱阴伤而晕。生地，沙参，丹皮炭，茜草炭，小蓟炭，阿胶，麦冬，五味子，朱茯神，京墨汁三匙，童便冲一杯。

复诊：照原方加川贝、茅根。

三诊：节届春分，阳气勃勃升动。血证际此，稍平复盛。良以身中之肝阳，应天时之阳气上升无制，故又忽然大吐。急当休养其阴，兼以清降。所恐火愈降而阴愈伤耳。羚羊角，玄参，鲜生地，丹皮，大生地，茯神，麦冬，阿胶，茜草炭，石决明，侧柏叶汁，茅根，藕汁。

【赏析】

患者先天不足之体，肾精不足，肺气阴两虚，故曾发虚痰之证，痰已大溃，肺气将敛降，时逢立春风木当令，阳气渐升发，阴虚燥火渐盛，故觉咽痒、咳嗽，虚火灼伤血络，故突发吐血，量多，势急，色鲜红，心中嘈杂不舒，脉细促。《濒湖脉学·促脉》：“促脉数而时一止，此为阳极欲亡阴，三焦郁火炎炎盛……促脉惟将火病医，其因有五细推之，时时喘咳皆痰积……”此细促脉主血亏、虚热内扰之病机，故王氏谓：“一团虚火，炎炎莫御”，治以清金降火、滋阴养血之法，以防血脱阴伤而晕厥。方中丹皮、茜草、小蓟炒炭，凉血止血，生地、沙参、五味子、麦冬、阿胶滋阴补血退虚热，朱茯神入心经以宁心安神，京墨汁止血，童便引血、热下行，以折吐血之势。复诊加川贝清金肃肺、白茅根导热从小便而出，增强润肺清热、凉血止血之功。

三诊值春分时节，阳气勃勃升动，吐血之证，此季最易复发，缘于身中肝阳，应天时之阳生，引动一身阳气而升发，此时肺肾精亏血虚，虚阳更无所制，故又忽然大吐血。治当急以滋阴祛虚火，兼以清金肃肺止血之法。方中玄参、鲜生地、大生地、麦冬、藕汁等滋阴清虚热，羚羊角、丹皮、茜草炭、侧柏叶汁、白茅根等清热凉血止血，茯神宁心神，阿胶补血，石决明降火降逆折其势。诸药合用，既甘寒滋阴，凉血止血，又补血潜降，引热下行，不至有“火愈降而阴愈伤”之虞。

案4　久咳虚劳证治

程，咳嗽而至于失血音哑，津液枯槁，劳损成矣。脉形细弱，精气两亏。《内经》于针药所莫治者，调以甘药。《金匮》遵之而立黄芪建中汤，急建其中气，俾饮食增，津气旺，阳生阴长，而复其真阴之虚，盖舍此别无良法也。今仿其意而损益之。黄芪（秋石三分化水拌炙焦），茯神，白芍，麦冬，川贝，生甘草，炙甘草，玉竹，沙参，橘饼。

【赏析】

咳嗽吐血日久，音哑难于言，属久咳耗气伤津、亡血失精之虚劳病。脉细弱，细则精血亏虚，弱则肺气不足，《金匮要略》虚劳病篇："男子平人，脉虚弱细微者，喜盗汗也"，即阴阳两虚之脉象，与此大同。《灵枢·邪气脏腑病形》："诸小者，阴阳形气俱不足，勿取以针而调以甘药也。"《金匮要略》遵循《内经》之旨，立黄芪建中汤，治"虚劳里急，诸不足"，该方急建其中气，待饮食增，津气旺，气血生化有源，阳生阴长，则可复其阴阳两虚之不足。《金匮要略心典》："急者缓之必以甘，不足者补之必以温，而充虚塞空，则黄芪尤有专长也。"本案王氏亦仿此意，拟黄芪建中汤加减治之。去原方中辛温的桂枝、生姜，及温养的白蜜、大枣，以防其动血耗血，加寒凉之性的麦冬、玉竹、沙参、川贝等滋阴润肺清热，生甘草益气清热，茯神宁心神，橘饼理气和胃。诸药合用，益气和中，滋阴润肺，阴阳并补，培土生金，迨中气建立，气血有源，则阴阳自和，虚损之病证可愈。

案5　补肾之阴以纳气，化胃之痰以蠲饮法

某，始由寒饮咳嗽，继而化火动血。一二年来血证屡止屡发，而咳嗽不已，脉弦形瘦，饮邪未去，阴血已亏。安静则咳甚，劳动则气升。盖静则属阴，饮邪由阴生也；动则属阳，气升由火动也。阴虚痰饮，四字显然。拟金水六君同都气丸法，补肾之阴以纳气，化胃之痰以蠲饮。饮去则咳自减，气

纳则火不升。大生地（海浮石拌炒），半夏（青盐制），麦冬（元米炒），五味子（炒），紫石英（煅），丹皮（炒成炭），怀山药（炒），牛膝（盐水炒），蛤壳（打），诃子，茯苓，青铅，枇杷叶（蜜炙）。

【赏析】

阳虚则寒饮内生，故时有寒痰咳嗽，痰郁则化火，火盛则动血，故时见咳血，血失则阴伤，阴虚则燥火更盛，又加重咳痰、吐血之症，如此反复，致一二年来迁延不愈。《金匮要略》第十二篇："凡食少饮多，水停心下……脉偏弦者，饮也"，胃纳腐不及则食少，脾运化无力则饮多，纳食少则气血生化无源，加之吐血屡止屡发，故形瘦，饮多则时咳嗽、痰饮，属阳虚痰饮内停、阴虚燥火动血之证，病机正如王氏所言"阴虚痰饮，四字显然"。安静属阴，阴盛则痰饮愈盛，故静时咳甚；动则属阳，气升则动血，故动时吐血甚。此时，温药治饮则伤阴，不利于吐血，甘寒滋阴则碍阳，不利于痰饮，故治以单纯祛痰或滋阴则失于偏颇，而宜阴阳并调，既补肾之阴并纳气降逆，又健脾和胃化痰以蠲饮，不治血而血自止。方以金水六君煎合七味都气丸加减，《景岳全书·新方八阵》："金水六君煎，治肺肾虚寒，水泛为痰，或年迈阴虚，血气不足，外受风寒，咳嗽呕恶，多痰喘急等证……"另以都气丸中的生地、茯苓、丹皮、山药、五味子补肾健脾，纳气降逆，又加麦冬、枇杷叶、诃子、牛膝、紫石英、青铅、蛤壳等滋肺补肾，敛阴潜阳，以加强止咳、止气逆之效。

案6　生脉六君子汤治咳血

庞，去秋咳嗽，些微带血，已经调治而痊。交春吐血甚多，咳嗽至今不止，更兼寒热，朝轻晡甚，饮食少纳，头汗不休。真阴大亏，虚阳上亢，肺金受烁，脾胃伤戕，津液日益耗，元气日益损。脉沉细涩，口腻而干。虚极成劳，难为力矣。姑拟生脉六君子汤，保肺清金，调元益气。扶过夏令再议。生洋参，沙参，麦冬，五味子，白扁豆，制半夏，茯神，陈皮，炙甘草，枇杷露（一小杯冲服），野蔷薇露（一小杯冲服）。

生脉散保肺清金。六君子去术嫌其燥，加扁豆培养脾阴，土旺自能生金也。不用养阴退热之药，一恐滋以腻肠，一恐凉则妨胃耳。从来久病总以胃气为本，经云有胃则生，此其道也。

【赏析】

患者去秋咳嗽，痰中微带血，恰逢秋冬之令，经调治而痊愈。今春阳气升发，虚阳浮越，引动肺中宿疾，虚火灼金，故吐血甚多。时值春夏之交，咳嗽仍未止，更兼恶寒发热，朝轻暮重，为津液枯涸，元气损伤，肺卫不足，虚火灼金所致。子病累母，脾胃伤戕，纳腐运化失司，则饮食少纳、口腻。真阴亏于内，虚阳浮于上，则头汗不休、口干。脉沉细涩，沉则阳虚，细则血失，涩则精亏，为气血两虚之象。咳血日久，虚极成劳，当以培补中焦为治。《素问·平人气象论》："春胃微弦曰平……但弦无胃曰死"，"夏胃微钩曰平……但钩无胃曰死"，"长夏胃微软弱曰平……但代无胃曰死"，"秋胃微毛曰平……但毛无胃曰死"，"冬胃微石曰平……但石无胃曰死。"即所谓"有胃气则生，无胃气则死"，故久病应以顾护胃气为本。拟六君子汤合生脉散加减调治，生脉散滋肺阴、益肺气，不用人参而代之以西洋参，取其益气养阴之功，加沙参、枇杷露、野蔷薇露以清金养阴，诸药有保肺清金之效。六君子汤健脾和胃，益气补中，去白术恐其温燥而动血，加白扁豆以滋脾阴，中焦为气血生化之源，土旺则金自生，体现了"护胃气"的思想。此外，方中未加用养阴清热之药，如生地、丹皮、芍药等，一则恐其滋腻碍肠胃，二则恐其寒凉伤胃气。

结 语

吐血之症，多由劳碌伤阴，阴气内虚，肝火内动，火迫其血，血遂上溢而出所致，有仅吐血而不咳嗽者，有既而胃气失降，肺为相火煽灼，或稍感微邪，渐增咳嗽，遂成劳损之病。吐血易治，咳嗽难医，因吐血为火炎迫血，气逆血溢，寻其源而清之、降之、养之、和之，或不因火迫而吐者，亦随其证而调之，无有不止者；若兼咳嗽则下焦阴气既虚，胃气逆而肺气亦耗，阴火时时上炎，肺无宁静之日，愈咳愈伤，愈伤愈咳，不至水涸、金枯、土败则不已。故吐血兼咳嗽，往往病势严重、难治。亦有先咳嗽而后带血者，此先损其肺，后及其肾。或寒热，营卫虚而金火相争；或盗汗，肺气虚而卫不固，营为热迫；或咽痛，肺阴枯而虚火上冲；或便溏，脾不守而金绝土败，后天之生生亦绝，即越人上损下损及中不治之谓。若吐血不由阴虚者，如痰饮久咳，胃气逆而络伤，过饥过饱，疾行伤其胃络，郁热壅于肺胃，负重努力，斗殴伤络，更有妇人肝经壅热，经不顺行，皆有吐血呕血证，不可见血即滋阴凉降，须求其本而治之。治血莫若顺气，气为血帅，气降而血自降，气顺而血自归经。即便兼咳嗽，切勿沾沾治肺。盖咳虽属肺，其致咳不在肺而在肾。肾精亏虚，肾气无所依恋，上冲阳明，煽动肺脏，胃气逆不得降，肺失宣肃，胃失和降，遂成咳嗽、吐血之症。综观王氏血证诸案，无不治病求本，久病吐血护胃气，而非一味见痰治痰、见血治血。

五、臌胀水肿案

案1　肿胀主温阳，据证辅滋阴

朱，肿胀已退，脉象较前稍大，汗出至膝而止。阳气有流通之象，阴湿有消化之机。今以温理中州，中州得运，庶几决渎流通，寒转为温，否转为泰矣。然须调养百日，庶无反复之虞。熟附子，冬术，茯苓，通草，桂枝，焦六曲，牛膝，陈皮，泽泻，姜皮。

复诊：肿胀由乎脾肾，阳虚水湿偏淫。通阳化湿水邪平，方法原为对证。面目四肢俱瘪，单单大腹膨，更兼遗泄再伤阴，久病恐难胜任。桂枝，陈皮，冬瓜皮，益智仁，姜皮。

另：六味丸三钱，药汁送下。

【赏析】

臌胀与水肿是两种疾病，既有区别又有联系。臌胀以腹部胀大如鼓，皮色苍黄，脉络暴露为主要临床表现。水肿以体内水液潴留，泛滥肌肤，引起头面、眼睑、四肢、腹背甚至全身浮肿为主要临床表现。临床上，臌胀之病情较重时可出现下肢甚至全身浮肿，但腹壁多有青筋暴露；水肿之病情严重时亦可出现腹部胀大，但腹壁多无青筋暴露。结合本案全文，可知本例患者原系臌胀之重者，不仅腹部胀大，而且伴见全身浮肿，脉象微细，周身无汗。系因脾阳虚衰，兼有肾阳不足所致也。脾肾阳虚，水液停滞，泛溢肌肤，故水肿；阳虚则血行迟缓，且久病多瘀，瘀血内生，血与水结，停聚腹部，故腹部胀大如鼓；阳气无流通之象，故脉象微细；阴湿无消化之机，故周身无汗。经过一番调治（当是以行气利水急治其标为主），此次就诊时，除腹部如故以外，水肿消退，脉象较前稍大，汗出至膝而止。正是“阳气有流通之象，阴湿有消化之机”的佳兆。然对此本虚标实之证，攻伐不可太过，取效之后，即当温暖脾阳，脾阳恢复，方可升清降浊、调理气机、运化水液，从而使诸症皆除。方中用炮附子补火助阳，散寒除湿为君。炮附子既能温脾阳，又能温肾阳，故为君药。白术健脾益气，燥湿利水，辅助君药温理中州，为臣药。茯苓、通草、泽泻甘淡渗利，姜皮、陈皮行气利湿，桂枝温经通脉，六曲消食和胃，牛膝逐瘀通经、引血下行，共为佐药。缓缓调理，以防病情反复。或问：“既云温理中州，何故独用熟附而不用干姜。”答曰：“炮附子本非仅温肾阳，而能兼温脾阳。此其一也。水肿臌胀，冀其阳气流通，而干姜守而不走，故独取熟附之走而不守。此其二也。”

复诊时，病情逐渐趋于平稳，说明以上辨证思路基本正确，只是腹部胀大较为顽固，难以消除。依据“更兼遗泄再伤阴”以及“四肢俱瘪”二句，可知患者近来常有遗精或者滑精等症状。遗泄伤阴，故四肢干瘪，而且，患者应当还伴有轻度口渴、舌红少苔、脉细数等阴虚症状。治疗时，立法稍作变化：以益智仁温脾暖肾，固精止遗，以桂枝通阳化气，陈皮行气健脾，冬瓜皮、姜皮利水消肿。又用以上药汁送服功擅滋阴补肾之六味地黄丸，可谓标本兼治。

案2　风水治用越婢法

金，风湿相搏，一身悉肿，咽痛发热，咳而脉浮，拟越婢法。麻杏甘石加赤苓、腹皮、通草。

复诊：风水者，在表之风邪与在里之水湿合而为病也。其症头面肢体浮肿，必兼咳嗽，故为风水。更兼食积，其腹必满。三焦不利，法当开上、疏中、达下治之。羌活，防风，枳壳，杏仁，大腹皮，川朴，茯苓，橘红，泽泻，莱菔子，桑皮，青葱，生姜。

渊按　羌、防不如麻黄，专开手太阴之风水。故古人有越婢、麻黄赤豆等治表实肿胀，无羌、防等方也。

细参本草，自无此等杂治。

【赏析】

《金匮要略·水气病脉证并治》篇云："风水恶风，一身悉肿，脉浮不渴，续自汗出，无大热，越婢汤主之。"以方测证，本案患者初诊时当有发热恶寒（或恶风）并见，且有口渴、脉浮、舌红。越婢汤原方为：麻黄六两，石膏半斤，生姜三两，大枣十五枚，甘草二两。《金匮要略》原文记载："恶风者加附子一枚，炮。风水加术四两。"其病机为风水挟有郁热。风与水气在表则发热恶寒（或恶风）并见，脉浮。水气郁而化热，故口渴、发热。然而因为病位偏表，水气可随汗而稍稍外泄，故发热必不甚。肺主皮毛，风水袭表，肺气宣降失司，故咳嗽；肺经咽、鼻而与外界相同，肺气不利，故咽痛。治疗上取越婢汤之"发越水气、清透郁热"为大法。以麻黄发汗、宣肺、利水；杏仁降肺气；石膏辛凉，清透郁热，至此而越婢汤之方义已尽。而所以加赤茯苓、大腹皮、通草者，实乃遵《金匮要略》"诸有水者，腰以下肿，当利小便；腰以上肿，当发汗乃愈"。盖内经有所谓"开鬼门、洁净府"之治疗提纲。其实二者难以截然分开。故王氏在此案中以发汗开鬼门为主，以利小便洁净府为辅，以期全效。辨证立法处方选药之精，可见一斑。

王氏未明言复诊之时疗效如何。以文义揣测，当是水肿减轻，然而又出现纳差、嗳气、胃脘痞满等食积的证候。盖肺能通调水道，脾主运化津液，肾主水。肺、脾、肾三脏即上、中、下三焦。现三焦不利，故三焦同治。以羌活、防风、枳壳、杏仁、桑白皮、青葱、生姜开上焦之壅蔽，大腹皮、川朴、橘红、莱菔子疏中焦之滞气，以茯苓、泽泻达下焦之通利。

案后方仁渊说：羌、防不如麻黄，专开手太阴之风水。可供临床参考。

案3　臌胀重证，分步调治

秦，腹胀足肿，纳食则胀益甚。湿热挟气，填塞太阴，臌胀重症。川朴，赤苓，大腹皮，青皮，泽泻，枳壳，黑丑，山楂炭，甘遂（面包煨），通草，生姜。

复诊：腹胀稍宽，足仍浮肿。运脾化湿，冀其渐平。

川朴，赤苓，大腹皮，川椒目，苍术，泽泻，陈皮，焦六曲，黑丑，通草，枳壳，生姜。

三诊：腹盈月余，得食则胀甚。两进攻消运脾之法，胃脘之胀已松，大腹之满未化，再议疏通消导。旋覆花，五加皮，赤苓，泽泻，槟榔，黑丑，鸡内金，木香，通草，砂仁。

【赏析】

本例乃臌胀重症。初诊时，腹胀足肿，纳食则胀益甚。对于其病机分析，原文只有“湿热挟气，填塞太阴”八字，方用：川朴，赤苓，大腹皮，青皮，泽泻，枳壳，黑丑，山楂炭，甘遂（面包煨），通草，生姜。综观全方，乃是以逐水泄热、行气利湿为大法。方中甘遂性味苦寒，为泻水逐饮之佳品，除能泄水逐饮之外，尚能祛热，故以之为君，然唯恐其苦寒峻利太过，损伤正气，故以面包煨过；厚朴行气，使气行则水行，茯苓甘淡渗利，引湿从小便而解，上两药，共为臣药；其余川椒目、黑丑助甘遂泄水逐饮兼以祛热，大腹皮、陈皮、枳壳、生姜助厚朴行气利水，上六味，共为佐药；焦六曲入脾胃经，功能消食和胃，助脾之运化，为使药。诸药相合，共奏逐水泄热、行气利湿之功。以方测证，本例患者当有舌苔黄腻、脉滑或数等湿热之征象，且正气不虚。

复诊时，“腹胀稍宽，足仍浮肿”。乃是前方令湿热之邪已衰大半，仍有余邪。故于原方基础上，去峻下逐水之甘遂，并去疏肝破气之青皮，而加以运脾化湿之苍术。方药之侧重已变，此时，乃以“利湿行气、逐水泄热”为大法，兼以健脾化湿。方中以川朴燥湿行气为君，以赤苓渗利水湿、苍术健脾助运共为臣药，大腹皮、川椒目、泽泻、陈皮、焦六曲、黑丑、通草、枳壳、生姜共为佐使。其目的乃是“冀其渐平”也。以方测证，除“腹胀稍宽”外，患者“舌苔黄腻、脉滑或数”等表现亦当有所缓解。

三诊之时，腹胀较二诊时更轻，但仍然“得食则胀甚”。于是减去健脾助运之品，仍以“疏通消导”为大法。方中以旋覆花行气利水消胀为君；以赤苓渗利水湿为臣；五加皮、槟榔、木香行气利水，泽泻、鸡内金、通草利水渗湿，砂仁醒脾化湿，上七味，共为佐使。

至此，本例患者臌胀之证方见明显好转。据理推测，此后，患者仍需服药调理一段时间方能痊愈。《内经》谓“大毒治病，十去其六”，故祛邪时不可攻伐太过，损伤正气。

案4　痢后臌胀，治以温阳理气

张，痢后阳虚，水湿不化，腹满面浮足肿，而色青黄，脉来虚细。虑延臌胀重症。川熟附，猪苓，茯苓，白术，党参，上肉桂，泽泻，陈皮，神曲，砂仁。

复诊：温通脾肾之阳，疏利决渎之气，冀其胀消肿退。熟附子，肉桂，白术，猪苓，泽泻，茯苓皮，冬瓜皮，川朴，陈皮，通草。

【赏析】

《灵枢·水胀》篇云："臌胀……腹胀身皆大，大与肤胀等也。色苍黄，腹筋起，此其候也。"本案臌胀言痢后所致，虑其乃久泄久痢，气随津脱，阳随液泄。脾主运化，为制水之脏，功在升清降浊；肾为主水之脏，"主津液"，职司封藏泄浊。久泄久痢，脾虚为始，穷损及肾，脾肾阳虚，水湿不化，脾虚则水无所制而泛滥，肾虚则水失所主而妄行，水湿内停则见腹满，外溢肌肤则见面浮足肿。其面色青黄，脉来虚细，亦为正虚邪实之象。故王旭高据此断为"臌胀重症"。治以温肾健脾，化气行水。方用真武汤合五苓散加减。方中附子温补肾阳，党参、白术、茯苓健脾利水，猪苓、泽泻渗湿利水，肉桂补火助阳，引火归元，陈皮、神曲、砂仁理气燥湿。

复诊之时，王旭高在前"温通脾肾之阳"基础上，欲"疏利决渎之气"，使决渎复常，水湿得化，肿满亦消。在前方真武汤合五苓散加减基础上，加以用茯苓皮、冬瓜皮，取"以皮治皮"之意，开腠理，行皮中之水，厚朴行气燥湿除满，通草泻肺利小便。此方实蕴肺、脾、肾三脏同治之义，有疏利三焦，通调水道之功。《素问·水热穴论》言水胀者，谓"其本在肾，其末在肺"。其治法不外开肺、健脾、温肾，正是《素问·汤液醪醴论》所云治水肿之"开鬼门"、"洁净府"之法。亦张仲景《金匮要略·水气病脉证并治》篇所谓"诸有水者，腰以下肿，当利小便；腰以上肿，当发汗乃愈"。其治水之余，亦配伍行气理气之品，虽病在水分，不可专求之水，宜行气以利水，取气行则水行之意。

案5　寒后臌胀，微有热象

陶，年甫十三，断无忧郁之理，而腹满如臌，微微内热，将及两月，其义何居？良以童心太甚，饥饱不调，冷热不节，向有胃寒呕酸之疾，今反不呕，腹渐胀大，饮食不纳，内热时生。是非劳碌伤脾而失运，寒饮停聚而腹胀也。脾虚故内热生，单单腹胀，名之单胀，然治法不同也。今以温利中州，稍佐苦泄，取柔中之刚，能平胃而和脾。党参，茯苓，半夏，陈皮，白芍，川连（吴萸炒），炮姜，泽泻，川朴，冬瓜皮。

渊按 饮食不节伤脾胀，宜佐消导，如鸡内金、谷虫之类。

【赏析】

本案患者系一刚满十三岁的小儿。断无忧郁之理，良以童心太甚，平时失于调摄，饥饱不调，冷热不节，从而导致脾胃虚寒，素有胃寒呕酸之病。本次发病以后，纳食欠佳，渐渐腹胀，两月以来，已腹胀如鼓了，且自觉腹内微微发热。王氏分析，此非因忧思伤脾而失运，亦非因劳碌伤脾而失运，乃因寒饮停聚而至脾失健运，故发腹胀。盖人身之气，无时无刻不在运行，只有气机之升降出入运行不已，方能生机不息，若有郁滞则疾病生，一旦停止则生命息。人身脏腑之气的升降出入，以中焦脾胃的气机为枢纽。脾主升清，胃主降浊，升降出入之枢机以脾胃为最。若脾胃气虚，运化失常，当升者不升，当降者不降，气机滞涩，郁而生热。此即所谓“脾虚故内热生”。治疗时，自当以温中健脾为主。故以六君子汤为方底，去白术、甘草，以去其壅滞之性；加炮姜以加强温暖脾胃之功；少佐黄连以泄热；加白芍以行血；又加厚朴以行气；加泽泻、冬瓜皮以利水。是为治本之法，使脾胃健则水湿得运、腹胀自除，气虚得复、虚热自解。

案后方仁渊补充：可酌加鸡内金、谷虫之类消食和胃，亦是点缀之法。

案6 疮毒外寒合攻，发汗利尿并用

孙，疮疥平面浮起，渐至腹满，胸闷气塞，小便不利，肿势日甚。水湿之气，一无出路，证成疮臌，防加气急。发汗而利小便，是两大法门。麻黄，杏仁，白术，泽泻，茯苓，猪苓，葶苈子，川朴，通草，车前子，姜皮。

复诊：肿势已平，小便通利。前方加减。防风，白术，半夏，茯苓，陈皮，泽泻，杏仁，川朴，通草，葶苈子，车前子，葱白头，姜皮。

【赏析】

本例患者，患疮疥之后，疮疥平面浮起，逐渐出现小便不利、全身水肿、腹部胀满、甚至胸闷气短等症状。结合案后方药，当是患疮之后，复感外寒，疮毒之湿热毒邪与外寒合攻，致使肺主通调水道之功能紊乱，并由肺而脾。肺脾两脏调节津液代谢之功能失常，水湿停聚肌肤、大腹，故有水肿、小便不利、腹胀、胸闷气短等症。盖水肿之治疗，内经有“开鬼门、洁净府”之说，亦即发汗、利小便两大法门也。急则治其标，故以麻黄发汗解表，配合杏仁、葶苈子调理肺气；泽泻、茯苓、猪苓、通草、车前子、姜皮利小便，配合白术、厚朴以调理脾胃。

由于辨证精准、用药精当，故二诊时，肿势已平，小便通利。故“效不更方”，取前方加减：易峻烈之麻黄为平和之防风、葱白；去猪苓，加半夏。又葱白能通阳气，散疮毒，与防风合用，疏散壅结之湿热疮毒，防其再聚。

案7 越婢法治标，扶脾和中治本

冯，风水相搏，一身面目悉肿，咳嗽，气升不得卧。症势险重，用越婢法。麻黄，生甘草，杏仁，石膏，赤苓，泽泻，陈皮，葶苈子，大腹皮，生姜，大红枣。

复诊：用越婢法，虽得微汗，手肿稍退，余肿未消，咳嗽气急，良由劳碌之人，脾胃不足，急不行运。今以扶脾和中理气，宣达三焦，冀其气化流通。冬术，生芪皮，大腹皮，防已，陈皮，防风，茯苓皮，冬瓜皮，姜皮。

【赏析】

《金匮要略·水气病脉证并治第十四》曰：“风水恶风，一身悉肿，脉浮不渴，续自汗出，无大热，越婢汤主之。”患者体内素有水湿，复感风寒，遂致风寒与水湿相合，水湿停滞为病。水湿泛溢肌表，故一身面目悉肿。肺合皮毛，风寒水湿停于肌表，肺气失宣；且水湿犯肺，肺失肃降，故而咳嗽，难以平卧。从后文选用越婢法来看，本例患者当有微微发热而烦，舌红、苔腻、脉数等症，乃是水湿郁而化热也。故治疗上，外散风寒，内清郁热，下化水湿。方中麻黄、生姜祛风散寒，葶苈子泻肺，杏仁降肺气；石膏清郁热；赤苓、泽泻利水渗湿；陈皮、大腹皮行气；甘草、大枣调中。诸药相合，使风寒散、水湿消、郁热清。

复诊之时，患者诉服用初诊方药后，已得微汗，四肢之水肿消退，但仍然咳嗽气急，且躯体水肿未消。是肺病已除，但脾气虚弱，津液不运。必须健脾和中，方得气化流通。故以白术、黄芪健脾益气，大腹皮、防己、茯苓皮、冬瓜皮、姜皮利水，陈皮行气，防风祛风。

案8　阴竭水肿危证，两方应变俱佳

杜，风水相搏，一身暴肿，上则咳嗽，喉有痰声，下则溏泄，小便不利。发汗而利小便，是其大法。

计不出此，迁延匝月，节近清明，天气温暖，肺胃久蕴之风，从中暗化为热。反服肾气汤方，意欲通阳化水，阳未通而阴先劫，水未化而火反起矣。于是舌燥唇焦齿黑，心烦囊缩，胸腹肤红，危险之象，已造极中之极。勉拟清肃肺胃，存阴泄热，以冀转机为幸。生石膏，杏仁，通草，茯苓皮，豆豉，北沙参，麦冬，川贝，丹皮，芦根，鲜薄荷根。绿豆汤代水。

复诊：肺得热而不降，肝有火而上升，胃居于中，受肝火之冲激，欲降不能而反上逆，由是呕吐不纳矣。

昨用清金以通决渎，幸水道已通，高原得清肃之令。然中焦格拒，艮阳失游溢之权，似宜转运其中。但肝火炽甚，徒运其中无益也。当清肝之亢，以衰木火之威，胃不受肝之克，而中气得和，则呕可以宁矣。川连（姜汁炒），黄芩（姜汁炒），半夏，泽泻，陈皮，黑山栀，竹茹（姜汁炒），茯苓皮，川贝，芦根，枇杷叶。当归龙荟丸三钱，绿豆生姜汤送下。

渊按　风水坏证也。两方应变俱佳。

【赏析】

本案患者初诊时诉其初发病时情景为：感受风寒之后，突发全身水肿、咳嗽、咯痰、腹泻及小便不利。王氏分析当时的病机及应该采取的治法为：外感风温之邪与内在水湿之气相搏，突发全身浮肿。肺失宣降，且津停为痰，故咳嗽，咯痰；脾气虚弱，运化失司，故而大便溏泄。肺脾两脏受病，津液的运行代谢失常，水湿停滞，故小便不利。如是病症，当以发汗、利小便为其治疗大法。然而一月以来，并未按以上正确方法治疗，遂致病情迁延。时至清明节后，天气温暖，久蕴未祛之风，从阳化热。此时医者不察，反因患者有大便溏泄、小便不利、水肿等症，而误认为是膀胱气化不利，服用金匮肾气汤方以通阳化水。正是热者热之，火上浇油。故小便未利、水肿未除而肺胃火热蔓延。故舌燥、唇焦、齿黑、心烦、胸腹肤红。阴囊收缩者，乃因阴囊系肝经循行部位，肝经已受热扰之故。遂以清肃肺胃，存阴泄热为治疗大法。石膏辛甘大寒，能入肺胃二经，清热泻火，除烦止渴，川贝、芦根亦入肺胃二经，川贝善能清热化痰，芦根善能泻火利尿，丹皮清热凉血，上四味，共清肺胃之热；北沙参、麦冬救肺胃之阴；豆豉、鲜薄荷根散风温；杏仁降肺气；通草、茯苓皮利尿消肿。

二诊时，小便已通，水肿减轻。据原文“高原得清肃之令”推测，当是咳嗽、咯痰亦明显减轻。然而新增呕吐一证。据理思之，当是肺胃之热象大减，但肝火亢盛，肝木横逆犯胃所致也。当有发热、头痛、面红、目赤，心烦易怒，夜寐不安，胁痛口苦，舌红苔薄，脉弦有力等症。治疗上，当以清肝火、平肝亢为主，和胃、健脾、利水为辅。故以栀子、竹茹、黄芩、黄连，清泻肺胃肝胆之火；半夏、陈皮、生姜降逆和胃；泽泻、茯苓皮、绿豆利水渗湿；川贝、芦根、枇杷叶清肺化痰；更加以专清肝胆火旺之当归龙荟丸。如此，则肝火得平，呕吐自止。

案后，方仁渊评述曰：“风水坏证也。两方应变俱佳”，可见若非王氏精思熟虑、临证有素，实难有此等应变能力。

案9　腰痛足肿，治用甘姜苓术汤

惠，湿伤脾肾之阳，先腰痛而后足肿，脘中作痛，口沃酸水。用甘姜苓术汤合五苓散加味。甘草，干姜，茯苓，白术，猪苓，泽泻，肉桂，半夏，陈皮，通草，五加皮。

渊按　沃酸一证，《内经》言热，东垣言寒，究竟辛通药最效。

复诊：前用辛温通阳，甘淡祛湿，脘痛，足肿，呕酸等症皆除，惟跗肿未退。减其制以调之。白术，茯苓，泽泻，川断，苡仁，牛膝，陈皮，通草，桑白皮，五加皮。

【赏析】

腰为肾之府，肾气为素有之湿邪所伤，故先腰痛。肾气既伤，肾主水之功能随即失常，故后足肿。脾胃同居中焦，互为表里，脾胃之阳气为素有之湿邪所伤，故脘中作痛，口沃酸水。脾主运化津液，脾胃受损，津液代谢失常，故亦水肿。故以甘姜苓术汤温中健脾助运，以五苓散温肾散寒通阳化气，并加半夏、陈皮以和胃，通草、五加皮以除湿。立法严谨，考虑周详。

二诊时，患者脘痛，足肿，呕酸等症皆除，惟跗肿未退。故效不更方，于原方基础上调整治之。毕竟肉桂、干姜辛热性烈，不宜久服，故易以川断、牛膝；半夏为有毒之品，今呕酸已除，故去半夏而独留陈皮；既无肉桂、干姜之辛热及半夏之辛燥有毒，自可不必用甘草以调和，且可防其恋邪；除通草、五加皮而外，又加薏苡仁以除湿；唯加用桑白皮一药，甚是费解。以方测证，当是有气喘之证，辨为肺中有水饮所致也。盖肺脾肾三脏协同调节一身之津液代谢。今脾肾有病，水液内停，难免损及于肺。水饮停于肺中，故有气喘等症，但毕竟以脾肾二脏之病为主，肺脏之病为辅。故治疗时，仅予一味桑白皮因势利导而已。是证有主次，故治有轻重。

案后方仁渊有按语云：沃酸一证，《内经》言热，东垣言寒，究竟辛通药最效。依笔者之愚见：以一身气机之升降而言，脾胃同居中焦，为气机升降之枢纽。在上之心肺常降，在下之肝肾常升，此乃天地气交之不易法则也。肺主肃降，肝主升发，人皆知之。然心何以常降，肾何以常升？殊不知心为离火，若不时时交下，温暖肾水，则肾水独寒于下；而肾为坎水，若不时时上腾，凉润心火，则心火独亢于上也。既知此气机升降之大势。再细论之：脾胃同居中焦，而脾主升，胃主降。又以五行而言，木能克土，肝属木，其味酸。故不论胃寒、胃热，但是胃府受病，胃失和降时，肝气皆常夹胃气而上升，而生嗳气、泛酸之症。故治疗泛酸时，亦不必拘泥于寒药、热药以及辛通药。只需观其脉证，或清热，或散寒，或辛通，总是调理脾胃，胃病既除，泛酸自止，此治之常法。惟其泛酸甚者，可加乌贼骨、煅瓦楞等品制酸，肝旺证显者，可加治肝之药，此治之权变也。

案10　疮臌外解风热，内清湿热

骆，疮之湿热与肝之气郁互结于里，近感风温，寒热咳嗽，骤然浮肿，证属疮臌。苏梗，杏仁，川朴，桔梗，赤苓，泽泻，枳壳，橘红，大腹皮，茯苓，莱菔子，姜皮。

复诊：湿夹热而生疮，风合湿而为肿。风从外入，故寒热而咳嗽；湿自内生，故腹满而气急。用仲景麻杏苡甘汤加味。麻黄，杏仁，苡仁，甘草，川朴，滑石，连翘，淡芩，枳壳，莱菔子，玄明粉，薄荷叶。共研粗末，滚汤泡服。

三诊：四肢面目肿退，而腹满未宽。在表之风寒虽解，在里之湿热未治。今拟宽中理湿。赤苓，苡仁，陈皮，大腹皮，杏仁，泽泻，莱菔子，川朴，通草，枳壳，姜皮。

【赏析】

因疮毒后腹胀如鼓名曰疮臌。本案患者，素有疮疾，当是久有湿热蕴结体内，发于局部，故有疮疡、流黄水等症。今复感风温，湿热与风温相合。风温袭表，营卫失和，故寒热并见；肺合皮毛，皮毛有邪，肺气不利，故咳嗽；湿热与风温相合，津液运行不利，水湿阻于肌肤经络，故骤然浮肿。既是风温外袭，当是热重于寒；既是湿热、风温相合，自有舌红、苔黄腻、脉滑数、患疮部位红肿热痛、流黄水等症。王氏初诊时，治以行气利水为主。方中有大队行气、利水之品，而无疏散风热、清热除湿之药。

因为前方与证相合欠佳，故二诊时，其证缓解不明显。恶寒、发热、咳嗽、水肿、气喘等症状如前，证候未变。故予以解表利湿之麻杏苡甘汤加味治疗。方中麻黄解表，麻黄本为辛温解表之品，然于大队清热利湿之品中则单具解表之功，不论风寒、风温皆可解之，更得连翘、薄荷叶疏散风热，可谓如虎添翼；杏仁降气化痰，与前三味一宣一降，从而使肺脏气机恢复正常，杜绝生水之源。然而未生之水已杜绝，已生之水及体内素有之湿热则需苡仁、滑石、淡芩、玄明粉，以及川朴、枳壳、莱菔子祛除之：薏苡仁、滑石甘淡渗利，能导湿热从小便而解；黄芩清热燥湿，玄明粉（即芒硝）善去胃中之实热，荡肠中之宿垢，二者能引湿热从大便而解；又气能鼓动津液运行，现湿热、水气停滞于肌肤、筋肉，又能阻滞气机之运行，故以厚朴、枳壳、莱菔子行气消胀，取“气行则水行”之意也。并以甘草调和诸药。本方在制法上也颇有讲究，因为麻黄、薄荷叶、连翘等辛香之品甚多，故不宜久煎，恐损失药力。因而共研粗末，滚汤泡服。

服上药后，疗效甚佳。故三诊时，四肢面目水肿已经消退，但腹部胀满仍然未能缓解。据文义以及三诊后所用方药推断，其咳嗽、气喘等症状亦当明显缓解。此时，在表之风热已解（王氏原文谓“在表之风寒虽解”），在皮肉之水气已消，然而在里之湿热未除。即当治在里之湿热，所谓“缓则治其本”也。脾胃位居中焦，为气机升降之枢纽，又脾主运化津液，为生痰之源。脾胃为湿热所裹，故而有腹胀、纳呆等症。治疗当以清利湿热、行气宽中为大法。即于二诊方中去解表之麻黄、连翘、薄荷叶，与燥湿之黄芩及泄热之芒硝，专事利湿、除热、行气。其所以不用滑石而加泽泻、通草、生姜皮者，据理思之，乃因此时患者所呈现的病机为湿重于热之缘故。

案11　水溢高原水肿，治以清泻肺火

白，火炎于上，水溢高原。肺金受邪，面红浮肿，唇鼻俱赤，而有皮烂之形。腹部腿足亦肿，三焦俱受其病矣。行步咳喘，邪在手太阴无疑。用吴鹤皋麦门冬汤泻火泄水为法。麦冬，冬瓜皮，通草，姜皮，桑白皮，丝瓜络，枇杷叶，陈粳米。

【赏析】

本例患者，当是肺脏先受邪热所扰，至肺失宣降。肺主通调水道，为水之上源。肺失肃降，水液运行失常，故而面部浮肿，腹部腿足亦肿。因兼有肺热，故面红、唇鼻俱赤、皮烂。肺气不利，故行步咳喘。《医方集解·利湿之剂第十二》论述麦门冬汤中提到："吴鹤皋曰：肺非无为也，饮食入胃，游溢精气，上输於脾，脾气散精，上归于肺，通调水通，下输膀胱，肺热则失其下降之令，以致水溢高原，淫于皮肤而为水肿。医罕明乎此，实脾导水，皆不能愈。"肺中之火有虚火、实火之分。以方测证，本案患者之肺火偏于实火。临证当见脉数、舌红、苔黄、口渴等症。治疗当以清泻肺热、兼利水湿为大法。方用桑白皮、枇杷叶、麦门冬清泻肺热，麦门冬尚能滋养肺阴；冬瓜皮、通草、丝瓜络、姜皮利水消肿，姜皮尚能解表宣肺；并以陈粳米益胃补虚，取培土生金之意也。

结　语

胀以气言，肿以水论。《血证论·阴阳水火气血论》曰："气行水亦行。"然而，因为各种原因导致津液代谢失常时，其病理产物如痰湿、水饮等又可阻滞气机。故胀不必兼肿，而肿则必定兼胀。因二者关系密切，故历代医家常将二者合并论述。

推究肿胀之病机，总以气机之升降出入失常为要。若单以气机之升降出入失常为病，则为胀；若在气机之升降出入失常基础上，更兼夹津液代谢失常，导致津液停聚，则为肿。

《医门法律·先哲格言》曰："人之生死由乎气。"经络之气旺盛，则人身二气周流，无往不贯，出于脏腑，流布经络，循脉上下，荣周不休，五十而复大会，阴阳相贯，如环无端。"《素问·六微旨大论》以"升、降、出、入"四字概括人体气机。以脏腑而言，五脏六腑之气各有相引相召，各有偏升偏降，其互相配合、互相制约，共同完成人体气机的"升、降、出、入"。故五胀六腑皆可令人胀，而五胀六腑亦皆可令人肿。然而脏腑之中，以肺、脾胃、肾对气机之影响尤为显著。肺主气，肺为华盖，位居上焦，主宣发肃降；肾主纳气，位居下焦；脾胃同居中焦，脾主升，胃主降，为气机升降之枢纽。故胀病多发于腹部，常由脾胃之病也。然脾胃之病，有因于外感内伤之别，有虚实寒热之异，有食湿痰血之殊，有偏脾偏胃之差。故案中治胀，每每于大腹皮、枳实等行脾胃之气药外，或温胃、或健脾、或消食、或利湿、或化痰、或活血，各随证治之。上举脾胃受病为例，其他若因于肺、因于肾、因于肝、因于肺脾、因于脾肾，等等，亦可变通而诊治。《素问·经脉别论》曰："饮入于胃，游溢精气，上输于脾，脾气散精，上归于肺，通调水道，下输膀胱。水精四布，五经并行。"又水饮下输膀胱之后，藉赖肾阳之气化，其中清者蒸腾而上，上输于脾；其中浊者变成尿液，经尿道排出体外。以上单论人体津液之代谢梗概。因气行水亦行，津液的敷布代谢需赖气的推动，故津液代谢与脏腑气机密不可分。以制酒喻，胃犹酵池，脾如酵曲，肺似冷凝器，膀胱即蒸锅，肾脏为火炉。《灵枢·营卫生会》所谓"上焦如雾，中焦如沤，下焦如渎"，精妙绝伦。而肝主疏泄，使气机调畅；又三焦气治，气行则津行，促进了津液的输布环流。故水肿与以上脏腑的功能失调密切相关。治疗时，自当观其脉症，有所侧重。至于常用治疗大法，《素问·汤液醪醴论》早有"开鬼门，洁净府"之圣训，张仲景详述之曰"诸有水者，腰以下肿，当利小便；腰以上肿，当发汗乃愈"。观今之临证者，每每惧于麻桂之峻烈，而鲜用发汗；或常常昧于"洁净府"之奥义，而用之不详。

试观本节案中，对于表邪郁闭、肺气失宣之水肿，王氏每每先用麻黄、生姜之峻散以取速效，继以防风、荆芥之缓散以收全功。而“净府不洁”，有因于肾阳不足气化不利者，自当通阳以助气化为主，真武汤是也；亦有因于肾阴不足关门失润者，自当育阴通利水道为主，猪苓汤可参。以上发汗、利小便两法乃侧重肺肾二脏也。其余若重于脾、重于胃、重于肝者，案中示例甚多，兹不赘述。

又案中治肿胀时，除按以上审因论治以外，常加腹皮、枳实等辛香行气之品以及茯苓、通草等甘淡渗利之品。究其故，乃因辛香之品，可导气机流行以助退肿，取“气行水亦行”之意；而甘淡之品，能渗利水湿以助消胀，达湿去气自畅之效。

卷三

一、积聚案

案1　寒水血气凝成积，散寒逐水又去瘀

金，少腹两旁结块，渐大渐长，静则挟脐而居，动则上攻至脘，旁及两胁，已八九年矣。据云始因积经半载，疑其有孕，及产多是污水，后遂结块。想是水寒血气凝聚而成。甘遂（面包煨）三钱，香附（盐水炒）一两，三棱（醋炒）一两，蓬术（醋炒）一两，桃仁（炒）五钱，肉桂（另研）一钱，川楝子（巴豆七粒合炒黄，去巴豆）五钱，五灵脂（醋炒）五钱，地鳖虫（酒浸，炙）二十一个。共研为末，炼白蜜捣和为丸。每服十丸，日三服。

【赏析】

本证初起停经，怀疑是妊娠，半年之后产下较多污浊血水（以西医学观之，当是过期流产之类疾患）。乃是由于素体虚寒或经期感寒等原因，导致水寒血气凝聚胞宫。八九年前初患之时，因人体正气之推动，排除部分凝聚之血水，但仍有余邪。遂致八九年来，水寒血气由胞宫逐渐凝聚冲脉。所以少腹两旁结块，逐渐长大，且可随冲脉之逆气上攻至脘，旁及两胁。

冲脉为奇经八脉之一。就循行部位而言：冲脉起于胞中，下出会阴，并在此分为三支：一支沿腹腔前壁，挟脐上行，与足少阴经相并，散布于胸

中，再向上行，经咽喉，环绕口唇；一支沿腹腔后壁，上行于脊柱内；一支出会阴，分别沿股内侧下行到足大趾间。就生理功能而言：冲脉不仅能调节十二经气血、调节月经等生殖功能，尚能调节气机升降。因为冲脉在循行中并于足少阴，隶属于阳明，又通于厥阴，并及于太阳。故它具有调节某些脏腑（主要是肝、肾和胃）气机升降的功能。本案当是水寒血气凝聚冲脉之分而成之积证。治当散寒逐水、行气祛瘀为大法。方中以肉桂散经中之寒，煨甘遂逐经络之水，香附、川楝子行气，又以三棱、莪术、桃仁、五灵脂、䗪虫等破血逐淤。诸药相合，则寒可去，水可除，气可行，瘀可化，结块渐消。冲脉无水寒血气凝聚，自无逆气上攻而平复。

案2　罹患伏梁，化积和营

金，脐以上有块一条，直攻心下作痛，痛连两胁，此属伏梁，为心之积，乃气血寒痰凝聚而成。背脊热而眩悸，营气内亏也。法当和营化积。当归，半夏，瓦楞子，香附，丹参，茯苓，陈皮，木香，延胡索，川楝子，砂仁。

复诊：投化积和营，伏梁之攻痛稍缓，背脊之热亦减，仍从前制。前方去茯苓、瓦楞子、木香，加茯神、玫瑰花。

【赏析】

《难经·五十六难》曰："心之积，名曰伏梁，起脐上，大如臂，上至心下。久不愈，令人病烦心。"邪犯于心，故心悸。胃为心之子，位居心下，心脉既有气血痰凝，则胃亦难免其害，故心下作痛。痛连两胁者，乃因胃土弱则木乘之故也。笔者细心揣摩，背脊热而眩悸，恐非营气内亏之故。以前后而言，腹为阴，背为阳，且督脉等阳经行于脊中；以上下而言，上为阳，下为阴，且头为诸阳之会。现心胃为阴邪所扰，阳气独留于阳位，故背脊热而眩悸。以方测证，当有脉或弦、或涩、或沉，舌或暗、或胖，苔腻等症。若能驱逐心胃之邪，则不但心悸可除、结块可消、疼痛可解，即背脊热及眩晕，皆可一并消除。除邪之法，以行气活血、化痰散结为要。方中以香附、木香、川楝子、砂仁调肝胃之气；当归、丹参、延胡索活血化瘀，延胡索且能止痛；半夏、陈皮、茯苓、瓦楞子健脾化痰，瓦楞子尚能软坚散结。

二诊时，伏梁之攻痛稍缓，背脊之热亦减。以方测证，当是腻苔减薄，痰湿得化，仍心悸如前，遂于前方去茯苓、瓦楞子、木香，而加茯神宁心安神。《本草正义》谓："玫瑰花，香气最浓，清而不浊，和而不猛，柔肝醒胃，流气活血，宣通窒滞而绝无辛温刚燥之弊，断推气分药之中最有捷效而最为驯良者，芳香诸品，殆无其匹。"故二诊时加玫瑰花以加强行气活血、柔肝醒胃之力。

案3　病石瘕新感暑湿，治水泻后消积聚

王，腹中癖块，渐大如盘，经事不来，腰酸带下。此属营虚气滞，瘀积内停。近日水泻，伤于暑湿。当先治其新病。

平胃散去甘草，加芍药、香附、吴茱萸、焦六曲。

复诊：腹块如复盘，上攻则痛，下伏则安。足跗浮肿，时时沃酸。从肝脾胃三经主治。川楝子，延胡索，吴茱萸，川椒，木香，蓬莪术，制香附，陈皮，茯苓，川连（姜汁炒）。

三诊：腹中结块，内热微寒，四肢无力，口沃酸水。肝脾气郁，营卫两亏，劳损之象。党参，香附，当归，丹参，川楝子，川椒，延胡索，冬术，干姜，青蒿梗，神曲，大枣。

【赏析】

此例腹中结块，伴月经停闭，当属《内经》所谓"石瘕"。石瘕生于胞中，寒气客于子门，子门闭塞，气不得通，恶血当泻不泻，衃以留止，日以益大，状如怀子，月事不以时下。腰酸者，寒气也；带下、足肿者，脾湿也。近日伤于暑湿之气，故泻下水样大便。急则治其标，故以平胃散燥湿化痰，并加芍药、香附以调肝，吴茱萸、六曲以和胃。

二诊时，腹泻已解。但石瘕之证未减。腹中结块仍大如盘，且偶尔上攻作痛。乃瘀血阻滞，肝气上逆所致。双足浮肿，乃暑湿之余孽。肝气横逆，犯胃则口泛酸水。乃疏肝行气活血，兼以除湿暖胃，以川楝子、木香、制香附、吴茱萸理肝脾之气，延胡索、莪术化瘀止痛，陈皮、茯苓除湿健脾，川椒暖胃、川连制川椒之热。

三诊时，湿邪已去其大半，脾虚之本相显露，故四肢乏力。肝气犯胃，胃失和降则口沃酸水。方仁渊按："内热微寒，乃肝脾郁结，肺金治节不行，营卫不调也。"可参。其实依笔者之见，此内热微寒即因是气虚而致发热，理同补中益气汤证之发热。盖人体元气流行于经络，犹如诸水之流行于江河。倘若水源充足，江河自然饱满，水势流行不息。一旦逢旱枯涸，则水难满蓄，流行失畅，常得郁滞，郁久则化热，故有内热也。所以微寒者，阳气虚也。"肝脾气郁"者，肝气郁结乃素有之病，而脾气因虚而至郁也。"营卫两亏"者，因中焦脾胃为气血生化之源，营卫同出中焦，今脾气虚，化源不足，故曰"营卫两亏"也。乃以上方加党参、白术益脾胃之气，加干姜助川椒补脾胃之阳。

案4　肥气病新增咳嗽，肺肝同治

丁，肝之积，在左胁下，名曰肥气。日久撑痛。川楝子，延胡索，川连，青皮，五灵脂，山楂炭，当归须，蓬莪术，荆三棱，茯苓，木香，砂仁。

复诊：左胁之痛已缓。夜增咳嗽，寒痰走于肺络。宜肺肝同治。旋覆花，杏仁，川楝子，荆三棱，茯苓，款冬花，半夏，新会皮，蓬莪术，新绛，青葱管。

【赏析】

《难经·五十六难》曰："肝之积，名曰肥气，在左胁下，如覆杯，有头足。"肝左升而肺右降，故肝之积在左胁下，而肺之积在右胁下。肝体阴而用阳，主血，主疏泄，喜升发条达。倘若肝郁气滞日久不解，渐至瘀血凝聚，结为有形阻于左胁下，则肥气生矣。有形之邪更加阻滞气机，不通则痛，故日久撑痛。以方测证，本例尚有脉弦、舌暗，及嗳气、吞酸、舌苔白腻等肝气犯胃，胃失和降症状。治疗上，当以理肝气、化瘀血为主，兼以和胃祛湿。方中用川楝子、青皮、山楂炭理肝气，延胡索、五灵脂、当归须、蓬莪术、荆三棱化瘀血，木香、砂仁、川连、茯苓和胃祛湿。

二诊时，左胁之痛已缓，然而新增咳嗽一症。想是胁下之结，不单有气滞血瘀，尚有寒痰凝聚。经上方调理，今滞气已化，瘀血已除，证减大半，然寒痰未除，且随人体气机沿经络而行于肺络，影响肺之宣发肃降，故发咳嗽。治疗当“肺肝同治”。以川楝子、三棱、莪术、新绛疏肝活血，以旋覆花、款冬花、杏仁、茯苓、半夏、陈皮、葱管化痰理肺。

案5　辨肠覃，疏气血兼用丸药

蒋，少腹结块，渐大如盘。此属肠覃，气血凝滞而成。拟两疏气血。香附，五灵脂，红花，当归，泽兰，桃仁，延胡索，丹参，陈皮，砂仁。大黄䗪虫丸，每服二十粒，开水送。

【赏析】

《灵枢·水胀》曰：“肠覃何如？岐伯曰：寒气客于肠外，与卫气相搏，气不得荣，因有所系，癖而内着，恶气乃起，息肉乃生。其始生也，大如鸡卵，稍以益大，至其成，如怀子之状，久者离岁，按之则坚，推之则移，月事以时下，此其候也。”肠覃多因气滞痰浊停聚少腹所致，是一种以子宫旁少腹内出现圆滑柔韧的肿块，一般不影响月经为主要表现的妇科疾病。本病类似西医学的卵巢囊肿。原文说本例患者乃因“气血凝滞而成”。当知患者除主要症状外，应当还伴有胸胁胀闷，走窜疼痛，急躁易怒，少腹结块刺痛拒按，或痛经，经色紫暗有块，舌质紫暗或见瘀斑，脉涩等临床表现。治疗以行气活血为大法。有汤剂和丸剂配合服用。汤剂中，以香附、五灵脂、红花、当归、泽兰、桃仁、延胡索、丹参、陈皮、砂仁，行气活血。细观本方，理气则肝脾之气同调，理血则活血破血同用。

大黄䗪虫丸出自医圣张仲景的《金匮要略》。其原本用于主治："五劳虚极羸瘦，腹满不能饮食，食伤、忧伤、饮伤、房室伤、饥伤、劳伤、经络营卫气伤，内有干血，肌肤甲错，两目黯黑。缓中补虚。"大黄䗪虫丸方：大黄（蒸）十分，黄芩二两，甘草三两，桃仁一升，杏仁一升，芍药四两，干地黄十两，干漆一两，虻虫一升，水蛭百枚，蛴螬一升，䗪虫半升。上十二味，末之，炼蜜和丸小豆大，酒饮服五丸，日三服。本方以攻瘀通络为主，以甘润补虚为辅，目的在于渐消瘀血，恢复正气。本方使用较多虫类药，亦是一大特点，正如《兰台轨范》所说："血干则结而不散，非草木之品所能下，必用食血之虫以化之。"以方测证。本例患者当是病久之后，虚象已显，有腹满不能饮食，肌肤甲错，两目黯黑等表现。

需要注意的是，原文只给出了两张药方，并没有细谈两方各自服用的疗程。此处需学者细心揣摩。《素问·五常政大论》篇载："大毒治病，十去其六。常毒治病，十去其七。小毒治病，十去其八。无毒治病，十去其九。"又，古代医家认为："汤者，荡也"，去大病用之。"丸者，缓也"，舒缓而治之也。对于积聚之病，历代医家皆认为其是本虚标实之病。何况本例患者虚象已现，故先用汤剂速攻其滞气瘀血，但不可久服，得效之后，即应停服。而后继之以大黄䗪虫丸，峻药缓攻，以善其后。案中未载复诊，当是辨证准确，用药精当，效如桴鼓之故也。

案6　奔豚气病在肝胆，降逆气不忘实脾

金，气从少腹上冲咽嗌，则心中跳，胁中痛，初起寒热而呕，此奔豚气之挟肝邪者也。半月以来，寒热虽止，气仍上逆。脉沉弦小。宜宗《金匮》法。二陈汤去甘草，加当归，白芍，吴茱萸，香附，川朴，槟榔，苏梗，沉香，姜汁，东行李根。

复诊：奔豚之气渐平，脘中之气未静。当从肝胃求治。淡吴萸，半夏，

香附，川楝子，延胡索，茯苓，焦六曲，陈皮，白芍，蔻仁。

【赏析】

《金匮要略·奔豚气病脉证治》曰：“奔豚病，从少腹起，上冲咽喉，发作欲死，复还止，皆从惊恐得之。”又曰：“奔豚气上冲胸，腹痛，往来寒热，奔豚汤主之。”奔豚气病的病因虽有不同，然发病均与冲脉有关。《素问·骨空论》：“冲脉者，起于气街，并少阴之经，夹脐上行至胸中而散。……冲脉为病，逆气里急。”其主症为气从少腹上冲心胸或至咽喉。在治疗方面，如为肝郁化热气冲的，可用奔豚汤养血平肝，和胃降逆；如因外邪致阳虚寒逆引起气冲的，宜外灸以散寒除邪，内服桂枝加桂汤调和阴阳，平冲降逆；如因误汗阳气受伤，水饮有上冲之势的，治用茯苓桂枝甘草大枣汤培土利水，以防冲逆。

本例乃因肝经受邪，引动冲脉之气上逆而为奔豚之病。“气从少腹上冲咽嗌，则心中跳”，皆冲脉主症。“胁中痛”，乃肝经受热邪所扰，肝气不利，不通则痛。“初起寒热而呕”者，乃肝病及胆。以方测证，尚可伴有口苦、咽干、舌红、苔厚腻等症。方中李根性寒而味甘，清肝热、降逆气，所谓“东行李根”者，以笔者愚见，乃取向东生长之李根，以东方生木，擅入肝也；当归、白芍养肝血；吴茱萸、香附疏肝郁；川朴、槟榔、苏梗、沉香、半夏、陈皮、茯苓、姜汁调理脾胃，乃取肝病实脾之意也，且大队降气药合用，可助李根加强平降奔豚逆气之功。

二诊时，奔豚之气明显缓解，然而仍有呕吐症状，即所谓“脘中之气未静”。《内经》云：“常毒治病，十去其七。”邪去大半，故缩小其制。去除槟榔、厚朴等破气之品，以防伤正也。

案7　关尺牢弦病下焦，峻药缓用破寒积

米，右关尺牢弦，腰腹有块攻痛，是肝肾之积在下焦也。用缓消止痛法。

肉桂，雄黄，尖槟榔。共研细末，用独头蒜捣丸。早晚服各五丸，开水送。

【赏析】

“左手心肝肾，右手肺脾命”。牢脉表现为沉按实大弦长，坚牢不移。其主阴寒凝结，内实坚积。弦脉表现为端直以长，如按琴弦。其主肝胆病，痰饮，痛证，疟疾等。今右关尺牢弦，加之腰腹有块攻痛，故知是肾阳虚衰、肝寒凝滞从而导致滞气、寒邪凝聚腰腹，发为积证。治当以温阳散寒、行气散结为主。方中以肉桂温阳散寒为君，以槟榔下气破积为臣，佐以辛温之雄黄，温可助肉桂温阳散寒，辛可助槟榔下气破积，独头蒜为使。又独头蒜即大蒜，味辛，性温。《本草经疏》谓其：“功长于通达走窍，去寒湿，辟邪恶，散痈肿，化积聚，暖脾胃，行诸气。”故以之引诸药达于病所。此证得来非一日之功，而且目前虚实夹杂，故治疗时不可过用攻伐，乃用峻药缓攻，故制成丸药内服。综观本案，深得制方之妙也。

案8　结瘕补攻分用两方

某，前年秋季伏暑证中，即结瘕，居左胁下。春来下午必发微热，晨必吐痰，食面必溏泄。此当时热邪未清，早进油腻面食，与痰热互相结聚于肺胃之络，当以攻消为主。柴胡（酒炒）三钱，青皮（巴豆五钱同炒，去豆）一两，三棱（醋炒）五钱，蓬术（醋炒）五钱，雄精一两，大黄（皂荚子三粒，合炒去皂荚子）一两。上药为丸，每服一钱。下午服六君子丸三钱。

【赏析】

《素问·生气通天论》：“夏伤于暑，秋必痎疟”。夏季暑热之时，不即时发病，必待入秋之后，因于正气虚弱，并被时令病邪所引动，方发为伏暑。前年伏暑证时，邪热留于肝胆肺胃。肝胆之络有邪热稽留，故春来下午必发微热，以春应肝胆也。瘕者，假也，聚散不常，属腑而无定。热邪未清之时，早进油腻面食，则胃气被邪热所扰，尚难化腐油腻面食，故谷气化为痰，与热相结。又《灵枢·经脉》曰：“肺手太阴之脉，起于中焦，下络大肠，还循胃口，上膈属肺。”且脾为生痰之源，肺为储痰之器。故胃络之痰热，可随气机上行于肺，于是痰热互相结聚于肺胃之络。聚散无常，故为左胁下瘕。食吐痰、溏泄者，乃肺胃中有痰热结聚，升降失常，痰随肺胃之气上逆，故食吐痰；运化失司，精华之气不能输化，乃致合污下降而泻泄。以方测证，尚可伴有进面食后下利臭秽、频转矢气、口舌干燥、脉滑数等症。治疗当以疏肝散结、下积化痰为主。方中以柴胡、青皮疏肝清热，三棱、莪术破气消积，大黄攻热积，巴豆逐寒积，皂子去油腻之积。雄精即雄黄，虽辛温有毒，却善能燥湿开结化痰。案后，方仁渊评曰：“无坚不破，无攻不利，正气不虚者可用”，说明此方药力雄猛，运用时不可不慎。加之本案患者病已三年，正气有所亏耗，故下午服六君子丸三钱作为辅助，一来可以补正气之不足，二来可以缓前方之峻烈。

案9　奔豚气寒中夹热，中气亏，攻补皆难

钱，脉微细，阴之象也。少腹有块，上攻及脘，自脘至嗌一条气塞，发作则大痛欲厥，头汗如雨。用方大法，固宜以温通为主矣。惟舌有黄腻浊苔，便泄臭秽，必兼湿热，而块痛得按稍减，中气又虚，方法极难周顾，尚祈斟酌是荷。川楝子，乌药，肉桂，乌梅，木香，淡吴萸，泽泻，延胡索，茯苓，川连（酒炒）。

复诊：下焦浊阴之气，上干清阳之位。少腹胸胁有块，攻撑作痛，痛甚发厥。昨用温通，病势稍减，脉仍微细，泄仍臭秽，恶谷厌纳，中气大亏，阴气凝结，当脐硬痛。恐属脏结，攻之不可，补之亦难，诚为棘手。肉桂，吴茱萸，炮姜，枸杞子，乌药，木香，延胡索，金铃子，白芍，茯苓，泽泻，萱花，金橘饼。

【赏析】

《伤寒论·辨少阴病脉证并治第十一》曰：“少阴之为病，脉微细，但

欲寐也。”故知脉微细，多属肾病之象。然肾病有阴阳之别。本条中王氏释曰：脉微细，阴之象也。当知为肾中阳气不足。肾中阳气不足，则肾中水寒之气内盛，引动冲脉之气上逆过脘达咽，发为奔豚。《难经·五十六难》曰：“肾之积，名曰奔豚，发于少腹，上至心下，若豚状，或上或下无时。久不已，令人喘逆，骨痿少气。”难经何以将奔豚列为肾之积？乃因冲脉与肾经关系密切。《灵枢·逆顺肥瘦》曰：“夫冲脉者，五脏六腑之海也……其下者，注少阴之大络，……其下者，并于少阴之经，渗三阴……”冲脉出于气冲穴，伴随足少阴肾经，挟脐两旁上行，到胸中而分散。故肾病常可累及冲脉，导致冲气上逆以及少腹、胸胁等处结块等症。冲脉之病邪静则为积块，动则为奔豚，其病显于冲脉，而其根实源于肾脏，故曰“肾之积，名曰奔豚”。

发作时，逆气从少腹上冲咽喉，脏腑经络之气一时闭塞，故大痛欲厥，头汗如雨。显是阴寒之邪积于肾脏所致，当以温阳通经、平冲降逆为治疗大法。然而细诊之间，发现患者苔黄腻浊，便泄臭秽，乃因肾阳不足，脾阳脾气亦衰，故运化失司，继而酿生湿邪，湿邪郁久化热，湿热蕴脾之缘故。因为脾肾之阳气亏损，故块痛得按稍减。是下、中二焦阳虚，寒水之气上逆，兼有湿热蕴脾，乃寒热错杂之证，故曰“方法极难周顾，尚祈斟酌是荷”。治疗时，以温通为主，所谓急则治其标也。方中以肉桂、乌药、淡吴萸温肾阳，木香、川楝子调逆气，泽泻、茯苓、黄连，去脾胃之湿热，并以乌梅防诸药辛散太过。《本草经疏》谓：“乌梅味酸，能敛浮热，能吸气归元。”故本方反佐而用之。案中未载药量，以理推求，当是用大剂肉桂、乌药等温热而佐以小剂川楝、黄连之苦寒也。

二诊时，因服以上温通药方，奔豚发作及疼痛稍微缓解，但并没有很大的改善。因为“脉仍微细，泄仍臭秽”，且新增“恶谷厌纳”、“当脐硬痛”两症，乃是脾肾阳虚、阴寒内盛之脏结危候。虽有奔豚，但脾肾阳虚，已不耐攻伐；虽有阳虚，若辛热太过，又恐格拒。治疗已相当棘手。故治疗时，在上方基础上，加炮姜以助温脾，复加萱花、金橘以消食和胃。萱花，即今之黄花菜。《本草纲目》谓其能“消食，利湿热”。又《本草纲目》称金桔“酸、温、甘、无毒”，“主治下气快膈，止渴解酲，解臭，皮尤佳”。

案10 热气郁积成伏瘕，治用圣济槟榔丸

丁，小肠遗热于大肠，为伏瘕，腹中微痛。用圣济槟榔丸。

槟榔（炒），桃仁，当归（酒炒），青皮（酒炒），沉香，火麻仁，党参（元米炒），茯苓（烘），木香（烘），乌药（烘），大熟地（砂仁拌炒），白芍（酒炒）。上药为末，用神曲三两，煮糊为丸。每朝三钱，开水送。

【赏析】

“伏瘕”即“虙瘕”。“虙”者，伏也，邪气潜伏于大肠也；瘕者，假也，谓虚假可动也。《素问·气厥论》曰：“小肠移热于大肠，为虙瘕，为沉。”因而，伏瘕是一种邪气伏于大肠的瘕证。常表现为下腹部有时鼓起如块状，但很快消散，可伴有腹痛、便秘等症状。多因大肠热气郁积所致。大肠为传导之腑，热则气结液耗，腹痛便涩，然或时通时滞，且腹虽有形，而聚散无常，是为瘕。故本例患者临床除见腹中微痛外，尚可见便秘、舌红、苔黄、脉数等症。《退思积类方歌注》云：“治在腑者，宣而通之；病在下者，因而夺之。”故治疗时，用槟榔、木香、枳壳疏泄大肠之气以治其标，用大黄、桃仁、麻仁润下大肠之热以治其本。标本兼治则腑气通，邪热除，腹痛、便秘诸症可除。

案11 忧思伤脾成积，补气行气并用

洪，结癖累累，久踞腹中。年逾六旬，元气下虚，中气已弱，肝气肆横，腹渐胀满。脉沉弦细，细而沉为虚为寒，沉而弦为气为郁。病关情志，非湿热积滞可比，攻消克伐难施。拟商通补。补者补其虚，通者通其气。六君子汤，苏梗，肉桂，香附，川朴（姜汁炒），白芍，生姜。

【赏析】

本例患者为一六十余岁的老者，腹部久有成簇排列的小包块，且自觉腹部胀满逐渐加重。病情与情志有关，想是每逢忧郁恚怒则腹胀加重，脉沉弦而细。以上病情，当是忧思伤脾，致脾气虚弱，脾阳不足。脾之阳气不足，则阴寒之气凝聚腹中，结为有形之块，故见腹中“结癖累累”。“癖”者，古同“痞”，痞块之谓也。土虚木乘，肝气横逆犯脾，故见脉弦、腹胀等症。以方测证，尚可见纳差、乏力、形瘦虚羸、舌苔薄白等症。治疗以六君子汤补脾气，加肉桂、生姜助脾阳，香附、苏梗、川朴行肝肺之气，白芍养血敛阴，柔肝止痛。诸药相合，加以调畅情志，缓缓图之，可望痊愈。虽云“补者补其虚，通者通其气”，其实以补虚为主，通气为辅，读者不可不知。

案12　患肥气虚实夹杂，两方妙用通化

冯，脉右关滑动，舌苔黄白而腻，是痰积在中焦也。左关弦搏，肝木气旺，故左胁斜至脐下有梗一条，按之觉硬，乃肝气入络所结。尺寸脉俱微缓，泄痢一载，气血两亏。补之无益，攻之不可，而病根终莫能拔。根者何？痰积，湿热，肝气也。夫湿热、痰积，须借元气以营运。洁古所谓养正积自除，脾胃健则湿热自化，原指久病而言。此病不谓不久，然则攻消克伐何敢妄施。兹择性味不猛而能通能化者用之。人参，茯苓，于术，青陈皮，炙甘草，泽泻，枳壳，神曲，茅术，当归（土炒），黄芪，白芍（吴萸三分，煎汁炒），防风根。

又，丸方：制半夏三两，分六分。一分（木香二钱，煎汁拌炒）；一分（白芥子二钱，煎汁拌炒）；一分（乌药三钱，煎汁拌炒）；一分金铃子（三钱，煎汁拌炒）；一分（猪苓二钱，煎汁拌炒）；一分（醋拌炒）。炒毕，去诸药，仅以半夏为末，入雄精三钱，研末，射香一分，独头蒜三个，打烂，用醋一茶杯，打和为丸。每晨服一钱五分，开水送。

渊按　制法极佳，通化肺脾之痰，疏理肝胆之结，丸法亦有巧思。诸凡与此证相类者，皆可用之。

【赏析】

《难经·十八难》曰："三部者，寸、关、尺也。九候者，浮、中、沉也。上部法天，主胸上至头之有疾也；中部法人，主膈以下至脐之有疾也；下部法地，主脐以下至足之有疾也。"《濒湖脉学·四言举要》曰："心肝居左，肺脾居右，肾与命门，居两尺部。"故后世有"左手心肝肾，右手肺脾命"之说。右关应脾，故"脉右关滑动，舌苔黄白而腻，是痰积在中焦也"。左关应肝，故"左关弦搏，肝木气旺"。《难经·五十六难》曰："肝之积，名曰肥气，在左胁下。"今有梗一条停于左肋斜至脐下。参以"左关弦搏"之脉象，当知是"肝气入络所结"也。尺寸脉俱微缓，又已经"泄痢一载"，当是气血两亏为根本，而肝气、痰结为标末也。尺寸俱微缓，而两关一弦一滑者，乃肝脾为邪气所扰之故也。王氏自谓"根者何？痰积，湿热，肝气也"。其实依后文及方药来看，病根只痰湿、食积以及肝气三者，其实并无邪热。且此三者，名为病根，而根中之根，乃脾虚也。对于此等病证，金代医家张元素提倡"养正积自除"。因为脾胃健则痰湿、食积自化，且土气旺则肝木不得乘脾，肝气自消矣。然而毕竟有邪实留滞，虽云"养正积自除"，亦提示后学须时时防范腻补恋邪之弊。遂选性味不猛而能通能化者用之，近乎后世所谓"清补"之法。

因本例标、本之异而设汤、丸两方。汤者，荡也，故取四君子汤合玉屏风散以健脾益气，加当归、白芍以补血，神曲消食，泽泻、陈皮祛湿，青皮、枳壳理肝脾之气；丸者，缓也，故取半夏、白芥子、雄黄燥湿、化痰、散结，乌药、川楝子一寒一热，疏肝理气，猪苓渗利水湿，并以独头大蒜及食醋暖胃消食。综观本案，汤方以补脾为主，但所选皆性味不猛而能通能化者，补而不滞，兼能祛邪；丸方以祛湿化痰、疏肝理气为主，虽所选皆性味猛烈之品，但制以丸药，则可缓和其药性，使祛邪而不伤正。

案后方仁渊评曰："制法极佳，通化肺脾之痰，疏理肝胆之结，丸法亦有巧思。诸凡与此证相类者，皆可用之。"学者不可不细心揣摩。

案13　聚证终成虚劳，历四诊仍难痊愈

孔，病由肝气横逆，营血不调，腹中结瘕，脘胁攻痛，渐致食减内热，咳嗽痰多，当脐动跳，心悸少寐，口干肠燥，而显虚劳血痹之象。极难医治，姑仿仲景法。党参，茯苓，枣仁，乳香，没药，桃仁，当归，川贝，香附，白蜜，地鳖虫（酒炙）。

复诊：前方养营化瘀，下得血块两枚。腹满稍软，内热咳嗽未减。今且和营启胃，退热止咳，再望转机。西党参，茯苓，丹参，广皮，血余炭，川贝母，杏仁，当归，阿胶，地鳖虫。

三诊：气滞血瘀，腹满有块攻痛，内热已减，咳嗽未平。拟两和气血方法。党参，香附，郁金，茯苓，山楂肉，延胡索，当归，杏仁，阿胶，桃仁，沉香，血余炭。

四诊：咳嗽不止，腹仍满痛。肝肺同病，久延不已，终成劳损。桃杏仁，车前子，川贝，当归，丹皮，阿胶（蒲黄炒），旋覆花，苏子，茯苓，新绛。

【赏析】

虚劳，是多种原因引起的慢性衰弱性疾病的总称。其主要病机是五脏气血阴阳的虚损不足。因肾为先天之本，脾胃为后天之本。阴阳互根互用，但人体各种功能活动的实现，皆奈阳气的推动，因而在阴阳平衡之中，阳气居于主导地位。故虚劳发展至后期，往往是五脏俱虚，而以脾肾虚损为主，且偏于阳气虚。而血痹则主要是指因营卫虚弱，腠理不固，外受风邪，痹于肌肤血络，主要表现为周身或局部肌肤麻痹，甚则伴有酸痛的病证。《金匮要略》有“血痹虚劳病脉证并治”一篇，故王氏在此谓患者“显虚劳血痹之象”。实际上，本例患者，乃是以虚劳之病为主，而兼有血痹之病。

初诊时，经仔细问诊，王氏得知本例患者最初患病时，由于肝脾不调，肝气横逆犯脾。肝藏血，脾统血。又肝主升发条达、主疏泄，气行则血行；脾胃为气血生化之源，脾健则营卫二气充沛。今肝气郁结则气滞，气滞则血

瘀；肝气横逆犯脾则脾虚，脾虚则营卫两亏。气滞血瘀阻于腹中，结为有形，时聚时散，故见腹中结块；时有肝气横逆来犯，故脘胁攻痛。营卫虚弱则腠理不固，易外受风邪，痹于肌肤血络，发为血痹。此即案中所谓“营血不调”也。纳食减少者，脾胃气虚故也；内热、咳嗽痰多者，肺气虚而津停为痰也，痰郁久而化热也；当脐动跳者，肾气不足，寒水之气欲动也；心悸少寐者，心气不足，心神不宁也；口干肠燥，乃肝胃阴虚之故也。据王氏谓本案乃“虚劳血痹之象”及以方测证，患者尚可伴有周身肌肤麻痹、酸痛及舌淡、少苔、脉虚等症。如此诸脏虚损的病证，治疗非常棘手。姑且模仿医圣张仲景所创之黄芪桂枝五物汤证、小建中汤证等治法。以补中和营，缓急止痛为大法。《神农本草经》谓蜂蜜：“主心腹邪气，诸惊痫，安五脏诸不足，益气补中，止痛解毒，和百药。”方中以白蜜、党参、茯苓健脾益气，使化源充足，营气化生有源，白蜜且能除心烦、润脏腑；当归、枣仁补血养阴；乳香、没药、桃仁、䗪虫活血化瘀；香附疏肝理气；贝母清热化痰。

二诊时，患者诉服用前述养营化瘀的方剂后，下得血块两枚。之后，腹满稍减，想是停聚之瘀血部分随药力外排，故腹部胀满稍微减轻。但是咳嗽、发热等症状如前。于是效不更方。于前方中，加陈皮健脾燥湿、杏仁降气，共同加强了化痰之力；其余将活血、滋阴之品稍作调整；仍用贝母清热化痰，方意未变。

三诊时，内热已经减轻，但是咳嗽仍然没有好转。二诊时腹满稍减，而三诊时案中原文诉“腹满有块攻痛”，当知此次就诊时，腹满攻痛恢复如初诊情形。王氏自己分析患者“腹满有块攻痛”的病机乃是“气滞血瘀”，故立下“两和气血”的治疗大法。分而言之，则“和气”分“补气”与“理气”两个方面，“和血”分“补血”与“理血”两个方面。补气用党参、茯苓，理气用杏仁、香附、沉香，补血用当归、阿胶，理血用桃仁、血余炭；另外，郁金、山楂、延胡索皆为气血双理之品，郁金尚能清心凉血，山楂尚能开胃消食，延胡索尚能止痛。

四诊时，咳嗽、腹部胀痛仍未缓解，当是正气无回转之望，邪气无消化之机。立法选方用药时，清肺化痰与养营化瘀并重。所谓“有是病则有是药”。同时王氏预测患者“肝肺同病，久延不已，终成劳损”。

案14　细探虫积病证，调和中寒

某，阅病源是属虫病无疑。虫由湿热所化，脾土不运而生。其发于月底之夜，原有脾胃虚寒。寒属阴，故夜发也。寒久化热，土虚木强，其发移于月初，必呕吐胸热，两乳下跳，虫随酸苦痰涎而出，多寡不一，或大便亦有，腹中微痛，虽口渴甚，不能咽水，水下复呕，呕尽乃平，至中旬则康泰无恙矣。所以然者，月初虫头向上，且病久呕多，胃阴亏，虚火上炎，故胸中觉热。虚里跳动，中气虚也。中气者，胸中大气，脾胃冲和之气，皆归所统。脾胃中气虚甚，故跳跃也。病延一载有余，虫属盘踞，未易一扫而除。图治之法，和中调脾，杜生虫之源；生津平肝，治胸热口渴；化湿热，降逆气，以治呕吐。久服勿懈，自可见功；欲求速效，恐不能耳。川楝子，芜荑，党参（元米炒），白术，青皮，制半夏，白芍，茯苓，焦六曲，干姜，陈皮，榧子，蔻仁，使君子肉。

【赏析】

本例患者诊断乃是虫积。虫属盘踞，结聚有形而成虫积，虫由湿热所化，而湿热由脾土不运而生。患者脾胃积寒已久，故津液输布代谢失常，停聚而为湿邪，湿邪郁久化热，湿热久积，化生诸虫。病久呕多，胃阴亏，虚火上炎，故胸中觉热。脾胃中气虚甚，故虚里跳动。月初之时，肝木旺盛，因土虚木强，虫随气动，故可随肝胃上逆之气涌出，亦可向下奔蹿故大便亦有。脾胃有湿热虫积停聚，津不上承，故口渴甚；因中焦本有湿热，故不能咽水，水入则吐，吐尽乃平。治法当以和中调脾，杜生虫之源；生津平肝，治胸热口渴；化湿热，降逆气，以治呕吐。以党参、白术、茯苓、干姜助脾胃之阳气，白芍、青皮、川楝子生津平肝，半夏、陈皮、蔻仁化湿和胃，芜荑、榧子、使君子性味平和，善能杀虫。试观全方但用半夏、陈皮、蔻仁以及茯苓去脾胃之湿，而不见清脾胃积热之苦寒药物，其因有二。一者，患者病本为中阳不足，由脾胃虚寒而变生诸症，故恐苦寒之品更伤中阳，尤雪上加霜。二者，火性炎上而无形，若无重浊黏滞有形之湿邪，恐无以容身，随即消散。今用半夏、陈皮、蔻仁以及茯苓等祛湿之品，使湿去热孤，不治热而热愈也。

案15 伏梁新病呕血，急治凉血降逆

朱，久有伏梁痞痛呕酸之患，是气血寒痰凝结也。自遭惊恐奔波，遂至脘腹气撑，旁攻胁肋，上至咽嗌，血随气而上溢，甚至盈碗盈盆。两载以来，屡发屡止，血虽时止，而气之撑胀终未全平。近来发作，不吐酸水而但吐血，想久伏之寒化而为热矣。立方当从气血凝积二字推求，备候商用。郁金，香附（醋炒），丹参，茯苓，丹皮（炒黑），苏梗，延胡索（醋炒），韭菜根汁（一酒杯，冲），童便（冲），鲜藕。

另：用云南黑白棋子二枚，研细末。用白蜜调，徐徐咽下。

渊按 血从惊恐而来，所谓惊则气乱，恐则气下。气乱血逆，必然之理，棋子治何病未详。

复诊：肝郁化火，胃寒化热，气满于腹，上攻脘胁，则血亦上出。前方疏理气血之壅，病情稍效。今以化肝煎加减。盖肝胃之气，必以下降为顺，而瘀凝之血，亦以下行为安。气降而血不复升，是知气降而火降，瘀化而血安，必相须为用也。郁金，三棱（醋炒），延胡索，川贝，青皮，桃仁，泽泻，焦山栀，茯苓，苏梗，丝瓜络，鲜藕，鲜苎麻（连根叶）。

【赏析】

心之积，名曰伏梁。患者自脐上至心下素有痞块，伴有疼痛、呕酸，及舌暗、苔白腻或厚、脉沉弦等症。故知是气血寒痰凝结所致，病位在于肝胃。《素问·举痛论》曰："惊则气乱，恐则气下。"如是患者，复遭惊恐，则气机更加逆乱，血随肝胃之逆气上升，则吐血"盈碗盈盆"。"近来

发作，不吐酸水而但吐血”，乃是“久伏之寒化而为热”、热伤血络之故也。临床当可伴见心烦，面赤，口渴喜冷饮，舌红，脉弦数有力等热象见症。治疗上，当以行气逐瘀，凉血止血为大法。方以苏梗、香附、郁金疏肝行气，郁金兼能化瘀、凉血；以丹参、丹皮、韭菜根汁、童便、鲜藕、延胡索活血化瘀，其中丹参、丹皮、鲜藕兼能清热凉血，童便兼能滋阴降火，韭菜根汁兼能和胃止吐，延胡索兼能化瘀止痛；并用茯苓健脾化痰。所以用茯苓者，乃肝病实脾之意，况患者本有痰邪为患。

案中方仁渊点评曰：“血从惊恐而来，所谓惊则气乱，恐则气下。气乱血逆，必然之理”，乃是对本例病证成因的探讨。方氏对于案中为何使用“云南黑白棋子”，亦颇觉迷惑，故曰“棋子治何病未详”。以笔者之揣测，此棋子质重沉潜，其性犹如龙骨、牡蛎、磁石、代赭石之类，善能平肝潜阳，潜降上逆之气血也。未知当否？以白蜜调服者，取白蜜能调脾胃、和诸药也。

二诊时，因为经过上方疏理气血之壅蔽，病情有所减轻。今以化肝煎加活血化瘀、凉血止血之品治疗。化肝煎出自《景岳全书》第五十一卷，由青皮、陈皮、芍药、牡丹皮、栀子(炒)、泽泻、贝母组成。功擅解肝郁，平肝逆而散郁火。与首诊时比较，两方皆能理气、活血、凉血，所不同者，前方以质重沉潜之棋子平肝潜阳，以求速效。且前方清热，以营分为主。而后方去质重沉潜之棋子，在用药上兼清气、血两分之热。

结 语

积聚之名，首见于《灵枢·五变》：“人之善肠中积聚者，……皮肤薄而不泽，肉不坚而淖泽。如此，则肠胃弱，恶则邪气留止，积聚乃伤。”《内经》里还有伏梁、息贲、肥气、奔豚等病名，亦皆属积聚范畴。本病以腹内结块，或胀或痛为主要临床特征。主要包括西医的腹部肿瘤、肝脾肿大，以及增生型肠结核、胃肠功能紊乱、不完全性肠梗阻等疾病。若与上卷所讨论之“臌胀”相鉴别，则臌胀以肚腹胀大、鼓之如鼓为主要临床特征。臌胀患者之肚腹内，常有水液、气体停聚，肚腹弥漫胀大；而积聚患者在腹部能触摸到局限性的结块。

推究积聚之病因病机，有标本两面。标者，乃因情志抑郁，饮食损伤，感受邪毒及他病转归等原因，导致邪气盘踞；本者，乃因正气虚弱，此乃邪气留着不去之内在因素也。《素问·评热病论》曰："邪之所凑，其气必虚。"又《医宗必读·积聚》说："积之成也，正气不足，而后邪气踞。"《景岳全书·积聚》亦说："凡脾肾不足及虚弱失调之人，多有积聚之病。"因而积聚是本虚标实之证。本虚可责之五脏，临床所见多与肝脾肾三脏关系密切。标实可责之气滞、血瘀、痰结等内邪甚至兼夹热毒、寒湿等外邪留着体内。

关于积聚的病位，历代医家也论述颇详。《难经·五十五难》："故积者，五脏所生；聚者，六腑所成也。积者，阴气也，其始发有常处，其痛不离其部，上下有所终始，左右有所穷处；聚者，阳气也，其始发无根本，上下无所留止，其痛无常处谓之聚。故以是别知积聚也。"并首次对五脏之积的主要症状作了具体描述。《难经·五十六难》曰："肝之积，名曰肥气，在左胁下，如覆杯，有头足。久不愈，令人发咳逆，痎，连岁不已……心之积，名曰伏梁，起脐上，大如臂，上至心下。久不愈，令人病烦心……脾之积，名曰痞气，在胃脘，覆大如盘。久不愈，令人四肢不收，发黄疸，饮食不为肌肤……肺之积，名曰息贲，在右胁下，覆大如杯。久不已，令人洒淅寒热，喘咳，发肺壅……肾之积，名曰奔豚，发于少腹，上至心下，若豚状，或上或下无时。久不已，令人喘逆，骨痿少气。"

在治疗方面，《素问·至真要大论》提出的"坚者削之"、"结者散之"、"留者攻之"等原则，具有一般性的指导作用。清代程钟龄《医学心悟·积聚》指出："治积聚者，当按初、中、末之三法焉。邪气初客，积聚未坚，宜直消之，而后和之。若积聚日久邪盛正虚，法从中治，须以补泻相兼为用。若块消及半，便从末治，即住攻击之药，但和中养胃，导达经脉，俾荣卫流通，而块自消矣。更有虚人患积者，必先补其虚，理其脾，增其饮食，然后用药攻其积，斯为善治，此先补后攻之法也。”程氏依据正虚邪实的主次不同，比较精练地论述了对积聚治疗的“初、中、末”三常法以及治疗虚人患积的“先补后攻”一变法，亦是积聚治疗的纲领性原则。分别言之，聚证病在气分，以疏肝理气、行气消聚为基本治则，重在调气；积证病在血分，以活血化瘀、软坚散结为基本治则，重在活血。元代罗天益《卫生宝鉴·腹中积聚》记载：“许学士云：大抵治积，或以所恶者攻之，或以所喜者诱之，则易愈。如砂仁、阿魏治肉积，神曲、麦芽治酒积，水蛭、虻虫治血积，木香、槟榔治气积，牵牛、甘遂治水积，雄黄、腻粉治涎积，礞石、巴豆治食积，各从其类也。若用群队之药分其势，则难取效。须是认得分明是何积聚，兼见何证，然后增减酌量用药。不尔反有所损，要在临时通变也。”又《临证指南医案·积聚》谓本病：“初为气结在经，久则血伤入络，辄仗蠕动之物，松透病根”，首创络病理论解释本病，喜用虫类药物治疗，也是对本病认识与治疗的重要补充。

王氏对于积聚的诊疗，讲求实用，颇为灵活。辨证时，其以气血为枢纽，而兼顾痰湿诸邪；以阴寒为主导，而辅以热毒之邪。论治时，每从行气活血、温补脾肾下手。调气，常用香附、柴胡、郁金等疏肝胆，陈皮、莱菔子、砂仁等理脾胃，杏仁、防风、款冬花等利肺气；活血，则或三棱、莪术，或桃仁、红花；温补脾肾则每用炮附子、干姜、吴茱萸，等等。王氏治疗积聚的另一大特点则体现在其对于剂型的选择。基于“汤者，荡也；丸者，缓也”的原则，同时又应对积聚患者大多系本虚标实，需要标本兼治的具体情况，他常常给同一个患者开出汤、丸两方。他运用丸药主要基于两个目的：一是峻药缓用，如甘遂、巴豆、雄黄、麝香等，常在丸药中使用，以免攻伐太过，损伤正气；二是补充汤剂的不足，如本篇案12中，汤剂以补虚为主，丸剂以祛邪为主，两方分别以汤、丸不同剂型给药，可以避免将两方合用时方剂药味过多，药物之间互相牵制，削弱其作用。

二、脘腹痛案

案1 虚寒宿积腹痛

胡，腹中雷鸣切痛，痛甚则胀及两腰，呕吐酸苦水。此水寒之气侮脾，乃中土阳气不足也。温而通之。附子理中汤去草，加川椒、吴茱萸、水红花子。

复诊：脾脏虚寒，宿积痰水阻滞，腹中时痛，痛甚则呕。仿许学士法。附子理中汤加当归、茯苓、吴茱萸、枳实、大黄。

渊按 温下之法甚善，惜以后易辄耳。

三诊：腹痛，下午则胀，脉沉弦。此属虚寒挟积。前用温下，痛势稍减。今以温中化积。川熟附，党参，干姜，花槟榔，茯苓，当归，青皮，陈皮，乌药。

四诊：腹痛三年，时作时止，寒在中焦，当与温化无疑。然脉小弦滑，必有宿积。前用温下、温通两法，病虽减而未定。据云每交午月其痛倍甚，则兼湿热，故脉浮小而沉大，按之有力，此为阴中伏阳也。当利少阴之枢，温厥阴之气，运太阴之滞，更参滑以去着法。柴胡，白芍，枳实，甘草，吴茱萸，茯苓，木香，白术。另用黄鳝三段，取中七寸，炙脆，共研末。分三服。

渊按 既知宿积，何不再进温下？三年之病，谅非久虚。脉浮小沉大，乃积伏下焦。盖痛则气聚于下，故脉见沉大。此论似是而非。

五诊：腹痛，左脉弦，木克土也。仲景云：腹痛脉弦者，小建中汤主之。若不止者，小柴胡汤。所以疏土中之木也。余前用四逆散，即是此意。然三年腹痛，痛时得食稍安，究属中虚，而漉漉有声，或兼水饮。今拟建中法加椒目，去其水饮，再观动静。老桂木，白芍，干姜，炙甘草，党参，川椒目。

渊按 此寒而有积，为虚中实证，与建中甘温不合，故服之痛反上攻，以甘能满中，胃气转失顺下也。

六诊：用建中法，痛势上攻及胃脘，连于心下，左脉独弦滑，是肝邪乘胃也。姑拟疏肝。金铃子，延胡索，吴茱萸，香附，高良姜，木香，白檀香。

【赏析】

肾为水脏，主司二便。一身水气由肾所藏得气化出，气化亦赖阳气蒸腾水液，气化不畅则二便不通。阳不足则不足以摄水潜藏，水僭越而上，寒水上泛，反侮脾土，发为腹胀，甚则胀及两腰。阴寒上逆，而致胆火不降，扰及胃府，胃失和降故呕吐酸苦水。此人寒在下而热在上，寒热错杂，虚实交加。治当温阳摄水以涵木和土为法。附子理中汤去草，去其壅滞之弊，功专温阳利水。川椒、吴茱萸、水红花子辛温，温肝木使乙木升而甲木郁火得降。然中焦虚实错杂，需升降共进，散收兼济，以正虚实。恐日久积而成实，反而难治。

复诊时宿积痰水阻滞，为中焦未通，寒结于里。水湿内蕴，脾土受困，欲伸不得故而冲撞作痛。阴寒上逆，胆火不降，扰及胃府作呕，且呕出多为酸苦水。故治之当温阳散寒兼和中降逆。附子理中汤温阳利水，去川椒加当归、茯苓，辛散之力减而冀其补虚之功。枳实、大黄破气下积，但恐伤正气。

三诊时患者腹痛仍作，乃陈疴未去。午后阴长阳收，水寒更甚，故下午则胀。脉沉弦乃寒积于里，由虚实错杂之症转为实寒证，仍需下之，但须顾护中洲，在上方基础上去吴茱萸、枳实、大黄加用槟榔、陈皮、青皮、乌药，破结之力减温通行散之功增。

四诊时患者云“每交午月其痛倍甚”，可知必有湿热内蕴，缘由寒积日久蕴而化热，困厄中焦，湿热胶结不解，“脉浮小而沉大，按之有力，此为阴中伏阳”即可知胆火郁而不降。故疏木以泻少阳火，温中降逆以散太阴滞。方用四逆散散风木，木香、吴茱萸、白术、茯苓疏木以培土。然其寒结不解，还当下之。

五诊时，患者左脉弦为木郁之象，腹痛，为木克土，应疏木培土为法。然医者据仲景云：“腹痛脉弦者，小建中汤主之。若不止者，小柴胡汤。”拟建中汤是未及整体全面考虑。小建中汤仲景原意为中虚取甘温建中，而此患者病情迁延日久，虚实错杂，本已中焦壅滞气机不畅，现甘令其中满，腹痛更剧，急以疏风行气散结为要。

因此，六诊时，王氏予以金铃子散疏肝行气散结，吴茱萸温木以助生发之机，香附、高良姜、木香、白檀香温中行气，冀其木疏土培，气机通畅，则腹痛得止矣。

案2　肝胃气痛呕酸

沈，肝胃气痛，发则呕吐酸水。治以温通。二陈汤去草，加瓜蒌皮、吴茱萸、白胡椒、当归、香附、川楝子。

【赏析】

土居中焦，乃一身气机升降之枢纽。肝性升发，喜调达而恶抑郁，气机不畅首先影响木的升发之性而致木郁。木郁克土，肝气横逆犯胃导致肝胃气痛。木郁滋生胆火，扰乱胃腑，胃失和降，则呕吐酸水。气得温则行，得寒则凝。故行气需用温通之法，治以温阳行气，和中止呕。吴茱萸、白胡椒，乃温肝胃之药，辛温以助升散；法夏、陈皮、茯苓调和中焦，行气利水以止呕；香附疏肝解郁，加少许川楝子，专入肝经破气助肝气调顺；瓜蒌皮祛痰开结；当归和血以止痛。此方温散降浊之功共奏，冀其气畅痛止，胃复得安。然愚意川楝子破气，香附解郁，若加柴胡散木郁则力量更佳，一破一解一散使郁木得以调达，木条则土安，胃腑自不受犯。本方辛散之力强，恐伤中气，需兼顾护中焦，若以白术、竹茹易吴茱萸、白胡椒则辛温之力得减，健脾和胃，呕逆可止。土培以防木乘，即取仲景《金匮要略》“见肝之病，知肝传脾，当先实脾”之义也。

案3 肝胃不和脘胁痛

时，脘痛不时发作，曾经吐蛔，兼见鼻血。女年二七，天癸未通。想由胃中有寒，肝家有火。金铃子散加五灵脂、香附、干姜、川连、使君子肉、乌药、乌梅、茯苓。

复诊：肝胃不和，脘胁痛，得食乃安。中气虚。拟泄肝和胃。二陈汤去草，加川连、六神曲、乌药、高良姜、香附、砂仁。

【赏析】

《伤寒论》："厥阴之为病，消渴，气上撞心，心中疼热，饥而不欲食，食则吐蛔，下之利不止。"患者脘痛不时发作，曾经吐蛔，可知有胆经郁火。厥阴肝为风木之脏，内寄相火，寓阴尽阳生之义，喜条达而恶抑郁。病入厥阴，则木郁化火，风火相煽，相火上逆而致气机失和。木郁克土，致脾胃虚弱，相火扰胃而致脘痛时作。气机失调，上热则下寒，故知胃中必有寒。蛔寄体内，喜温避寒，闻食嗅而上窜作吐。饮食入胃，中焦虚寒难以消磨水谷，反致胃气上逆而呕吐。鼻血为阳明不降，血随经逆而泄。此处肝家有火，实则为少阳胆火。治以伐木运土为法。初诊使君子肉、乌梅杀虫安蛔，川黄连、川楝子泄木火以复升降，延胡索、五灵脂、香附行气止痛，干姜、茯苓温中祛寒。但此方补中之力不足，得食则以复中气。可知以和胃温中为要。二陈汤去草，去其壅滞，取其降逆和胃之功。乌药、良姜、香附温中行气，且温肝木以助疏泄，川连降相火而平寒热，六神曲、砂仁健脾助运，全方共奏疏肝和胃，行气止痛之功。

案4 气血亏虚胸腹痛

殷，呕而不食，病在胃也。食而腹痛，病在脾也。痛连胸胁肝亦病矣。气弱血枯，病已深矣。和胃养血、生津益气为治。

淡苁蓉，枸杞子，归身，火麻仁，大麦仁，茯苓，半夏，陈皮，沉香，砂仁。

【赏析】

本案提出依症状定病位的方法。“呕而不食”，为阳明不降也。症状偏上，病位在胃。但除呕哕症状外，还可兼有腹胀，便秘等症。“食而腹痛”，此处腹部当为大腹部，在胃脘以下，脐周为主，部位偏下，病位在脾。中焦脾胃乃仓廪之官，主受纳和运化水谷。脾主升清，胃主降浊，斡旋中焦，为气机升降之枢纽。今戊土不降，气机失衡，己土亦不升，中焦困厄，故不能受纳水谷，食则腹满作痛。若“痛连胸胁”则病变涉及肝胆。《灵枢·五邪》云：“邪在肝则两胁中痛。”《景岳全书·胁痛》说：“胁痛之病，本属肝胆二经，以二经之脉，皆循胠肋故也。”土气衰败，反侮肝木，肝气横逆不舒则见胸胁作痛，是为逆传，可知病情深重。土衰木枯，生血藏血之源已乏，故治以益气养血，和胃生津为法。

《本草问答》有“至于半夏，虽生当夏之半，而其根成于秋时，得燥金辛烈之气味，故主降逆水饮，为阳明之药”，重用半夏降阳明为妙。辅以沉香温中行气止呕。砂仁、陈皮、茯苓和胃行气，以去中焦之滞，冀其脾气渐复。然虑其燥太过，用枸杞子、归身、淡苁蓉润燥补虚。最妙在淡苁蓉，温肾助阳，滋水涵木，使木气升发，生血有源。火麻仁、大麦仁兼具温润和补虚两方面的作用。本方重在和中降逆，补血行气，以使气行则血行，气血渐充，生机渐复。

案5　脾胃阳虚脘腹痛

冯，脾胃阳衰，浊阴僭逆。每至下午腹左有块，上攻则心嘈，嘈则脘痛，黄昏乃止。大便常艰。拟通胃阳而化浊阴，和养血液以悦脾气。淡苁蓉，陈皮，吴茱萸，茯苓，柏子仁，郁李仁，沙苑子，乌梅，川椒，制半夏。

复诊：脘痛呕酸，腹中亦痛。非用辛温，何能散寒蠲饮。二陈汤去草，加肉桂、制附子、干姜、吴茱萸、川椒、白术、蔻仁。

【赏析】

中焦脾胃乃气血生化之源，后天之本。脾主升清，胃主降浊，实为人身气机之枢纽。今脾胃阳虚，无力运化水谷而聚生水湿，输布不及至全身，以致清阳不升，浊阴不降，气机壅滞，聚生水湿，甚至浊阴僭逆。每至下午，阳收阴长，水湿凝结不散聚而成块。周身气机由中焦斡旋，已土左升，戊土右降，协调一身气机。今升散不得故结块在左。阴寒结块欲散不能，故上冲而胃脘作痛。黄昏申时阳明精气较旺，土得金助，气化暂行，上冲疼痛暂止。寒结于里，气化未行，故大便亦难。治以温阳散寒，和中降浊为法。制半夏、陈皮、乌梅、川椒辛温行气燥湿，收散相宜，茯苓健脾以利水，淡苁蓉、吴茱萸滋水温木，以助生发之气。但寒结于里，方中辛温之力有，助阳之力尚不足，沉疴难起，恐难奏效。柏子仁、郁李仁温润通便，此处大便难解实为寒结于里，故二药作用甚微。寒未能得阳之化，气机未通，木郁克土，中阳虚衰，故脘腹疼痛时作，胃气上逆，呕酸。故复诊时予以二陈汤去草，加用肉桂、干姜、制附子温阳散寒，佐以白术健脾益气，寇仁化湿，行气温中，全方共奏培土制木，散寒和中之效。

案6　温通法治脐腹寒痛

冯，当脐腹痛，呱呱有声。此寒也，以温药通之。二陈汤去草，加淡苁蓉、当归、干姜、吴茱萸、乌药、砂仁。

复诊：温肾通汤以散沉寒之气。久服腹痛自已。前方去当归，加川熟附、胡芦巴。

【赏析】

厥阴经脉绕脐腹而行，患者脐腹痛当知厥阴有寒。呱呱有声，为寒水在里，气机不通，欲行而不行，故呱呱作响。肝寒木郁，又克脾土而致腹痛。元阳不足，以致寒水上泛，水寒木枯，木不得温，治当以温阳利水为要。二陈汤去草，去其壅滞之性，取其辛温行气和中，砂仁祛湿和胃，先安未受邪之地，使其不受木克亦不被水反侮。吴茱萸、干姜、乌药温阳行气，散寒止痛。当归、肉苁蓉温通以行大便兼能补虚。然虑其温阳之力不足，寒水亦未能散，且人身阳气全由肾水中所起，故以温阳摄水为大法。加用熟附、胡芦巴温肾助火以制水，火起而阳气得宣，寒结得散。去当归，因病总由阳气不足，气机不得宣所致，故温阳行气则气机畅通，气血自然流通矣。阳气当微微温之，故药需多服，积微成效。待阳气来复，病可自愈。

案7　寒食风热互结腹痛

顾，当脐硬痛，不食不便，外似恶寒，里无大热，渴不多饮。寒食风热互结于脾胃中，用《局方》五积散合通圣散，分头解治。五积合通圣，共为末。朝暮各用开水调服三钱。

复诊：用五积合通圣温通散寒，便通而痛未止。脉迟，喜食甜味，痛在当脐，后连及腰，身常懔懔恶寒。此中虚阳弱，寒积内停。拟通阳以破其沉寒，益火以消其阴翳。四君去草，加肉桂、制附子、木香、玄明粉、乌药、苁蓉。

三诊：温脏散寒，腹痛已止。今当温补。淡苁蓉，杞子，熟地，当归，茯苓，陈皮，吴茱萸，制附子，乌药，砂仁。

渊按　尚嫌腻滞。仍从四君加减为妙。

【赏析】

气机阻滞、脉络闭阻或经脉失养均可致腹痛，前者谓之“不通则痛”，后者为“不荣则痛”。《金匮要略·腹满寒疝宿食病脉证治》对腹痛的病因病机和症状论述颇详，并提出了虚证和实证的辨证要点，如：“病者腹满，按之不痛为虚，痛者为实，可下之。”患者首诊时脐部硬痛拒按，纳食不能，亦无排便，不通则痛，为实证。其按之硬痛，必有燥屎在里，应有便意无疑，然患者大便不通，何也？“寒食风热互结于脾胃中”。故治以行气散寒，疏风泄热通里为法。方用《局方》五积散合通圣散。该方是治疗寒、湿、气、血、痰五积的主方，故名“五积散”。方中麻黄、白芷解表散寒；干姜、肉桂温里散寒；半夏、陈皮、茯苓理气化痰，苍术、厚朴燥湿健脾，当归，川芎、芍药养血和血；桔梗、枳壳调节气机升降；甘草调和诸药。全方共奏散寒、祛湿、理气、活血、化痰之功。以方测证，患者当有胸膈停痰，呕逆恶心；甚则头目昏痛，肩背拘急，肢体怠惰等症。通圣散由防风、川芎、当归、芍药、大黄、薄荷叶、麻黄、连翘、芒硝、石膏、黄芩、桔梗、滑石、甘草、荆芥、白术、栀子等药组成。《医方集解》云：“此足太阳、阳明表里血气药也。……上下分消，表里交治，而于散泻之中，犹寓温养之意，所以汗不伤表，下不伤里也。”两方合用，使寒邪去，风热散，则证自解。

复诊时，患者大便已通，理应腹痛缓解，腹部硬满之症解除，然其腹痛仍未休止。究其原因，乃“中虚阳弱，寒积内停”。此时，患者的疼痛已由“不通则痛”转为“不荣则痛”。迟脉主寒证，现患者阳虚而寒，故脉多迟而无力。不荣者，脾与肾也。脾虚，故“喜食甜味”。“腰为肾之府”，故疼痛“后连及腰”乃肾阳虚弱之象。阳气虚衰，故常“懔懔恶寒”，此恶寒非表证之恶寒发热。患者经予温通散寒之后，寒邪已去，脾肾阳虚，寒积内停。此时，非通达、温补阳气，不能“破其沉寒、消其阴翳”。故治以健脾补肾为法，方用四君子汤健脾益气，加用肉桂、制附子温肾助阳，乌药行气止痛，温肾散寒。木香行气止痛、玄明粉软坚泻下，苁蓉补肾助阳，润肠通便。

三诊时患者腹痛已止，然脾肾阳虚仍在，故仍需温补调理。

分析本次诊疗经过，王氏给我们展现了一个完整的腹痛案例。腹痛的病因，不外寒、热、虚、实、气滞、血瘀等，且常相兼为病，病变复杂。该案首诊之时，若患者仅有寒邪，则单用五积散，若仅有热邪，可单用通圣散加减，“分头解治”，有是证，则用是方。腹痛的治疗以“通”为大法，进行辨证论治：实则泻之，虚则补之。腹痛的通法，属广义的“通”，并非单指攻下通利，而是在辨明寒热虚实的基础上适当辅以理气、活血、通阳等疏导之法，标本兼治。如《医学真传·腹痛》谓：“夫通则不痛，理也。但通之之法，各有不同，调气以和血，调血以和气通也；下逆者使之上行，中结者使之旁达，亦通也；虚者助之使通，寒者温之使通，无非通之之法也。若必以下泄为通，则妄矣。”

案8 脾寒肝热腹痛

袁，三四年来腹痛常发，发则极甚，必数日而平。此脾脏有寒积，肝经有湿热，故痛则腹中觉热。拟温脾，兼以凉肝。金铃子散，陈皮，茯苓，干姜，白术，川朴，白芍，神曲，砂仁。

复诊：腹中寒积错杂而痛，古今越桃散最妙，变散为丸可耳。淡吴萸，干姜，黑山栀，白芍，炙甘草。另神曲末一两，煮糊为丸。每朝服三钱，开水送下。夫越桃散惟姜、栀二味；吴萸、白芍者，复以戊己法；加甘草，取其调和也。

【赏析】

王氏据“患者三四年来腹痛常发，发则极甚”断为“脾脏有寒积”，因寒主凝滞收引，脾为阴脏，寒积于脾，中焦受困，气机不行，欲伸不得而作痛。己土运化不及而致食滞于胃府，积久化热，脾脏寒凝收引作痛则牵动胃热，故每痛则腹中觉热。气行不畅，必影响木之升散条达的功能而使木郁。郁又化火，使肝气不升，相火不降，蕴结不解而横逆克土，而生湿化热。故拟温脾凉肝法。金铃子散所治诸痛，乃由肝郁气滞，气郁化火所致。方中以川楝子疏肝气，泄肝火为君。延胡索行气活血，为臣药。二药相配，气行血畅，疼痛自止，为气郁血滞而致诸痛的常用方。陈皮、茯苓行气利水，干姜、白术温中健脾，川朴、神曲破气消积，砂仁化湿，若以此方则应中症病却。然复诊时腹中寒积错杂，改用越桃散清温并用，可知初诊王氏辨证有误。若为中寒，则腹痛绵绵不休，而此患者“必数日而平”可知非虚。愚拙见患者应有结石等症，至于何脏何腑还需参考脉诊及其他症状表现。有实积于里，必致木郁，因此肝经湿热，腹痛觉热，治以凉肝补脾。用越桃散黑山栀清三焦火，凉血而凉肝，配干姜温中护脾，寒温互用，清补得宜，且黑山栀用量宜稍大。淡吴萸温性去而散肝之性存，白芍凉血养肝，炙甘草培补中焦。神曲消磨之性过强，有伤脾碍胃之嫌，若以山楂取而代之，则不仅去积滞而且健补脾胃。此法内火得清，湿热郁结得散，中焦可补，是为正法。

案9　肝胃不和，阳虚脘痛

某，自咸丰四年秋季，饱食睡卧起病，今已五载。过投消积破气之药，中气伤戕。脘间窒痛，得食则安，不能嗳气，亦不易转矢气。脉迟弦。肝胃不和，阳虚寒聚于中。拟通阳泄木法。苓桂术甘汤加陈皮、白芍、吴茱萸、干姜、大枣。

复诊：胸背相引而痛，症属胸痹。二陈汤去草，加瓜蒌仁、制附子、桂枝、干姜、吴茱萸、蔻仁、竹茹。

【赏析】

《内经》有云："饮食自倍，脾胃乃伤"。时值秋季，人体阴长阳收，饱食睡卧，自伤脾胃，气机壅塞不行而发满闷不舒。治应健脾消食为法。但脾胃已伤，过投消积之药反使中气更伤，气机升降失调，脘腹窒塞胀满，不通作痛。不能嗳气亦不易转矢气，为中气虚气机不畅之象。脾胃虚寒，饮食入胃，气血生化得源，脾气得充，故得食而安。脉迟弦为阳虚，寒积于里。治以温中散寒，行气止痛为法。初诊，用吴茱萸温肝木以助生气，使全身阴寒之气借以发散。干姜、陈皮温中行气，苓桂术甘汤温脾阳利水湿之功强，但和中行气散寒之功不足。气机本已壅塞，用大枣有生壅满之嫌，白芍生阴，于方无益。此方温阳散寒之力尚欠不足，故阴阳不通，腹背相引为痛。治以通阳宣痹，安中行气为法。二陈汤散收并用，理气和中，制附子、干姜、桂枝温阳宣通，瓜蒌仁开胸理气，蔻仁、竹茹祛湿开痰散结，吴茱萸温木助阳气得以升发，用药最妙。

案10 土虚水盛胃脘痛

孙，中虚土不制水，下焦阴气上逆于胃。胃脘作痛，呕吐清水，得食则痛缓。拟温中固下，佐以镇逆。四君子汤去草，加干姜、乌药、白芍、熟地、紫石英、代赭石、橘饼。

渊按 土虚水盛，用熟地未合。若欲扶土，不去草可也。

【赏析】

下焦阴寒之气上逆于胃，为中虚土不制水，反受水侮，水泛土淹，升降之机受困。阴寒之气上逆阻碍胃之降浊，故冲逆而上作呕。呕为清水可知病在脾脏不在胃腑，因脾主升清，升散的功能受阻，清水由胃呕出，实为脾寒。阴寒上逆除冲逆胃腑作呕外，还应兼见小便不利，大便稀溏，口干不欲饮等症。治法以温中散寒，补土制水为要。四君子汤培补中土，补而不滞，行而不散，干姜、乌药补脾肾之阳，阳气得温，有助于收水。白芍入阴敛血以养血和血，恐其水泛伤阴，且又缓急止痛，与上两药寒温并用，以防偏制。橘饼行气健脾，熟地质润入肾，善补肾阴，常用以治疗血虚诸症及肝肾阴虚之盗汗耳鸣消渴等症。古人云："大补肾水"，"补五脏真阴"。此患者本属土虚不制水，用熟地一则有碍脾胃，二则补水更甚，有违治法。可将其以炮附子易之，与干姜配伍，温阳散寒而制水。紫石英《本草纲目》记载："上能入心，重以去怯也；下能益肝，湿以去枯也。"有温下焦之阳，镇心安神的作用。代赭石据《医学衷中参西录》："治吐衄之症，当以降胃为主，而降胃之药，实以赭石为效。"其性重坠，善降逆气，故可止呕。然本证总属中虚，以补土制水为法，二药质重恐伤脾胃且于补土无益，可弃之不用，或用量应小。镇逆之法，多用于呃逆上气、噫气不除之胃气上逆症，如《伤寒论》之旋覆代赭汤或哮喘有声，卧不得睡之肺肾不足证，如《医学衷中参西录》之参赭镇气汤。本处患者上逆由土弱不制水引起，培土即可，重镇之品当慎用之。

案11 悬饮胁下痛

秦，悬饮居于胁下，疼痛，呕吐清水。用仲景法。芫花，大戟，甘遂，白芥子，吴茱萸（各三钱），大枣（二十枚）。将河水两大碗，上药五味，煎至浓汁一大碗，去滓，然后入大枣煮烂，候干。每日清晨食枣二枚。

渊按 此十枣汤、葶苈大枣泻肺汤之变法也。以吴萸易葶苈，颇有心思。

【赏析】

人体气血津液的代谢依赖各脏腑协调运作，倘若肺失宣发肃降，津液不得正常布散；脾失健运，运化水液功能减退可致水饮不化；肝失疏泄，气机不畅，气滞津停；三焦水道不利，不仅影响津液的环流，还影响其排泄。今知有悬饮，则水饮内停阻遏气机升降，其上逆犯胃而呕，下迫大肠而下利。饮停胸胁，肺气因饮邪所阻，失其宣降，可见胸中胀满，咳逆上气，喘不得卧等症，且咳唾牵引胸胁作痛。对此水饮内结的邪实证当用峻下逐水以泄实。仲景《伤寒论》：“其人漐漐汗出，发作有时，头痛，心下痞硬满，引胁下痛，干呕短气，汗出不恶寒者，此表解里未和也，十枣汤主之。”指出对于十枣汤治疗水饮壅盛的情况，当是悬饮症起之初兼有表证时需先解表，表解乃可攻下。《灵枢·痈疽》：“上焦出气，以温分肉而养骨节，通腠理。”今肺气郁闭，常可见有表证，故表里先后缓急需明了。方中芫花辛苦而温，消胸中痰水；甘遂苦寒，泄经隧水湿；大戟苦寒辛，泄脏腑水湿，诸药相配，逐水泄湿，能直达水饮窠囊。然其性峻猛，有伤正气，故以大枣补气安中，顾护正气。取名十枣汤正是体现了仲景重视脾胃的精神。白芥子温通经络，善走皮里膜外之痰，与枣相配表里兼顾，攻补得当。吴茱萸温散肝经之寒又解肝郁助其升发之性，实乃标本兼治妙法。然本方力猛，应视患者体质强弱区别对待，正如《医宗金鉴》所说：“主以十枣汤，亦形气实者宜之，若形气稍虚，又当临症斟酌也。”服用本方当在水饮消减后及时予以健脾益气之剂调养。水饮之症，终究属脾失健运，故标实本虚分头而治，急治其标，缓治其本。

案12　寒凝少腹上攻作痛

某，寒气凝聚，少腹结瘕，时或上攻作痛。法以温通。小茴香，吴茱萸，木香，青皮，乌药，延胡索，三棱，砂仁，香附。

【赏析】

此乃下焦元阳不足，肾水不温，寒气上冲，母病及子，木寒则郁。东方乙木以温煦用事，今水令木寒，寒则凝结，气得温则行，得寒则凝，气行则血行，故气行不畅，则血液流通不顺，发为结瘕。其发在少腹，为阳气汇聚升散之所，故可知下元虚冷。是症若发为女子，则必有月事不调，宫寒不孕等症，若发为男子，则病情危重。因女子为阴，以血用事，男子为阳，气血充盛，待到少腹结瘕则元阳虚微恐难复矣。又寒水乘阳虚而上逆，水气冲动，故上攻作痛。拟温阳散寒，行气破滞。小茴香、吴茱萸、乌药乃温肝肾之药，为君。此处小茴香去味取性，温肾暖肝，散寒止痛，《本草汇言》："其温中散寒，立行诸气，及小腹少腹至阴之分之要品也"；木香、青皮破肝郁凝结之寒气，香附亦顺肝气兼活血消癥，加三棱破血之积滞，若于莪术相配则破血之力更佳，冀其瘕破血开，然终究峻猛，伤血耗气，故用量宜小；延胡索活血止痛；木寒则土必受制而寒，故用砂仁和中，白术、茯苓补而不滞，健中洲以恢复中焦斡旋气机之枢纽作用，使上下交通，水火既济。虑结瘕非一日可成，必寒凝日久，推知患者本属阳虚，气虚血弱，形寒而薄，此方行温里散寒、行气破血之法，只顾其一，整体观念尚有欠缺，破血耗血之品中必用川芎、当归等生血补血之品才可保全。然温下元肾水，吴茱萸、小茴香力量终究太小，故加用肉桂、补骨脂、炮附子等药正入肾元而补阳，自使肾水不寒。水温则木郁得解，气血畅行瘕亦可除。

案13 寒气稽留胸背疼痛

张，寒气稽留，气机不利。胸背引痛，脘胁气攻有块。宜辛温通达。二陈汤去草，加瓜蒌皮、薤白头、干姜、吴茱萸、延胡索、九香虫。

【赏析】

患者本属阳虚之体，易受寒邪。气得温则行，阳气不足，气行不畅而致寒气稽留。气机不利必影响肝主疏泄的功能，乙木郁而不升则胁肋气行不通则作痛。木寒而郁使中土受制而寒。腹为阴背为阳，腹背引痛，必是中焦受寒斡旋不能，而致阴阳不通发为胸痹。仲景《金匮要略·胸痹心痛短气病脉证治第九》："胸痹之病，喘息咳唾，胸背痛，短气，寸口脉沉而迟，关上小紧数，瓜蒌薤白白酒汤主之。"饮停中焦，胸阳不振，其邪上乘阻遏胸阳，胸背前后之气不能相互贯通，故胸背痛。寒主收引，其性凝滞，气得寒则收引凝聚为块，水湿亦受困厄内停中焦，欲行则攻冲作痛。水湿内困还当见有胸闷短气甚则咳唾喘息等症。治以温阳散寒，开结止痛。二陈汤去草，化痰行气利水以调中土。瓜蒌甘苦寒，开胸利气，涤痰散结；薤白苦辛温，通阳豁痰，下气散结，二药相配，使痰饮化，痹阻除，胸中阳气宣通，则胸背引痛等症可解。干姜、吴茱萸辛温散寒暖肝温胃，正入病机，当重用。木得温则生，其条达之性得以恢复，中土暖而运化行，痰饮得化。延胡索行气止痛。九香虫据《本草纲目》记载："主治脘膈气滞，脾肾亏虚，壮元阳。"愚意肾阳不足，脾气受困，然非大虚，故九香虫用之未甚合宜。本证本虚标实，开胸散结行气以治其标，温阳散寒以治其本，标本统顾，可冀寒去结开痛止，其病可愈。

案14 阴亏脾弱腰胁胸背痛

某，肝胃不和，腰胁胸背相引而痛。舌光无苔，营阴内亏。大便溏薄，脾气亦弱，并无呕吐痰涎酸水等症。宜辛温通阳，酸甘化阴。陈皮，茯苓，苏梗，吴茱萸，沙苑子，枸杞子，薤白头，白芍，橘饼。

渊按　脾肾虚寒宜甘温，营阴内虚宜柔缓，故不用姜、附刚燥之药。

【赏析】

此案患者疼痛范围广泛，腰胁胸背皆痛，因此其所涉及之脏腑也多。《素问·脉要精微论》指出："腰者，肾之府，转摇不能，肾将惫矣。"腰为肾之府，历代医家都重视肾亏体虚在腰痛发病中的重要作用。《景岳全书·腰痛》也认为："腰痛之虚证十居八九。"胁痛在肝，肝主疏泄，喜条达而恶抑郁，若肝失疏泄，络脉不通，则病为胁痛。此案开篇明言"肝胃不和"，该证可因木旺克土，治以疏肝、平肝为法；或因脾胃壅滞，影响肝气条达，当以运脾和胃为主。以方测证，该患者当属后者。"胸背相引而痛"者，乃寒凝气滞，胸阳不展，不能通达所致。便溏，脾气虚也。舌光无苔，阴伤甚也。营阴已伤，故"无呕吐痰涎酸水等症"。故治以辛温通阳，酸甘化阴为法。方中陈皮、苏梗、茯苓行气健脾，吴茱萸主温中下气、止痛，薤白头宽胸理气，通阳散结。沙苑子、枸杞子滋补肝肾，橘饼乃橘肉用蜜酿腌制后干燥而成，酸甜适口，合白芍酸甘化阴，且白芍柔肝缓急止痛，用之最妙。肾阳虚弱，常予姜、附辛燥之品温肾助阳。此处弃而不用，乃营阴内伤，用之虑其更劫其阴也。

案15　饮停中脘腹痛

某，饮停中脘，脘腹鸣响，攻撑作痛。大便坚结如栗，但能嗳气而无矢气，是胃失下行而气但上逆也。

和胃降逆，逐水蠲饮治之。二陈汤去草，加代赭石、旋覆花、神曲、干姜、白芍、川椒、甘遂、泽泻。

【赏析】

本案为痰饮内停，胃气上逆之腹痛。脾主运化水湿，为调节水液代谢的重要脏器。倘若脾失健运，水湿不化，聚湿生痰则为饮、为肿，抑或脾虚则水无所制，水湿内停则见腹满。痰饮为水湿所聚，停滞于中，易阻遏气机，使脏腑气机升降失常。胃气宜降则和，若痰饮停留于胃，则胃失和降，可现恶心呕吐等症。胃气上逆，故“但能嗳气而无矢气”。嗳气，即《内经》所谓噫也。经言：“人之噫者，何气使然？寒气客于胃，厥逆从下上散，复出于胃，故为噫。”气但上逆，故糟粕不能随气下行，因此排便不畅，糟粕积于体内，日久排出者亦如栗子般坚结。脘腹鸣响，痛处不定，攻撑作痛，为气滞、气逆所致，可知患者得嗳气、矢气则胀痛可望减轻。治疗上以和胃降逆，逐水蠲饮为法，方用二陈汤燥湿化痰，加旋覆花、代赭石降逆化痰，神曲健脾和胃、消食化积，干姜温胃散寒，燥湿化痰，白芍缓急止痛、川椒下气行水，甘遂、泽泻利水、攻逐水饮等。诸药相合，标本兼顾，共奏降逆化痰，逐水之功，使痰浊消，胃气复，则腹痛、嗳气、便秘等症自除。

结语

脘腹痛是指以胃脘或腹部疼痛为主要表现的病证。多由外感寒邪、饮食所伤、情志不畅和脾胃虚寒等因素引起。病变脏腑涉及脾、胃、肝、胆等。本节主要探讨了胃痛、腹痛、胁痛等病证的诊治。

王氏明确提出依症状定病位的方法。“呕而不食，病在胃也。食而腹痛，病在脾也。痛连胸胁肝亦病矣。”症状偏上，病位在胃。除胃脘痛的症状外，常有呕哕、腹胀、便秘等症。腹痛者，痛在胃脘以下，脐周为主，病位在脾。若“痛连胸胁”则病变涉及肝胆。常见寒邪客胃、肝气犯胃、脾胃虚寒等证型。

气机阻滞、脉络闭阻或经脉失养均可致脘腹疼痛，前者谓之“不通则痛”，后者为“不荣则痛”。脘腹痛的治疗以“通”为大法。腹痛的通法，属广义的“通”，是在辨明寒热虚实的基础上适当辅以理气、活血、通阳等疏导之法，标本兼治。肝胃不和者，治以疏肝和胃，行气止痛，予以二陈汤加高良姜、香附等。病变后期，气血亏虚者，予以和胃养血、生津益气为法。

在临证中，王氏强调“温通”立法。脾胃虚寒者，温而通之；若虚寒夹积，则温中化积；兼有湿热者，健脾利湿，疏肝胆郁热。方用附子理中汤、小建中汤、小柴胡汤等加减。对于温药的选择，常用附子、干姜、吴茱萸、肉桂等辛温之品。

三、噎膈反胃案

案1 痰阻中焦，胃失和降

王，痰隔中焦，食入脘痛，口沃清水，呕吐黏痰。大便坚结，肠液枯也。时多空嗳，胃失降也。拟化痰和胃，降气润肠法。旋覆花（盐水炒），代赭石，杏仁，半夏，橘红，瓜蒌皮，瓦楞子，苏子，白芥子，莱菔子，姜汁，地栗汁。

【赏析】

《素问·灵兰秘典论》曰：“小肠者，受盛之官，化物出焉。”今食入脘痛，知是小肠受盛功能障碍。小肠与心相表里，五行属火，火性炎上而生土。火受损则土亦受其害。中焦脾胃为后天之本，主运化和腐熟水谷，其化生的精微物质由脾的升清作用上布于肺而疏布，饮食糟粕由胃的降浊功能下传肠道，一身的气机全赖中土转枢。若中焦受困，脾不运化则生痰湿，痰湿阻隔中焦影响脾的升清和胃的降浊功能，脾受湿困而口流清水，口流清水亦是火不温土而致脾虚生寒，痰亦为寒痰，胃气上逆而呕吐黏痰或时有嗳气。火受中焦黏痰阻截，不能炎上而下趋大肠，熏灼肠腑而致肠枯液少。此为痰结实证，法当化痰开结，降气润肠。旋覆花降气逐水化痰，降逆止呕，正如《本草汇言》云：“消痰逐水，利气下行之药也”；代赭石重镇降逆，张锡纯称其为降胃最效之药；姜汁温中止呕；半夏辛温燥湿，《医学启源》“治寒痰及形寒饮冷伤肺而咳，大和胃气，除胃寒”，四药配伍正合仲景旋覆代赭汤和胃降逆、化痰下气之意。苏子、白芥子、莱菔子取韩氏三子养亲汤降气平喘、化痰消食，化橘红辛温，宽中理气、燥湿化痰，杏仁宣肺润肠，瓦楞子消痰软坚、化郁散结，瓜蒌皮化痰散结。上药多辛温走散，化寒痰而开中焦蕴结，下行而降中焦逆气。地栗汁生津，防诸药过于温燥，有画龙点睛之妙。总观全方布局，寒痰开解得化，则小肠火可发，土可温，肠液自不受煎熬而大便可通。

案2　气郁中焦膈证

胡，气郁中焦，得食则呕，已延匝月，虑成膈证。川连（吴萸炒），白术，半夏，藿香，陈皮，焦六曲，香附，茯苓，郁金，白蔻仁。

【赏析】

土居中央，为一身气机旋转之枢纽，中土不运，则气行障碍。木主生发，喜调达而恶抑郁，气机不畅必致木郁。木郁又克土，使其受制而气机更阻，土受制而使胃失和降，饮食入胃则上逆作呕。“已延匝月”说明起病已久，脾胃受损较重。然终属气郁未传血分，则病位不深，冀其郁解气畅，胃和而安。香附，《本草正义》言：“辛味甚烈，香气颇浓，皆以气用事，故专治气结为病”，郁金其性清扬，能散郁滞，顺逆气，一温一寒，互相配伍疏肝解郁，其效应佳，正入病机。藿香、蔻仁芳香化湿醒脾，半夏、陈皮、茯苓降逆行气和中，加白术健脾，焦六曲消食化积和胃，以复脾胃运化腐熟之功。川连用吴茱萸炒过，去其苦寒之性而专取其止呕的作用。方义分析，解气郁之药多为温性，因气得温则行，得寒则凝，木性生发，得温煦以用事，故以温药解气郁实为方便法门。

气郁中焦之证可与半夏泻心汤之痞证相鉴别。仲景《伤寒论》：“伤寒五六日……但满而不痛者，此为痞，柴胡不中与之，宜半夏泻心汤。”此为误下后，脾胃损伤而生寒、外邪内陷而为热，寒热错杂于中，而致脾胃不和、升降失司，气机壅滞而成心下痞证。内有参、姜、草甘温，益气补虚，培土和中，与半夏、芩、连消补兼施。与本案气机郁滞中焦自不相同。本案中，王师提到“气郁中焦，……，已延匝月，虑成膈证”，提示后学遇到中焦气郁日久之人，要防其病情变化。

案3 阴虚气逆咽喉塞

张，营阴虚，故内热少寐；气火逆，故咽喉哽塞。拟四物以养其阴，四七以理其气。大生地（砂仁拌），苏梗，茯苓，当归，川朴，北沙参，白芍，半夏，枣仁，姜竹茹，枇杷叶。

【赏析】

“阳常有余，阴常不足”，若饮食调摄不当或情志内伤，日久易伤耗阴津，人体得不到阴津足够的濡养则内火上逆，内热由生。人体阴阳相互制约，相互转化而维持动态平衡。今阴不足而阳亢，火热上冲，阴不交阳，故而少寐。火性炎上，咽喉为至阴之地，肺脾肾阴经共汇于此，故咽喉不利。法当清热降火，滋阴润燥。生地用砂仁拌，凉血生血而不碍脾；当归、白芍敛阴补血以和血；枣仁酸收入阴以养阴生津而润燥；苏梗下气，开咽利气，补太阴而降阳明；川朴力专行气破结；半夏、姜竹茹化痰开结以解郁；枇杷叶亦润肺行气；北沙参滋养肺阴；茯苓甘淡健脾。全方取四物汤养血补阴，四七汤理气。然四七汤理气实为降气，药多入肺。肺主气，司宣发与肃降。人体之气环流全身，宣发从左，肃降在右，中土斡旋而回环无端，生生不息。今气火上逆，不当其位，故多以右降之药调之以复其位而司其职。俾使阴补津充，火降气顺而安。

本案的心烦少寐，咽喉不利之营阴亏虚证当与骨蒸潮热、颧红盗汗、腰膝酸软或干咳少痰甚则痰中带血或头痛耳鸣等的真阴亏虚证相鉴别。真阴亏虚，病位在脏，病情较重，须用鳖甲等滋阴潜阳之物，药重力猛，方可获效。

案4 阴虚火郁食噎

陈，营虚火亢，胃枯食噎。心膈至咽，如火之焚，有时呱呱作声，此气火郁结使然也。病关情志，非徒药饵可瘳。宜自怡悦，庶几可延。旋覆花，代赭石，沙参，黑山栀，茯苓，川贝，焦六曲，麦冬，杏仁，竹茹，枇杷叶。

复诊：气火上逆，咽喉不利，胸痛食噎，膈症已成。况年逾六旬，长斋三十载，胃液枯槁，欲求濡润胃阴，饮食无碍，还望怡情自适。前方加西洋参、半夏。

【赏析】

卫气营血既是人体由浅入深的层次，又是人体的保护屏障。邪之伤人，不外乎外感六淫、内伤七情、饮食所伤等。外邪入侵，卫表首当其冲，在卫之邪不解，传入气分，渐传营分，再入血分。若到血分不解则祸及脏腑，病深命危矣。饮食不当、情志所伤等多从内伤。营阴亏虚或嗜食辛辣，伤津耗液，或由情志不畅，郁久化火，火灼阴津，津亏液少不能濡养周身而致火气上逆。少阴相火以降为顺，今逆火上冲，熏灼胃腑，使胃液枯竭不能受食而致食噎，上扰于心，阳明为多气多血之府，火从心至咽绕行而焚灼。又情志郁结，气机不畅，火被气阻，欲散不能而致咽喉间呱呱有声。法当凉营透热，养津润燥。如吴鞠通《温病条辨》所说："在卫汗之可也，到气才可清气，入营犹可透热转气，到血直须凉血散血。"旋覆花，代赭石降逆，沙参、麦冬质轻味清入上焦阴分清热生津，川贝、杏仁、枇杷叶化痰降气，竹茹亦入上焦清热，山栀炒黑入阴分可清三焦之火。茯苓、焦六曲入土化食利水。纵观全方，多为降逆之品，补阴生津之力稍显不足，须清、透、补三管齐下即清火、透气、补阴生津同用可望火降气行，阴津充盈。故二诊时患者仍有咽喉不利，食入不下等症。患者此时"胸痛食噎，膈症已成"，此证类似于今之"食管癌"，因患者年逾六旬，长期素食，胃液枯槁，气阴两虚，因此治疗上加用西洋参益气养阴，并予以半夏降逆止呕。王师也认识到此时药物治疗的局限，因此，疗效上尽量达到让患者饮食无碍即可。同时，希望患者能怡情自适，即调节情绪。对于患者来说，积极的心理暗示十分重要，良好的情绪能给其树立信心和勇气。

案5 阴虚痰阻，纳食哽痛

丁，脉形弦硬。春令见此，是即但弦无胃。纳食哽痛，大便坚燥，已见木火亢逆，胃汁肠液干枯。治之不易。旋覆花，杏仁，火麻仁，桃仁，苏子，青果，荸荠，芦根。

复诊：前方润燥以舒郁结，今拟下气化痰之剂。麦冬，半夏，杏仁，橘红，川贝，茯苓，竹茹，芦根，荸荠，海蜇，枇杷叶。

渊按 两方清润可喜，洵属名家。

【赏析】

《素问·平人气象论》：“春胃微弦曰平，弦多胃少曰肝病，但弦无胃曰死。”春季脉象当是微弦而柔和，见脉形弦硬，为木克土而胃气衰弱，真阴欲暴出之象。肝藏血，主疏泄，濡养筋脉。此时肝血亏虚，风木独盛，可见爪甲失养而肌肤甲错或筋弱痿痹。肝为刚脏，体阴而用阳，今阴血亏损则风阳上亢，风火相煽，木又克土，熏灼胃液，胃阴匮乏，肠枯液少，则中土生化之机泯灭，纳食不受而哽痛。肠燥而大便坚结难行，小便亦难。当此之时，急当救阴存液，养血和中。旋覆花降气止呕，《本草汇言》：“旋覆花，消痰逐水，利气下行之药也。……大抵此剂微咸以软坚散结，性利下气行痰水，实消伐之药也。”杏仁、火麻仁温润通便，利大便但其易生痰湿，胃阴已伤恐其温更伤胃。桃仁入下焦血分破血之力甚大，青果涩以收敛生津，荸荠、芦根清凉生津，三药合用，确为良配。

复诊时，通过予以润燥、解郁之品，患者大便已通，郁结已解。现改用下气化痰之剂，虑其吞咽仍有梗阻感，此为痰气郁结咽喉所致。方中半夏降逆止呕、化痰，杏仁、橘红、川贝、竹茹、芦根化痰止咳，荸荠化痰，且能清热生津，海蜇清热化痰，并能润肠通便，枇杷叶化痰止咳，降逆止呕，茯苓健脾利湿。并佐以麦冬养肺胃之阴，防诸药燥性太过。诸药合用，共奏行气降逆，化痰散结之功。

案6　痰气内阻纳食呕

秦，痰气阻于胸中，故痰多而胸闷，纳食或呕，两太阳胀痛。清气不升，浊气不降。久延不已，恐成膈症。半夏，橘红，赤苓，吴萸汁炒川连，党参，泽泻，藿香，旋覆花，枳壳，川贝，蔻仁，肉桂，大腹皮，冬术，生姜。来复丹一钱，药汁送下。

【赏析】

《素问·灵兰秘典论》："脾胃者，仓廪之官，五味出焉。"土居中央，受纳万物，脾主运化，胃主腐熟，饮食水谷经消磨由脾之升清作用上传于肺而散布全身，由胃的降浊下传代谢，实为一身气血生化之源。脾胃为一身气机之枢纽。然脾喜燥恶润，若有湿邪来犯，则脾受困而饮食不化，聚生痰涎，脾气微，清阳不升，胃气上逆则纳食欠佳，甚或作呕。胸为空旷之地，痰湿内蕴中焦，随气运行而入胸中，肺居胸中，主气的升发与肃降，中土枢纽不转必致气机不畅，故痰滞胸中而有痞满不舒感。木不升发而气郁于中，少阳火亦不降则两太阳胀痛。此为痰气郁于中，拟化痰行气，和中降逆以开其痰结。半夏、橘红化痰开结，行气调中，取二陈汤之绝配。吴茱萸汁炒黄连，弃其清热解毒之寒性，专取其止呕之功。赤苓、冬术、生姜健脾利湿，与半夏、橘红共奏补土调中之效。旋覆花消痰降逆止呕，同川连相伍，其效更佳。党参健脾益气，藿香、蔻仁芳香醒脾化湿，复其运化。枳壳、川贝下气降逆，肉桂温下焦元阳以助阳气生发，又寓有滋水涵木以助生发之机。大腹皮、泽泻行气利水，来复丹行气止痛，软坚通积，力宏效猛。本方化痰开结，降逆止呕，补中健脾，标本兼顾，消补兼施，实为良方。

案7　肝气逆发厥

陈，丧子悲伤，气逆发厥，左脉沉数不利，是肝之气郁，血少不泽也。右关及寸滑搏，为痰为火，肺胃之气失降，肝木之火上逆，将水谷津液蒸酿为痰，阻塞气道，故咽喉胸膈若有阻碍，纳食有时呕噎也。夫五志过极，多从火化，哭泣无泪，目涩昏花，皆属阳亢而阴不上承。目前治法，不外顺气降火，复入清金平木。苏子，茯苓，半夏，枳实，杏仁，川贝，竹茹，沙参，橘红，麦冬，海蜇，荸荠。此方系四七、温胆、麦冬三汤加减，降气化痰，生津和胃。病起肝及肺胃，当从肺肝胃为主。

【赏析】

“五志过极，多从火化”，患者陈某丧子悲伤，情志不舒，气机郁结，影响肝木升发之性。气行则血行，今肝气不舒，气滞则血行障碍，又气郁不生血，使血少不濡筋脉而爪甲失养。肝开窍于目，阴血亏虚，目失所养，发为目涩昏花，哭而无泪。《素问·五脏生成》曰：“人卧血归于肝，肝受血而能视，肝受血而能步。”

肝体阴而用阳，阴血亏虚枯泽不濡则甲木逆而上亢，气火上冲。五行生克制化是在一个平衡状态而协调共存的，今甲木上亢，横逆克土，阳明为多气多血之府，受邪亦多从火化，故而胃失和降，不能受食，纳食则呕噎不适。土居中焦，戊土左旋己土右降以维持周身气血循环运动。己土上逆，戊土亦失其运化功能，聚湿生痰，阻隔中焦。咽喉为肺肝肾阴经交汇要道，痰随气逆上冲至咽喉，故从胸脘至咽喉被痰所阻而有阻塞满闷感。肺主气，居胸中，司气的升发和肃降，气阻胸中则失其肃降，故可见有上逆作咳的表现。本病为痰郁气逆的实证，治当降气开痰，以平木和土复金。方用温胆汤之半夏，开痰散结以平胃之上逆，佐以竹茹清热化痰，使火降痰顺，枳实行气开结，茯苓利湿健脾，共奏散结行气化痰之功。方名温胆，因胆属木，木得温则行，取木温土和之意。沙参、麦冬入肺滋阴益气，苏子、杏仁降气以止咳平喘化痰。沙参入上焦利咽顺气，竹茹入上焦开痰化热，故二药合用可利其胸膈及咽喉，有开胸达气的功效。与半夏化痰开结相配伍，旨在调肺以复其升降。加用海蜇、荸荠润燥生津以滋肺胃之阴。本方温胆、四七、麦冬三汤共进，寓降气和中，生津润燥，且润燥相宜，应药进病退而愈。

案8　七情郁结，痰凝胸膈

秦，七情郁结，痰气凝聚。胸膈不利，时或呕逆。症将半载，脾胃大虚。前用四七、二陈，降气化痰，今参入理中，兼培中土，当顾本也。四七汤合二陈汤。理中汤加丁香、木香、蔻仁。

【赏析】

《素问·举痛论》曰“百病生于气也”，情志内伤则气机不畅，郁而不舒。人体五脏之中以木性主升发，最喜条达，主疏泄，气机郁滞必导致木郁而横逆克土。土居中央，为后天之本，受盛饮食水谷，运化腐熟而输布全身。今土受木制而脾虚不运，水谷不化聚湿生痰，痰性黏滞胶结不解阻隔中焦而致脾气更虚，湿困更重。脾困不能升清则胃失和降，冲逆而作呕。中焦受困则气机枢转不行。胸为空旷之地，清阳不达则满闷不舒。此为气郁痰凝之实证，当化痰开结为法，制半夏降逆止呕开中焦痰结为君；厚朴、橘红行气化痰为臣；苏叶止呕，入上焦以行气降逆，茯苓祛湿利水为佐；枣、姜顾护中州为使。取四七、二陈二汤行气化痰，方小药精而力专，实为良方。然此症延及半载，久病必虚，且脾胃主受盛化物，化生气血，木易受邪致虚，故病久必祸及中土。用理中汤之人参大补中气，白术健脾配干姜温中祛寒湿，炙甘草入土补脾，祛中土寒湿而复脾之升清。加用木香健脾消食，行气止痛，如《本草求真》“木香乃三焦气分之药，能升降诸气”。丁香散寒止痛，《本草求真》云：“温中快气，治上焦呃逆，除胃寒泻痢，七情五郁”，正中病机；蔻仁芳香化湿以健脾。以方测证，用理中之意必有脾寒腹痛，阳不达四末之四肢发凉，或完谷不化之泄泻等症。综观本方，四七汤、二陈汤调气以治其实，理中汤培土以补其虚。张介宾云：“气之在人，和则为正气，不和则为邪气，凡表里虚实，逆顺缓急，无不因气而至”，故气调则病却，即四七、二陈二方不必久服，然中虚培土之法当缓而补之，可以长期服用，因土生万物，以期长久。

案9 阳气衰微，气机壅滞

徐，气郁于胸为膈，气滞于腹为臌。饮食不纳，形肉顿瘦。阴气凝聚，阳气汩没。脉细如丝。姑与培土、通阳、化气一法。党参，肉桂，白术，大腹皮，熟附子，泽泻，茯苓，来复丹。

渊按 伤胃则膈，伤脾则臌。膈多郁火，臌多阳衰。肺金治节不行，肝木起而克贼。

【赏析】

木主疏泄，喜条达而恶抑郁，然木得温则升发，且气得温则行。倘水寒则不养木，木郁则气凝，中土受制，升降枢杻功能障碍。水寒则阳不足气化不行，阴寒凝聚，必见小便不通。木寒则脾土受制而寒湿内生，其运化受阻，脾主升清的功能亦受牵制，气滞腹中为臌。戊土不升必致己土不降，阳明为多气多血之府，逆而上冲必致郁气化火，上扰胸膈。肺主气居胸中，今受郁阻则治节不行，外不能布达以开皮肤充腠理，内不能通调水道，因气阻水停，故可见大便不通。中土受困，其仓禀之官的功能亦受碍，故不纳饮食。又脾主肌肉，脾气虚弱则食少不化，气血生化乏源，不能充泽肌肤而见形消体瘦。统其症状可知本病为阳气衰微，水不涵木，木郁克土，气机壅滞的本虚标实证。法当温阳润木以助升发，健脾行气以利水。方用肉桂补火助阳以温水，配熟附子温元阳散寒暖肝。党参、白术、茯苓取四君子益气健脾除湿以复运化。泽泻渗下焦水湿，大腹皮行气散湿，如《本草逢源》云："腹皮性轻浮，散元形之滞气，故痞满胀，水气浮肿，脚气壅逆者宜之。"用来复丹之陈皮、青皮、五灵脂、硝石、硫黄行气破滞通腑，实为攻伐。即本方攻补兼施，共奏温阳行气破滞之力。

案10 湿浊内生胃病

周，胸痛吐清水，自幼酒湿蕴蓄胃中，阳气不宣，浊气凝聚。遽述前年又得暴喘上气，额汗淋漓，发作数次。今又增心嘈若饥，此皆胃病。用小半夏汤。半夏，茯苓，陈皮，竹茹，生姜。

渊按　暴喘额汗，肺肾亦病，不独胃也。

复诊：停饮生痰，呕吐酸水，胸中板痛。前用小半夏汤，所以蠲其饮也。今风邪伤肺，咳嗽内热。拟金沸草散宣风降气，仍寓祛痰蠲饮，肺胃兼治之方。金沸草，半夏，陈皮，茯苓，款冬花，杏仁，荆芥，前胡，竹茹，枇杷叶。

【赏析】

酒由谷粮蒸蕴所出，其性黏滞，故易生痰湿。自幼嗜酒则知蕴着固久。脾胃为一身气机运动之枢纽，中土健运则气行通畅。今痰湿蕴结，胶着中焦，中土困顿则脾气清阳不升，胃气降浊不行。清阳不宣，随胃气上逆冲心作痛。《内经》“阳气者，若天与日，失其所则折寿而不彰”，阳气不能升散温煦则脾土困厄一片寒温之象。阳明为多气多血之腑，易化热化火，痰湿久蕴而生湿化热，胃腑失和而失其降浊功能，浊气内停日久随胃气冲逆而胃脘嘈杂不安。胃火亢盛欲消磨谷食，然脾不运化，故饥不欲食。脾为寒湿所困，清阳不宣故随胃气上逆作呕而吐清水痰涎。《素问·阴阳应象大论》“清阳在下，则生飧泻；浊气在上，则生䐜胀”，痰浊随胃气上壅，阻碍肺的宣发布散作用，故可见暴喘上气，气被阳蒸酿为汗而泄，则身稍安。然阳终不升，浊亦不降故时而发作。当此之时，应宣阳达邪，降气和胃为法。“此皆胃病”，不独胃腑，及中土为病也。方用小半夏汤之半夏开痰化结，为阳明正药；配生姜发散水湿。陈皮、竹茹降气化痰，皆为右降之药。茯苓入土利水以祛湿。全方右旋之力确当其实，然未顾及脾土之升清宣达，则中焦斡旋不能恢复，恐痰湿亦作矣。

复诊时胸中极痛，可知清阳不达，越积越郁病越深也。脾阳被抑更甚，完全不能制约胃土冲逆呕吐为酸水，可知湿热胶着之甚。肺主气，司呼吸，气机不畅则肺气失调而致咳逆上气，内郁发热，外又感邪，内外相引则症丛生。法当宣阳达邪，祛痰蠲饮。款冬、杏仁、前胡、枇杷叶均以降肺化痰为旨。半夏、陈皮、竹盐、茯苓、金沸草化痰行气以求通达。此方降气之力非可小觑，然仍未宣阳以达清阳，俾脾阳得升，中气振奋，痰升气降，邪除病愈。故此方中须加炙党参、干姜以温中阳，以瓜蒌易款冬、杏仁、前胡等，因胸中极痛，此胸阳不振较为严重，必以开胸通达之品方能奏效。

案11　气水郁结咽噎

赵，气水郁结成痰，咽噎碍食，食入辄呕清水米粒。病在胃之上脘。降气化痰之药，须择不燥者为宜。瓜蒌仁，半夏曲，川贝，橘红，丁香，蛤壳（青黛三分同研包），白蜜，枇杷叶，竹茹，芦根，生姜汁（冲服）。

复诊：诸逆冲上，皆属于火。食入即吐是有火也。川连，半夏，苏梗，制大黄，竹茹，枇杷叶。

渊按　《内经》病机十九条，都有不尽然者，注者不敢违背，随文敷衍，贻误后学。其实是是非非，明眼自能别白。即如诸逆冲上之证，不属于火者甚多，未可一概论也。读经者知之。

【赏析】

太阳者，大阳也，主一身之表，故仲景《伤寒论》外感疾病多由太阳经而入。足太阳膀胱经行身之背后，夹脊而行，司一身之气化，太阳寒水气化不行则内盛为饮，停于下焦则小便频数，滞留中焦则脾受水湿而困厄，清阳不升，郁久内炼为痰，阻碍中土受纳水谷，故不受食。“食入辄呕清水米粒”为脾虚不运，太阳寒水不散则小肠火气不足，火不生土则土塞不能纳食蒸化以生气血。土之运化不及则完谷不化，食入不纳，胃气失降则上逆作呕，呕出尚未消化之清水米粒。其病在太阳而非王氏所说“胃之上脘”。而其所拟降气化痰之方中半夏、橘红化痰开结，瓜蒌仁开胸散结，其性下行。川贝、枇杷叶、竹茹、芦根均为降气化痰，润而不燥之品。丁香、蛤壳沉降之力更甚，白蜜味甘入脾土，然中土寒湿反被蜜之黏滞而愈加困顿，生姜汁入胃降逆止呕以助于发散。纵观全方，降气化痰力专而猛。此剂一进，则气机更郁，中土更加受困，物极则反，故更不受食，食入即吐，此非火也。

《素问·至真要大论》“诸上冲逆，皆属于火”，为由火性上炎所致的呕哕，呕吐酸水，咯血等上逆实证，非统指所有也，故不可统而论之，故辨证还当整体思维，全面考虑。因此拟方半夏、竹茹化痰降火，川黄连、制大黄降火止呕，苏梗、枇杷叶行气降逆止呕等。

案12　脾胃阳虚呕酸

祝，胃阳虚则水饮停，脾阳虚则谷不化。腹中辘辘，胸胁胀满，纳食辄呕酸水清涎，或嗳腐气。法以温导，崇土利水。炮姜，陈皮，苍术，半夏，熟附子，白术，党参，泽泻，枳实，瓜蒌仁，蔻仁，谷芽。

【赏析】

一身之阳从下焦肾水中所出，温煦全身，赖膀胱气化而行于周身。若下焦阳虚，则不能蒸腾气化，水湿上泛，移寒于脾，中土阳虚，反被水侮。“脾胃者，仓廪之官”，中土受制则脾气困厄，致清阳不升而水饮内停，其运化腐熟饮食的功能亦受制约。水湿内停则腹中辘辘有声，水寒上泛不养木而见肝区胸胁部胀满不舒。中焦受困，脾失健运，胃失腐熟，饮食减少，纳食则引动胃气上逆或嗳气或呕酸水清涎。病机在阳不足以致寒水上泛，故治以温阳利水为法。熟附子发下焦元阳以温散水饮，炮姜温脾阳振中焦且助附子发散水饮，二药同用，温脾肾之阳，使全身阳气得复。半夏、陈皮解中焦痰结，行气和胃。枳实、瓜蒌仁行气陂结，除胸膈胁肋之胀满。苍术燥湿、蔻仁芳香醒脾，亦使脾湿得化脾阳得振。党参、白术健补中土，谷芽助胃化积消食，泽泻使水湿从下焦得泄。全方消补共进，温阳化湿，培土利水。且全方布局合理，上中下兼顾，寒、饮、积共消，药专而力宏，实为良剂。

案13　脾胃虚寒，肝郁反胃

沈，食下则饱胀，作酸呕吐，病属反胃。胃脉浮按则紧，沉按则弦。弦者木侮土，紧者寒在中。党参，干姜，半夏，陈皮，茯苓，丁香，焦六曲，荜茇，蔻仁，陈香橼。

【赏析】

胃脉浮按则紧，则知中焦有寒，因寒性收引，脉沉按则弦，弦为木象，木在土位是为木克土之意。中焦有寒则脾虚不运，寒湿蕴积则清阳不升。中土脾胃乃一身之枢纽，脾主升清胃主降浊，升降协作则周身气机通畅流行，如环无端。今脾寒不运则胃亦失和降，中焦枢转之机罢矣。气行不畅必致木郁。寒湿困顿则食入不化，胃脘饱胀而不欲食，食入反致胃气上逆，嗳酸作呕，是为“反胃”。病机全在土寒，脾虚不运，胃失和降。法当温脾以助运化，行气消食以降胃逆。方中以干姜为君，直入中焦，温脾使脾阳得振，配以党参、茯苓，补气建中利水祛湿以复中气，实为良配。半夏、陈皮开中焦之结，行气解郁。蔻仁芳香祛湿醒脾，丁香温中行气止呕，二药相配，亦取运脾和胃之功。荜茇温中，陈香橼行气和中，佐以焦六曲，主入气分消积化食以助中焦健运复其饮食。此方不从木郁入手疏肝解郁而是直入中焦，温脾阳以使清阳得升，和胃行气降逆以使浊气得散。俾使中焦健运，脾升胃降复其枢转功能则全身气机通达畅行，木之郁结必得开解。故用药多为土药且性温而力专，因气得温则行，木亦以温煦用事，此方行中有散，消中有补，治标兼顾本，正入病机，一旦进剂，必如桴鼓相应，药到病除而愈。

案14　痰瘀互阻呃逆

许，吐血后呃逆，迄今一月。舌白腻，右脉沉滑，左脉细弱。其呃之气自少腹上冲，乃瘀血挟痰浊阻于肺胃之络，下焦冲脉相火上逆，鼓动其痰，则呃作矣。酌方必有济，幸勿躁急为嘱。半夏，茯苓，陈皮，当归，郁金，丁香，柿蒂，姜汁，藕汁，水红花子。

东垣滋肾丸一钱，陈皮、生姜泡汤下。阴寒呃者用肉桂五分，坎炁二条，沉香六分，分两服。

渊按　所谓气呃、痰呃是也。与虚寒不同。

【赏析】

“吐血后呃逆”，其呃之气自少腹上冲，即知下焦阴血上逆，《素问·举痛论》“怒则气上”，其患者必情志受刺激而暴怒以致气逆而上，冲为血海，气行则血行，郁怒化火使阴脉之血随气上冲，溢出脉外。阳明多气多血，易从火化，今下焦气火上逆，必影响阳明主降的功能，故胃气亦上冲作呕，血得吐出。胃火上逆，其所受纳的水谷饮食不化而炼为痰浊随其上涌，故呃逆频作。舌白腻为有痰湿；右脉沉滑为病在里，里有痰伏；左脉细弱，为阴伤血弱之象，宗其舌脉则见寒象，因下焦相火上逆，则寒自内生，“迄今一月”则病延稍久，急当降逆行气，止血化瘀，恐延误日久则血随气脱，气随血亡，阴阳绝离而休矣！方用丁香、柿蒂，性主下行，降逆止呕之力不可小觑。半夏、陈皮化痰行气降逆以和胃，辅以茯苓健脾利湿助痰湿得解。郁金疏肝解郁而平相火，藕汁性凉入阴分凉血生血，当归补血，姜汁降逆止呕，水红花子活血消积，全方温而不燥，共奏行气和胃，补血化瘀之功。然其化瘀之力稍欠，若加三七则化瘀生新之力更佳。此病因情志所起，故药力只占其一，更重要的是调畅情志，切勿急躁动怒，否则气机逆乱，阴血再伤，或如《素问》“大怒则形气绝，而血郁于上，使人薄厥”怒而晕厥，肢体筋脉不利，祸至丛生，病恐难瘥。故以情志畅达愉悦为要。

案15　痰气阻胃呃逆

某，疟后痰气阻滞胃脘，清阳不升。作呃，纳食辄呕，防成膈证。且与仲景化痰镇逆再商。旋覆花，代赭石，淡干姜，法半夏，赤苓，制香附，丁香，柿蒂。

【赏析】

“疟后痰气阻滞胃脘”可知中阳已伤，脾虚不运，以致饮食不化而生湿生痰，痰性黏滞胶结不解，使中土受困，脾阳难升，胃失降浊，运化失司则受纳亦不行，“纳食辄呕”为食入不受，引动胃气上逆而作呕，痰浊随胃气上冲而作呃。是人病位在土，病机单纯，为脾阳不振，胃失和降。因脾胃中土斡旋一身气机，脾升胃降则枢转运动，气流周身，今中土失司，气机不畅，痰浊内生，恐成膈证。故需以温中健脾，化痰和胃为法。淡干姜性温而守，主入中焦，温脾阳以祛其寒湿，可望复其运化之功；法半夏化痰开结，和胃降浊；赤苓化湿以健脾助运，佐半夏之力以复中焦运化之功；丁香、柿蒂性主下行，降逆止呃，其效神速；制香附疏木行气以散郁结，不从土入而从木着手，是反其治也，以求疏木培土；旋覆花、代赭石主降逆止呕，然其性过猛，恐伤脾气，反致中气更伤，不用为宜，若用则量亦稍稍轻入。

案16　痰热肠燥哽咽

朱，脉滑大，食入哽噎不下，舌腻。此属痰膈，大肠燥火凝结。拟清痰火，佐以宣通。旋覆花，麦冬，六神曲，黑山栀，赤苓，半夏，豆豉，陈皮，杏仁，竹茹，海蜇，荸荠，枇杷叶。

【赏析】

舌腻，脉滑大，为有痰且痰气盛于上之象。“食入哽咽不下”，则为痰气郁结，蕴蓄中焦，不能纳食。阳明为多气多血之腑，易化热化火，宿食不化炼为痰浊，随胃气上逆而致咽梗饮食难入，脉滑大即是其征象。阳明胃气失和上逆，则大肠通降功能亦不行。大肠为阳明燥金，通降失司，燥盛于内而致肠枯液干，大便坚燥，腑气不通。此为阳明实证，当清降阳明，以期痰开胃降，腑气得通。方用半夏开痰化结，为阳明正药；陈皮行气和胃，亦入阳明，为半夏之佐；竹茹甘而微寒，主入上焦，清热化痰，除烦止呕，如《本草汇言》所说“此药甘寒而降，善除阳明一切火热痰气为疾，用之立安”；淡豆豉辛散轻浮，宣发上焦郁热而除烦；黑山栀清三焦之火；赤苓利水渗湿以健脾；杏仁下气消痰，润肠通便；海蜇、荸荠生津润燥，枇杷叶化痰降气；旋覆花降逆止呃，麦冬清肺滋阴，六神曲助胃消积化食以复健运。本方药多下行降气，兼清热化痰以得宣通。

案17　肝郁胃阴虚哽噎

吴，情志郁结，阳明津液内枯，少阴之气上逆。少腹气上冲咽，咽喉觉胀，纳食哽噎。拟温养津液，以降浊阴之气。旋覆花，代赭石，苁蓉干，枸杞子，橘红，茯苓，川贝，半夏，沉香，鸡冠蜇，地栗。

【赏析】

情志郁结则郁而化火，木郁克土，则郁火传之于阳明胃土，因阳明为多气多血之腑，易从火化，故阳明火化则使胃土津液被灼，不复纳食，阳明大肠与阳明胃同气相求，亦受火灼而津枯肠燥，大便坚结难下。当此之时，阳明燥实已成，燥实内结耗伤阴液，土燥则水竭，故少阴阴液匮乏，水亏不能藏火，则少阴火气上逆，其气从少腹上冲咽喉，故咽喉觉胀，即咽喉干燥感。由以上诸症可推知此患者必为火盛体质，故病多从火化。此时，应滋阴润燥以救急，以防土枯水竭，并佐以疏肝散郁。王氏拟“温养津液，以降浊阴之气”为法，方用旋覆花、代赭石、苁蓉干降逆通便，然代赭石重镇降逆，主入肝经，潜阳效果佳，于此处有碍胃伤中之弊，若配以滋润生津护中之品也未尝不可；半夏、橘红、茯苓行气开结以畅中；川贝、沉香可下气降逆；枸杞子、地栗清热生津养阴；鸡冠甘凉可治便血，主入血分。全方药性偏温，性多下行，开结降气甚好。本病阳明燥实而致少阴阴亏，火气上逆。然此症终因情志所起，故应调畅情志，舒愉为宜。

案18　阳微湿胜中不和

高，坤土阳微湿胜，复中不和。用平胃、理中合剂。平胃散合理中汤。加延胡者，因有瘀凝也。

【赏析】

坤土阳微湿胜，或因其人脾胃素虚，寒从中生；或脾阳不足，外邪入侵而使脾阳受困；或因饮食不节，过食生冷，损伤中阳均可导致脾土阳微，脾主升清，喜燥恶湿，今脾气虚弱无力升清则被湿困着，故称湿胜阳微。寒性收引凝滞，阳微不宣则阳气凝结不通，故腹痛喜温喜按。湿性黏滞重着，阻隔中焦，脾胃主司一身气机升降，今升降失常则可见胃气上逆作呕或湿性下趋而泄痢，即《素问·阴阳应象大论》所说“清气在下，则生飧泄；浊气在上，则生䐜胀”。中土寒湿交困，则运化失司，饮食不化故腹满不食，口淡不渴等症，另可见舌淡苔白腻脉沉缓。治当以温中驱寒以健脾，燥湿行气以和胃。方用干姜辛热直入脾胃，为温中祛寒，振奋脾阳之要药；人参补气健脾以助运化；白术苦温燥湿健脾，炙甘草益气补中，缓急止痛。至于湿胜，则用平胃散之苍术，辛以散湿，苦以燥湿，香烈以化其浊，为燥湿健脾，降浊和胃的要药；佐以陈皮行气化滞，醒脾和胃，协厚朴以加强下气降逆，散满消胀之效；炙甘草、生姜、大枣调中以助运。此平胃散配伍以苦辛芳香燥湿为特点，为治疗湿滞脾胃的主方。《医方考》：“湿淫于内，脾胃不能克制，有积饮痞隔中满者，此方主之。”此证中焦寒湿困厄，理中汤温中以振脾阳，平胃散燥湿以助运化，且补虚和胃实为良剂。恐其寒凝过甚，王氏又以延胡索行气止痛以助二方之力。

案19　脾肾阳虚反胃

某，迭进温中运湿，腹中呱呱有声，朝食则安，暮食则滞，卧则筋惕肉瞤，时吐酸水。中土阳微，下焦阴浊之气上逆，病属反胃。温中不效，法当益火之源，舍时从症，用茅术附子理中合真武法。附子理中加茯苓、陈皮、生姜。

渊按　水谷不化精微而生酸痰，肝木失于濡润，筋惕肉瞤，是肝有燥火也。徒事温燥无益。

【赏析】

《内经》曰“人卧则血归于肝”，肝主筋，肝藏血则濡养筋脉，卧则筋惕肉瞤为肝血虚不能濡养筋脉的表现。血虚不养木则风木瞬动，木又克土，风木上冲胃腑故时吐酸水，朝食则安，暮食则滞，因朝则阳出阴入，暮则阴出阳入，可知患者病已入阴分。若如王氏所言“中土阳微，下焦浊阴之气上逆，病属反胃”。故行温中健脾运湿法可药到病除，然而“叠进温中运湿，腹中呱呱有声”可知中土不安，并非阳微不运所致。王氏认为温中不效是因阳微由下焦火不足所致，故又立法益火之源，用莪术附子理中合真武汤为法。方用附子发下焦元阳以温煦全身，干姜、白术温中健脾，茯苓、陈皮行气利水，生姜走而不守，入中焦散湿，此方补不离温中运湿之意，恐用之无益。此症为肝血虚，风木舒土过劲所致，故应疏风敛肝并培土和中为法。拟用龙骨、牡蛎镇肝潜阳以平风木上逆之性，白芍、当归敛肝养血和血以平风木，防风、蚕蜕疏风解痉，散敛同用共奏平肝养血之功；再以参苓白术散健脾益气，祛湿和中以安中，俾使风熄痉止中土复运。

案20　津枯气结噎膈

张，胃汁干枯，肠脂燥涸，上焦饮食尽生为痰，不生津血。纳食则吐，痰随吐出。膈症之根渐深。高年静养为宜。鲜苁蓉（一两），青盐半夏（三钱），茯苓，当归，陈皮，沉香，枳壳。

复诊：津枯气结噎膈，苁蓉丸是主方。照前方加炒香柏子仁、陈海蛰、地栗。每日用柿饼一枚，饭上蒸软，随意嚼咽。

【赏析】

阳明多气多血，易化燥化火，故胃汁干枯，肠燥失润。胃火炽盛则炼液为痰，黏滞胶结阻隔中焦，使中焦升降失职，胃火上逆则不纳饮食，食入则引动胃气上冲作呕，痰浊亦可随之吐出，胃失和降则脾主升清的功能亦失司，脾虚不运，水谷不化则津血无所生，且患者年高体弱，气血更亏矣。肠失濡润则大便坚结难解，肺主气司气的宣发肃降，又肺与大肠相表里，肠失通降必致肺主肃降的功能受影响。若患者年高肺气本弱又可进一步加剧肠燥便结。故治以化痰行气，养阴生津。方用鲜苁蓉润燥滑肠益精血，半夏化痰开结以祛痰止呕，茯苓利水健脾，陈皮、枳壳行气和中，沉香纳气止呕，当归入阴分生血补血。全方温燥之力稍甚，生津润燥之功尚显不足，故其津亏气结之症未能见明显好转，复诊时加入炒香柏子仁润肠通便并可益阴养血，陈海蜇化痰软坚，古籍《归砚录》称其妙药也，宣气化痰，故哮喘，胸痛，胀满，便秘，带下和小儿疳积等症皆可食用。地栗色白入肺，津多滋润，可生津润燥而通便，并以柿饼下气止逆，力微而轻，故随意嚼咽取其缓缓起效，绵绵持久之意。第二方较前多了生津润燥之力，俾其痰化结开，津生肠润而胃气得复，气血生化有源。

案21　阳虚痰饮哽噎

盛，背为阳位，心为阳脏。心之下，胃之上也。痰饮窃踞于胃之上口，则心阳失其清旷，而背常恶寒，纳食哽噎，是为膈症之根。盖痰饮为阴以碍阳故也。熟附子，桂枝，杏仁，神曲，薤白头，瓜蒌皮，旋覆花，蔻仁，豆豉，丁香，竹茹，枇杷叶。

渊按　温中化饮，降逆润肠，不失古人法度。惟豆豉一味不解是何意思。

【赏析】

脾为生痰之源，“痰饮窃踞于胃之上口”表明脾胃的运化功能失司，不化饮食水谷而湿聚生痰湿，痰性黏滞易阻碍气机则中焦受困，脾主升清胃主降浊的功能受阻，故脾阳不达胃亦失和降，逆而上冲，故痰饮窃踞于胃之上口。胸为清旷之地，痰浊阻滞有碍于胸阳的布达，且背为阳，为胸中之府，阳不布达背常恶寒。又因痰饮上乘，胸阳不振，胸背前后之气不能相互贯通，故可见胸背痛，即“痛则不通，通则不痛”也。痰浊中阻，土失受纳则可见食入不化，不欲饮食，纳食哽噎等。此病或由于素体阳虚或形寒饮冷有碍于脾胃运化而生痰湿，痰浊阻碍胸阳布达则背恶寒、胸痛等，胃气上逆则作呕不纳饮食等，是为本虚标实证。法当温阳宣痹，化痰降逆。方用瓜蒌皮甘苦寒，开胸利气，涤痰散结；薤白苦辛温，通阳豁痰，下气散结，寒温互用使饮去痰化，胸中阳气宣通，则背恶寒等症可解，法在治标。熟附子温阳化气以使周身阳气得以温煦振奋，桂枝辛温通心阳，二药相伍振阳宣痹，法在治本。杏仁润肺止咳，枇杷叶下气止呃，为肺之专药，以方测证可知必有肺气宣肃失司，因肺居胸中，阴邪上犯阻碍胸中气机，肺气失于宣降故见短气，喘息咳唾等症。痰郁膈上则扰心神，心烦不安，故以豆豉清宣上焦以除烦，竹茹化痰下气以开结。蔻仁芳香醒脾，化湿和胃；神曲消宿食积滞以理中，二药有复中土运化之功。恐其力量不够，又用旋覆花降逆止呕，丁香下气温中以安中。全方宣降通用，标本兼治，以期阳宣气行，痰开土安。

案22　脾胃阳伤呕血

孔，先曾呕血，胃中空虚，寒饮停留，阳气不通，水谷不化，食入呕吐酸水，谷食随之而出。脉细肢寒，阳微已甚。证成翻胃，虑延脾败难治。熟附子，干姜，丁香，橘饼，茯蓉干，九香虫，二陈汤（其中甘草炙黑）。

渊按　噎膈、反胃，从呕血而起者甚多。盖血虽阴物，多呕则胃阳伤而不复，不能运水谷而化精微，失其顺下之职，始则病反胃，久则肠液枯槁而为膈证矣。

【赏析】

水谷不化，责之脾失健运。中土乃万物所归，若保养不当极易受邪，故土不化谷，可有素体虚弱，脾虚气弱无力运化；或过食辛辣厚腻滋生痰浊困厄中土；或痰饮寒凉中伤脾阳等诸端缘由均可导致脾失其职。食入则呕吐酸水，谷食随之而出，则可推知胃气失和上冲作呕是由少阳胆火来克之故，先曾呕血即是佐证。肝藏血主疏泄，木气条达则血行脉中濡养周身。今木郁则失其条达，少阳胆火郁而上冲迫血溢出脉外随胃气上逆而呕出，血伤阴弱故脉虚。脾主四末，今中阳虚，土气虚弱则阳不达四末出现肢寒之证，综其病症可得知土弱阳虚，阳气不通，木不得温而升发疏泄，甲木相火上逆犯胃。脉症相合则治之非难。仲景《伤寒论》：“手足厥寒，脉细欲绝者，当归四逆汤主之”，正合病证。方用当归既可补营血之虚又可行血脉之滞，白芍益阴敛营收少阳之火，二药相配养血和血以充血脉；桂枝温经散寒活血通脉，取其枝老者效佳；大枣补血养中；吴茱萸温经散寒，木得温可助其升发之机，使全身气机畅行；佐以少量三七止血化瘀。此方可使血脉充，寒散肢温阳气得复。再加竹茹化痰止呕，开解少阳之郁，茯苓利湿健脾，橘红行气和胃以助中土健运。此病非寒邪直中中阳，因“先曾呕血”，“呕吐酸水，谷食随之而出”可知，故勿需用附子、干姜之类，二陈汤多用于痰多咳嗽，胸膈痞闷，舌白苔腻脉滑的湿痰证。且王氏此方用药偏温燥，又无滋养阴血之品，恐用之弊证丛起矣！

案23　三焦失畅胃脘病

严，噎膈、反胃，胃脘之病也。上焦主纳，中焦司运，能纳而不能运，故复吐出。朝食暮吐，责其下焦无阳。拟化上焦之痰，运中焦之气，益下焦之火，俾得三焦各司其权，而水谷熟腐，自无反出之恙。然不易矣。旋覆花，代赭石，熟附子，茯苓，枳壳，沉香，半夏，新会皮，益智仁，淡苁蓉，地栗，陈鸡冠海蛰。

【赏析】

“噎膈，反胃，胃脘之病也”。食入不下，纳而呕出，当责之胃。《金匮要略·呕吐哕下利病脉证治第十七》：“脉弦者，虚也，胃气无余，朝食幕吐，变为胃反”，道出了胃弱阳虚不能腐化水谷，以致发生朝食幕吐，此并非责其下焦无阳，是中虚阳衰也。中阳衰则无力腐熟水谷，饮食不化聚湿生痰壅滞中焦，使气化受阻气机不畅，胃失和降而发呕哕之症，痰随胃气上冲阻隔清阳布达则可见脘痞胸满不舒，治当开痰化结，健中助运。方用旋覆花、代赭石性下行而降逆气，然多用于实证，本属胃弱用之恐更伤胃气。半夏、枳壳、新会皮化痰开结，行气理中，力专效宏，可代旋覆、代赭之功。熟附子、肉苁蓉、益智仁温阳助火，以助中焦阳气振奋，沉香下气降敛以止呃逆。海蜇化痰散结，地栗生津润燥，茯苓健脾利湿，用于全方，降其温燥太过，全方助阳行气之力不小，然反胃之证究属土弱，故补中健脾之力稍逊一筹，若入砂仁，蔻仁、大枣醒脾运湿健中之品则效佳矣。

结 语

噎膈是指吞咽食物梗塞不顺，饮食难下，或纳而复出的疾患。噎，即噎塞，指吞咽时梗噎不顺；膈为格柜，指饮食不下，二者相兼为病，故常并称噎膈。反胃是指饮食入胃，宿谷不化，经过良久，由胃反出之病。噎膈、反胃均属脾胃系统疾病。

王氏在临证中体会到噎膈病因病机的复杂性，并且较为全面地认识到噎膈的病机——气郁、痰邪、血瘀等相互交结，阻隔于食管、胃脘，致其通降受阻。日久患者常常伴有营阴亏虚、阴虚火旺等。

气郁者，郁阻中焦。“气郁中焦，得食则呕，已延匝月，虑成膈证。”中焦受困则气机枢转不行，胸为空旷之地，清阳不达则满闷不舒。脾困不能升清，胃失和降，则冲逆而作呕。亦可因气机郁滞而致木郁。内生痰邪在噎膈的病机中具有特殊的地位。脾之运化功能失调，健运失司，水湿聚而生痰。“痰气阻于胸中，故痰多而胸闷，……清气不升，浊气不降。久延不已，恐成膈症。”或肝之疏泄功能失常，气失条达，可致气郁化火，炼津为痰，如“肺胃之气失降，肝木之火上逆，将水谷津液蒸酿为痰，阻塞气道，故咽喉胸膈若有阻碍，纳食有时呕噎也”。痰邪、气机失调等常常相互影响，引起进食梗塞，或食入则吐。如“气水郁结成痰，咽噎碍食，食入辄呕清水米粒”。日久气郁化火，伤阴耗液，或痰热郁结，或肝火内燃，胃阴亏虚，或呕吐太过而伤胃津液者，病变常常由实转虚，“营阴虚，故内热少寐；气火逆，故咽喉梗塞”。“营虚火亢，胃枯食噎。心膈至咽，如火之焚”，“已见木火亢逆，胃汁肠液干枯。治之不易”。瘀血者，王氏所论甚少，但也有所涉及。如“吐血后呃逆，迄今一月”。

同时，王氏也认识到精神因素在本病的发生发展中所起的重要作用。“七情郁结，痰气凝聚”；“病关情志，非徒药饵可瘳。宜自怡悦，庶几可延”；“夫五志过极，多从火化”，等等。七情内伤，情志不调，忧思伤脾，脾伤则气结；恼怒伤肝，木失条达则气机郁滞，血随气行，气滞则血行不畅，瘀血阻滞胃脘、食道等而发病。

本病病情复杂，故治当分先后缓急，酌情处理。治标当以理气、化痰、消瘀、降火等为主，治本宜滋阴润燥或补气温阳为主。理气常用陈皮、枳实、木香、大腹皮等。脾胃大虚者，参入理中汤，兼培中土。化痰常用温胆汤、二陈汤等，常用药杏仁、半夏、橘红、瓜蒌等。阴虚者，多为胃阴虚，常用麦冬、沙参、海蜇、荸荠等。若瘀血内停，或随胃气上逆而呕吐鲜血，瘀滞留着阻于胃肠，饮食不下或下而复出，以滋阴养血，活血散瘀为法。方用四物汤养血滋阴。因患者常有悲伤、忧郁之情绪，故治疗上还要注意移情易性，保持心情舒畅。

反胃者，多属阳虚有寒，表现为食尚能入，但经久复出。其与噎膈相比，食物能咽下，不会梗咽在喉，但经过一段时间后，自然吐出。王氏认为此为脾胃阳虚所致。“胃阳虚则水饮停，脾阳虚则谷不化。”治疗上“法以温导，崇土利水”，多用温阳之品，如炮姜，熟附子等，并辅以陈皮、苍术、半夏等行气燥湿。

四、三消案

案1 壮水胜火祛三消

李，稚龄阳亢阴亏，一水不能胜五火之气，燔灼而成三消，上渴，中饥，下则溲多。形体消削，身常发热。法当壮水以制亢阳。大生地，川连，麦冬，知母，五味子，茯苓，生甘草，生石膏，牡蛎，花粉。

复诊：夫三消，火病也。火能消水，一身津液皆干。惟水可以胜火，大养其阴，大清其火，乃治本之图。病由远行受热，肾水内乏，当救生水之源。大生地，沙参，五味子，麦冬，牡蛎，西洋参，桑白皮，蛤壳，天冬。

【赏析】

本案三消为阴津亏损，燥热偏盛所致。此病以阴虚为本，燥热为标，尤以阴虚体质最易罹患。肾为先天之本，主藏精而寓元阴元阳。肾阴为一身阴液之根本，五脏之阴非此不能资。肾阴亏虚则虚火内生，上燔心肺则烦渴多饮，中灼脾胃则消谷善饥，下则肾失濡养，开阖失司，固摄无权，则水谷精微直趋下泄，而溲多。水谷精微流失，机体失养，故形体消瘦。体内阴液亏耗，虚热内生，故身体常感发热。依据唐代王冰对于“诸寒之而热者取之阴”的注语，“壮水之主，以制阳光”，治当滋阴壮水抑制亢阳。方用玉女煎合清胃散加减。方中生地、麦冬滋阴清热；川黄连、生石膏以清热泄火止泻；知母苦寒质润，助石膏以清胃热；五味子、天花粉滋阴生津和胃；茯苓渗利健脾，以防滋腻碍脾；牡蛎敛阴潜阳，镇热下行；生甘草清热，调和诸药。

三消病因久行，感受热邪，肾阴耗竭而发。燥热炽盛，最易亏耗人体的阴液，惟有滋阴才可制火。

复诊之时，王旭高在前方基础上，欲“滋阴养肺”养一身之阴。然阴伤及气，气不布津，故用西洋参、五味子、麦冬、沙参益气生津，伍桑白皮、蛤壳，可清肺热，以使气阴两复，热除津生，而复生水之源。

案2　善饥腹胀，抑木扶土

侯，脾胃虚而有火，故善饥而能食；肝气盛，故又腹胀也。甘寒益胃，甘温扶脾，苦辛酸以泄肝，兼而行之。玉竹，川石斛，麦冬，党参，冬术，白芍，吴萸炒川连，茯苓，乌梅，橘饼。

渊按　深得古人制方之意，而又心灵手敏。

【赏析】

患者为脾胃阴不足，阴虚而燥热生，日久化火，胃火亢盛。脾胃运化水谷的功能旺盛，故消谷善饥，属中消。胃喜湿而恶燥，阳明燥土，得阴自安，药选玉竹、川石斛、麦冬，以甘寒资胃阴；脾喜燥而恶湿，太阴湿土，得阳始运，故用党参、冬术、橘饼、茯苓味甘益脾；虽病在脾胃，又因肝气过盛，引发“土虚木乘”之势，患者出现腹部胀满，用白芍、乌梅味酸以柔肝，以防肝气升发太过；吴茱萸炒川连的炮制法始于宋代，既可使川黄连性寒而不滞，又可去吴茱萸温烈之性，既减其毒，又可增强辛开苦降之效，以恢复肝的疏泄之功。《素问·标本病传论》曰：“间者并行”，本案病势尚轻，可标本同治，治疗采用甘寒益胃，甘温扶脾，苦辛酸以泄肝，兼而行之。

案3　取阳明，清火存津，杜三消之变

查，脉沉细数而涩，血虚气郁，经事不来。夫五志郁极，皆从火化。饥而善食，小溲如脓，三消之渐。然胸痛吐酸水，肝郁无疑。川连，麦冬，蛤壳，鲜楝树根皮一两（洗），建兰叶。

复诊，服药后，大便之坚难者化溏粪而出，原得苦泄之功也。然脉仍数涩，郁热日盛，脏阴日消。舌红而碎，口渴消饮，血日干而火日炽。头眩、目花、带下，皆阴虚阳亢之征。当寓清泄于补正之中。川连，淡芩，黑山栀，大生地，当归，阿胶，川芎，白芍，建兰叶，大黄䗪虫丸，早晚各服五丸。

渊按　建兰叶不香无用，徐灵胎论之矣。

三诊，诸恙皆减。内热未退，带下未止，经事未通。仍从前法。川连，当归，洋参，白芍，女贞子，茯苓，麦冬，丹参，沙苑子，大生地。

四诊，经曰：二阳之病发心脾，女子不月，其传为风消。风消者，火盛而生风，渴饮而消水也。先辈谓三消为火疾，久必发痈疽。屡用凉血清火之药为此。自六七月间足跗生疽之后，消症稍重。其阴愈伤，其阳愈炽。今胸中如燔，牙痛齿落，阳明之火为剧。考阳明气血两燔者，叶氏每用玉女煎，姑仿之。鲜生地，石膏，知母，玄参，牛膝，大生地，天冬，川连，麦冬，

茯苓，生甘草，枇杷叶。

【赏析】

《素问·上古天真论》曰：“女子……二七而天癸至，任脉通，太冲脉盛，月事以时下。”冲脉为十二经脉气血汇聚之处，对月经以时下有着重要的作用，与阳明的关系最为密切。冲脉血海为月经之本，冲脉通过气街与阳明相会，故冲脉之血主要来源于阳明。《素问·痿论》云：“阳明者，五脏六腑之海”，脾胃乃人体气血生化之源。《素问·阴阳别论》曰：“二阳之病发心脾，有不得隐曲，女子不月。”女子以肝为先天，情志不畅，致肝郁气滞，郁久化火，耗伤气血，胞脉闭阻，心气不通，发为消渴闭经。《太平圣惠方·三消论》明确提出三消概念：“夫三消者，一名消渴，二名消中，三名消肾……”；《素问·脉要精微论》云：“瘅成为消中”；王冰注云：“消中之证善食而瘦”。《内经》所云“消中”，即后人所称“中消”。本病为“阳明燥热津”，故见消谷善饥；肾主藏精，肝主疏泄，肝失条达，燥热伤肾，则肾固摄失权，水谷精微直趋下泄，见小溲如脓；然肝郁太过克伐脾土，又见胸痛吐酸；脉沉细数而涩，皆属血虚气郁之象。选用川黄连苦寒质润长于清火；麦冬甘凉，功擅滋阴润燥；蛤壳苦寒，入胃经，制酸止痛；鲜楝树根皮苦寒有毒，外洗可除热、杀虫止痒；建兰叶清热解毒，生津止渴。《素问·阴阳应象大论》言：“因其重而减之”，病势重，应缓图之；《素问·标本病传论》曰：“病发而不足，标而本之，先治其标，后治其本”，患者本身为血亏，正气不足，先治火热之标，后治血亏之本。仅用四味药水煎服，一味外洗药，体现了因势利导及标本兼顾的治疗思想。

复诊，首诊用药后，苦寒泻下之功明显，大便通畅。但郁热之势尚在，暗耗五脏之阴，见口渴善饮，舌质红，有裂纹；患者素体阴血亏虚，血不养肝，肝阳上亢，见头晕，目眩；正气不足，带脉失约，故见带下。方药续用川黄连、建兰叶，加淡黄芩、川连。川连偏于入心，长于清火解毒，且能泄热，止消渴；黄芩其性虽寒而不燥，长于清肺热，两者性相近而又各有专长，故二药配伍清化湿热之效益显；黑山栀苦寒，清热泻火凉血；生地凉心火之血热，除五心之烦热；当归、阿胶、川芎、白芍、养肝血，柔肝以潜肝阳。另早晚各服五丸，大黄䗪虫丸活血破瘀，祛瘀生新，通经消痞，缓中补虚。综述上方，寓清泄于补正，扶正与祛邪并举。

三诊，患者的症状皆有好转，效不更法，守前方酌加丹参活血调经，凉血清心。揣度医家王旭高用洋参、麦冬、女贞子、沙苑子，皆为甘寒滋润之品，旨在“精不足，补之以味”，寓“壮水之主以制阳光”之意，茯苓药性平和，健脾利湿，可除带下，且不伤正虚之本。

四诊，《素问·阴阳别论》云：“二阳之病发心脾，有不得隐曲，女子不月，其传为风消……二阳结谓之消。”“风消”是指肌肉日渐瘦削的病证。王冰注曰：“二阳，谓阳明大肠及胃之脉也……夫肠胃发病，心脾受之，心受之则血不流，脾受之则味不化”，并认为“胃病深久，传入于脾，故为风热以消削”。此风为内之肝风，喻相火妄动，消烁津液而发为消渴之谓也。诸多医家认为消渴病为阴虚为本，燥热为标的消耗性病证。虑脏腑穷极，精微不能化血，反壅滞脏腑之内，日久化腐生热，热腐相炽必引发痈疽之患，故每次用凉血清火之药防患未然。时值阳热亢盛的六七月间，患者出现足部坏疽，三消症亦逐日加重，阴愈虚则燥热愈盛，两者相因为病。心脾阳明之火熏炙，阳明之脉循经上攻致使胸中疼热，齿痛脱落，故效仿叶氏用玉女煎。因虚火为本，故选用鲜生地、大生地以折阳明气血火燔燎原之势，使热彻阴存；生甘草清热解毒，缓急止痛，能疗痈疽，且调和诸药；枇杷叶性凉，香而不燥，善下气，气下则火降，而胃自安，保柔金而肃治节，布散津微达全身上下，方药之妙用，可窥一斑。此外，经曰“二阳之病发心脾”之理，对治疗闭经等病证有重要的辨病论治指导意义，不论先病阳明亏虚，后病阳明阴伤津燥，终使血化乏源。治取阳明，清火存津，以恐三消之变哉。

案4　年老三消当固本

钱，古称三消为火病，火有余，由水不足也。十余年来常服滋阴降火，虽不加甚，终莫能除。然年逾六旬，得久延已幸。今就舌苔黄腻而论，中焦必有湿热。近加手足麻木，气血不能灌溉四末，暗藏类中之机。拟疏一方培养气血之虚，另立一法以化湿热之气。标本兼顾，希冀弋获。大生地，当归，山萸肉，麦冬，洋参、怀山药，龟板，建莲肉、猪肚丸三钱（另服，开水下）。

【赏析】

古代医家多数认为三消由阴津亏耗，燥热偏盛所致，具有多虚多火的病机特点。十余年来，患者坚持服用滋阴降火药物控制三消诸症，已年过六旬。近日来，出现手足麻木，概因三消日久，气阴亏耗，脉络瘀阻，血行不畅，加之年老而阳明气血衰，不能濡养四肢所致，已见类中的倪端；湿热熏蒸中焦，见黄腻苔。本案用当归补血活血，通补兼施；生地、麦冬、洋参皆甘寒滋润之品，益气生津；山萸肉补益肝肾，生津止渴；怀山药、建莲肉，健脾益气；龟板咸寒，滋补肝肾以退虚热，由于有形之血生于无形之气，“阳生阴长”（《素问·阴阳应象大论》），故医家王旭高的方药中重用补气药，仅选当归为补血药，诸药相合共奏益气养血之功。另口服《备急千金要方·卷二十一》中的猪肚丸三钱，养阴生津，以除湿热之标。如此标本兼顾，希望取得满意的疗效。

案5　下消宜清心肝火，益肾利膀胱

朱，脉左寸关搏数，心肝之火极炽。口干，小溲频数而浑浊，此下消症也。久有脚气，湿热蕴于下焦。拟清心肝之火，而化肾与膀胱之湿。生地，川连（盐水炒），牡蛎，黄芪，茅术，麦冬，赤苓，黄柏（盐水炒），蛤粉，升麻，猪肚丸，每朝三钱（开水送）。

【赏析】

左寸关候心肝之象，左寸关脉急速有力，示心肝火旺，火热上燔，肺不布津，则口干喜饮；下劫肾阴则脾不升清，肾失固摄，水谷精微下行，故小

便次数多且浑浊，病属下消。陈士铎《石室秘录·内伤门》言："消渴之证，虽分上中下，而以肾虚致渴，则无不同也"，可见三消以肾气阴两虚为本。肾主水液，肾虚水湿不化，湿聚化热，湿热下注，着于下肢，发为足部红肿、瘙痒，甚则溃烂。生地、麦冬，甘寒滋阴；川连（盐水炒）苦寒以清心肝火，还可引药下行，清下焦湿热；牡蛎养阴解毒；黄柏（盐水炒）清热燥湿，且偏入下焦；茅术苦温，功擅燥湿，二妙散用之，热祛湿除；蛤粉软坚润下之品，滋肾泻热；黄芪、升麻，升举下陷的中气，以求"浊降清升"，"气化则湿亦化"。赤苓行水，利湿热；每朝开水送猪肚丸三钱，养阴生津，以除湿热。钱乙《小儿药证直诀》云："肾主虚，无实也。"肾无实证，所以方药中补益肾气，以促膀胱气化，湿热从小便而出。

案6　食须苦寒泻胆

庞，胃热移胆，善食而瘦，谓之食。大便常坚结而不通者，胃移热于大肠也。胆移热于心，故又心跳，头昏。今拟清胃凉胆为主，安神润肠佐之。鲜石斛，淡芩，郁李仁，火麻仁，枳壳，枣仁，瓜蒌皮，龙胆草，茯神，猪胆汁，另更衣丸一钱，淡盐花汤送下。此病服此方五六剂后，用滋阴如二地，二冬，沙洋参等煎胶，常服可愈。

渊按　此似消非消之证。胆腑郁热移胃，传所不胜，故用苦寒直泻胆火。

【赏析】

胃为阳明燥土，胃受邪热移于胆，胆为阳木，以热气乘之，则铄土而消谷，不能变精血，故善食而瘦。《素问·气厥论》云："大肠移热于胃，善食而瘦入，谓之食㑊。……胃移热于胆，㑊曰食㑊。"王冰注："食㑊者，谓食入移易而过，不生肌肤也。㑊，易也"。胃热下移大肠，大肠失其所主，传化失司。药用鲜石斛甘寒清热，益胃生津。用郁李仁、火麻仁，质润多脂；瓜蒌皮、猪胆汁，甘寒润燥，淡盐花汤送服更衣丸，使腑气通，津液行，益阴增液以润肠通便。枳壳宽胸畅膈，和胃降逆；胆热上传于心，热扰神明，则心悸，头昏，用淡黄芩、龙胆草，均属苦寒之品，清泻胆府邪热；枣仁、茯神，宁心安神。《素问·标本病传论》言："小大不利治其标，……先小大不利而后生病者治其本。"大小便不通，反映脾胃运化的功能失常，气机的紊乱，亦危机之候，无论属标属本，均应先治。所以本案中大便不通虽为继发之标病，医家王旭高也重用了润燥通便之品以解大便不通之危。诸症皆由胆胃燥热生，故常服二地、二冬、沙洋参等甘寒滋阴之品，可釜底抽薪，戳其病根，病得全愈。

案7　三消之患，有余不可轻泻

方，脾阴虚而善饥；肾阴虚而溲数。肝气不舒，则腹中耕痛；胃气不降，则脘中痞窒。此二有余二不足也。然有余不可泻，不足则宜补；肾充则肝自平，脾升则胃自降耳。党参，怀山药，五味子，茯神，麦冬，冬术，熟地，枸杞子，陈皮，红枣。

【赏析】

脾主运化，为胃行其津液，脾阴不足，胃热亢盛，则多食善饥；燥热下劫肾阴，肾阴亏虚而虚火内生，开阖固摄失权，则小便次数增多。肾阴不足，亦可上灼肺胃，见烦渴多饮，消谷善饥之症。肝木之气喜条达而恶抑郁，肝主疏泄，疏通畅达全身气机，肝气升发太过，犯脾则腹中疼痛剧烈，如用犁翻地；胃气不降，升降之枢失司，则饮食的纳运失常，见胃脘痞满不通。因肝胃邪气盛，脾肾亏虚所致。肝体阴而用阳，治疗用五味子、麦冬、冬术、熟地、枸杞子，皆滋肾填精以平肝气；党参、怀山药、陈皮、红枣，可以健脾理气、降逆和胃。本证虽病发于里，但非阳明腑实证，不可用泻法，如用泻法必然伤及脾胃，使其升降功能失常加剧。医家王旭高再次提示后人，见有余，不可轻言泻法，必审查病机，方能桴鼓相应，效验如神。

结 语

夫三消皆由火热燔灼生，用古人所创人参白虎、竹叶石膏、门冬饮子、玉女煎、大补阴等治火之方尚未能十全，何故？张介宾告诫后人，消证三消多虚，辨证是以金水真阴亏耗为本，虚火外越无制为标。所谓“有病热者，寒之而热”，以故寻常泻火清火之药，不能治其燔灼，反克伐阳气，则虚火旺则消愈甚。治当“壮水之主，以制阳光”。王氏谨遵其法，如案1，一水不能胜五火之气，燔灼而成三消。用生地、沙参、五味子、麦冬、牡蛎、西洋参、桑白皮、蛤壳、天冬，以清火养阴，救生水之源，治其根本。

李中梓《医宗必读》曰：“消渴本病在肾”；陈士铎《石室秘录》云：“消渴一证，虽分上、中、下，但肾虚以致渴，则无不同也。”因肾主元阴元阳，五脏之阴气非此不能滋，五脏之阳气非此不能发。“肾为元气之根，肾为水火之脏，肾应北方之水，水为天一之源”（李中梓《医宗必读·卷一》）。如三焦之火多有病本于肾，肾阴不足则虚火内生，上灼上燔心肺，津液失于敷布，则烦渴多饮；中灼脾胃，阳明燥土受燥热所伤，腐熟水谷亢盛，故消谷善饥，脾气虚不能转输水谷精微，肌肉失其濡养，故形体日渐消瘦；下耗伤肾阴，肾水匮乏不能自救，开阖固摄失权，则水谷精微直趋下泄，随小便而排出体外，故尿多浑浊味甜。故“三多”之证为本元亏竭及虚火等证，无论上、中、下消，然有余不可泻，不足则宜补，救阴精不足之根本则病必自愈。如案7，三消为病，见二有余二不足之象，即脾肾阴虚阴亏，而善饥溲数；肝胃之气不调，则腹中耕痛，脘中痞窒。治疗用熟地、枸杞子、五味子、麦冬，滋肾阴则肝自平；党参、怀山药、茯神、冬术、陈皮、红枣，健脾而胃自和。此外，案5为下消症，兼有脚气，证属上有心肝之火，下有膀胱湿热。钱乙《小儿药证直诀》云：“肾主虚，无实也。”肾无实证，所以方药用二妙散清下焦湿热，蛤粉软坚润下之品，滋肾泻热；川黄连（盐水炒）苦寒以清心肝火，还可引药下行，佐用黄芪、升麻，升举下陷的中气，以求“浊降清升”，以促膀胱气化，湿热从小便而出。

脾虚是消渴病发生发展的重要因素。《素问·奇病论》言：“肥者令人内热，甘者令人中满，故其气上溢，转为消渴。”《灵枢·五变》云：“五脏皆柔弱者，善病消瘅。”关于治疗，《内经》提到：“治之以兰，除陈气也。”此处兰即指佩兰，芳香入脾胃二经化湿，醒脾。张仲景在治疗消渴病的白虎加人参汤、栝楼瞿麦丸中创造性地运用了人参、茯苓、薯蓣等健脾之品，开后世健脾益气治疗消渴病之先河。医家王旭高也非常注重从脾胃论治，如案3，《素问·阴阳别论》曰:“二阳之病发心脾，有不得隐曲，女子不月。”女子以肝为先天，情志郁极，皆从火化，血虚气郁，经事不来，其传为风消，三消之渐也，久必发痈疽。又因阴愈伤而阳愈炽，虑其阳明气血两燔，故用玉女煎清胃泻火，滋阴增液。

黄坤载在《四圣心源》中说：“消渴者，足厥阴之病也……凡木之性，专欲疏泄，疏泄不遂，则相火失其蛰藏”；郑钦安在《医学真传》中则进一步指出：“消症生于厥阴风木主气，是以厥阴下水而上火，风火相煽，故生消渴诸症。”肝火犯胃，胃热炽盛，故多食善饥。如案2，肝木乘犯虚土，当益胃扶脾，苦辛泄肝，兼而并行。再如案6，胆胃同病的似消非消之证，胆木之热铄阳明胃土而消谷，不能变精血，故善食而瘦，治疗用苦寒直泻胆火。

五、痰饮案

案1　饮停中脘

吴，饮停中脘，脘腹鸣响，攻撑作痛。大便坚结如栗，但能嗳气、不能矢气，是胃失下行，而气但上逆也。和胃降逆、逐水蠲饮治之。半夏，淡干姜，陈皮，茯苓，泽泻，白芍，旋覆花，代赭石，甘遂（去心面包煨），川椒（炒出汗），焦六曲。

【赏析】

《金匮要略》云："其人素盛今瘦，水走肠间，沥沥有声，谓之痰饮。"本案患者属《金匮》狭义痰饮的范畴。水走肠间，水气相击，故脘腹鸣响；痰饮阻滞气机，不通则痛，故攻撑作痛；痰饮阻滞，气不布津，津液不能四布，故大便坚结如栗；痰饮阻滞中焦，气机升降失常，胃气上逆故嗳气；胃失下行，故矢气不通。虽然表现多端，但病机要点为饮停中焦，使气机升降失调，故王氏云"和胃降逆、逐水蠲饮治之"。以旋覆代赭汤合甘遂半夏汤为主方，《伤寒论》："伤寒发汗，若吐若下，解后，心下痞硬，噫气不出者，旋覆代赭汤主之"，《伤寒论三注》注解云："每借之以治反胃噎食、气逆不降者，弥不神效"，可见本方消痰下气之功；《金匮要略》："病者脉伏，其人欲自利，利反快，虽利，心下续坚满，此为留饮欲去故也，甘遂半夏汤主之。"即《内经》所云"留者攻之"之意，又云"病痰饮者，当以温药和之"。方以干姜、川椒温中化饮；半夏、陈皮、旋覆花行气消痰，和胃降逆；代赭石为重镇降逆之主药，合旋覆花、半夏降逆之效较好；茯苓、泽泻利水化饮，甘遂攻逐留饮，白芍酸甘防诸药温燥太过，且《本经》云其有利小便的作用，神曲能消食痰。诸药合用，和胃降逆、逐水蠲饮。运用《金匮》甘遂半夏汤，可知本案属留饮重证。组方将温中化饮、和胃降逆和攻逐水饮熔于一方，王氏可谓识得《金匮》痰饮篇之真谛。

案2　阴虚兼有寒饮

潘，肛有漏疡，阴津先损于下。兼以嗜酒，湿热又盛于中。继因劳碌感寒，寒入肺经，与胸中素盛之痰湿相合，咳嗽，呕吐清水，而成痰饮为患。仍饮烧酒祛寒，宜其血溢矣。况内热脉数，阴津亦亏。欲蠲痰饮，恐温则劫其阴；欲除内热，恐清则加其咳。宜和胃降气。生苡仁，紫菀，白扁豆，茯苓，款冬花，川贝母，郁金，杏仁，蛤壳，十大功劳。

复诊：阴虚痰饮，逢暑既不可温，又不可清。舌苔黏腻，当和中化痰，兼以摄纳肾气。二陈汤加杏仁。肾气丸一钱，都气丸二钱，相和，开水下。

渊按 暑天何尝不可用温？惟痰饮见吐血，以为阴虚，不敢温耳。其实血从烧酒伤胃而来，尚非真正阴虚。

复诊：咳呕清水，痰饮之病。脉细数，内热，阴虚之候。治痰饮宜温，治阴虚宜滋，药适相背。肝肾为子母，不妨补母以益子；而胃土又为肺金之母，又当和胃以化痰。拟滋燥兼行，仿东垣法而不碍。熟地，冬术，阿胶，五味子，淡干姜，泽泻，茯苓，半夏，肾气丸。

【赏析】

患者肛有漏疡，常致下血，故云"阴津先损于下"。又嗜酒，酒为湿热之品，故云"湿热又盛于中"。胸中素有痰饮，又感寒，外寒入肺与宿饮相合，故咳嗽、呕吐清水。饮酒虽可驱寒，但却加重内热，有热迫血溢的危险。阴虚需用滋腻之品，而滋腻太过则易生痰湿，寒饮需用温燥之品，温燥太过则易伤阴助热，药用相悖，故甚为难治，《内经》亦有用寒远寒，用热远热之戒。《医门法律》云："盖胃为水谷之海，五脏六腑之大源。饮入于胃，游溢精气，上输于脾；脾气散精，上归于肺，通调水道，下输膀胱；水精四布，五经并行，以为常人。"王氏先以和胃降气法治本。方以紫菀、款冬花、十大功劳叶治虚劳久嗽；杏仁、川贝、蛤壳清热化痰，降气止咳；薏苡仁、茯苓、白扁豆健脾化痰，以绝生痰之源；郁金降气降火，《本草汇言》云："治经脉逆行，吐血、衄血、唾血血腥。此药能降气，气降则火降，而痰与血亦可各循其所安之处而归源矣。"

二诊时正值暑天，加上素体阴虚兼有痰饮，逢暑既不可温，又不可清。《金匮要略》云："脉弦数，有寒饮，冬夏难治。"可见仲景亦认为寒饮夹热之证甚为难治，特别是冬夏之季，温之则伤阴，清之则伤阳，而痰饮更难化，观其舌苔黏腻，痰湿较重，故云"当和中化痰，兼以摄纳肾气"。用二陈汤加杏仁化痰降逆止咳，《金匮要略》云："夫短气有微饮，当从小便去之，苓桂朮甘汤主之，肾气丸亦主之。"故用肾气丸温化痰饮，摄纳肾气，都气丸即肾气丸去桂、附，加五味子，有纳气平喘之功，寒温并投，可兼顾其寒热错杂之病情。

三诊时运用五行相生理论，补母以益子，和胃化痰，滋燥兼行，实乃治疗阴虚痰饮之良法，方以熟地、阿胶大补阴血，半夏、干姜、茯苓、泽泻温化寒饮，肾气丸加五味子摄纳肾气以止咳平喘。本案患者阴虚痰饮，用药相悖，治疗甚难，王氏补母以益子，和胃化痰，滋燥兼行实乃治疗本类患者的良法，使温化痰饮而不滋腻，滋阴而不生痰湿，值得后世学习。

案3　脾肾亏虚兼痰饮

某，痰饮咳嗽，脾胃两亏。柯氏云：脾肾为生痰之源，肺胃为贮痰之器。近增气急，不得右卧，右卧则咳剧，肺亦伤矣。素患肛门漏疡，迩来粪后有血，脾肾亏矣。幸胃纳尚可，议从肺脾肾三经合治。然年近六旬，爱养为要，否则虑延损症。熟地（砂仁末拌炒），半夏，陈皮，五味子，川贝母，阿胶（蒲黄拌炒），炮姜炭，冬术，归身炭，款冬花。

此金水六君煎合黑地黄丸，加阿胶、款冬、川贝三味，补金水土三虚，上能化痰，下能止血。虽有炮姜，勿嫌温燥，有五味以摄之。

【赏析】

本病当属《金匮》悬饮的范畴，《金匮要略》云：“饮后水流在胁下，咳唾引痛，谓之悬饮。”水停胸肺之中，阻滞气机，故呼吸时气急，右卧则水流于胸右侧，故右卧则咳剧，饮邪久停，故肺亦受伤。患者年高久病，痰饮久留，久则损伤脾肾，《景岳全书》：“五脏之病，虽俱能生痰，然无不由乎脾肾。盖脾主湿，湿动则为痰，肾主水，水泛亦为痰，故痰之化无不在脾，而痰之本无不在肾，所以凡是痰证，非此则彼，必与二脏有涉。”本案患者胃纳尚可，说明胃气尚佳，《内经》云：“有胃气则生，无胃气则死。”考虑患者年近六旬，用药不可过猛，故王氏以补肾健脾，化痰止咳为法，以金水六君煎合黑地黄丸，加阿胶、款冬、川贝三味治疗。金水六君煎出自《景岳全书》，由当归、熟地、陈皮、法半夏、茯苓、炙甘草六味组成，此方由六君子汤去人参、白术两味健脾益气之品，加熟地、当归两味滋阴补血之品化裁而来，有滋养肺肾、祛湿化痰之功效。黑地黄丸出自《素问病机气宜保命集》，由苍术、熟地黄、五味子、干姜、枣肉等药组成，作用与金水六君煎类似。两方合用共奏健脾补肾，祛湿化痰之功，加阿胶滋阴润肺，款冬、川贝润肺化痰止咳。且因注意其炮制方法，熟地以砂仁拌炒，可使其滋而不腻，阿胶以蒲黄拌炒可加强其止血的功效，可见王氏在中药炮制方面亦是相当细心。诸药合用，可补金水土三虚，上能化痰，下能止血。虽有炮姜，勿嫌温燥，有五味以摄之。

案4　饮阻中焦

周，饥饱劳碌则伤胃，寒痰凝聚，气血稽留，阻于胃络，而胃脘胀痛，呕吐黏痰，殆无虚日。倘不加谨，恐成胀满。异功散去甘草，加炮姜、熟附子、良姜、蔻仁。

复诊：温胃化痰，从理中、二陈、平胃三方化裁。六君子合附子理中，加川朴。

复诊：寒积中焦，胃阳不布，痰饮窃踞。为胀为痛，为吐为哕。法当温运中阳。但病根日久，必耐服药乃效。六君子合附子理中去草，加川椒、白蔻仁。

复诊：中虚非补不运，寒饮非温不化。益火生土，通阳蠲饮，苓桂术甘汤主之。附子理中汤亦主之。苓桂术甘汤合附子理中去草，加半夏、陈皮、蔻仁。

复诊：病有常经，方有定法。药已见效，无事更张。袁诗云：莫嫌海角天涯远，但肯扬鞭有到时。附子理中合二陈汤，加老生姜，老桂木。

渊按　倜傥风流，足征读书功夫。

【赏析】

《儒门事亲》云："饮之所得，其来有五：有愤郁而得之者，有困乏而得之者，有思虑而得之者，有痛饮而得之者，有热时伤冷而得之者。饮证虽多，无出于此"，论述了痰饮之因。本案患者饥饱劳碌所致，《儒门事亲》又云："人因劳役远来，乘困饮水，脾胃力衰，因而嗜卧，不能布散于脉，亦为留饮。"脾阳伤则水谷精微不能运化，故寒痰凝聚，痰饮阻滞气机，故气血稽留。寒饮气滞瘀血阻滞胃络，不通则痛，故胃脘胀痛，中焦气机升降失常，胃气上逆，为吐为哕，呕吐黏痰。虽然几次就诊症状上稍有变化，但其病机都为脾阳亏虚，寒饮阻于中焦。用药当遵仲景"病痰饮者，当以温药和之"的大法，王氏亦提到"中虚非补不运，寒饮非温不化。益火生土，通阳蠲饮"。寥寥几字，确将治法说明得淋漓尽致。先后用异功散、附子理中丸、平胃散、苓桂术甘汤等方加减，总以温中散寒、健脾祛湿为治法，脾阳健运则寒饮自消，万变不离其宗。且还引用诗句"莫嫌海角天涯远，但肯扬鞭有到时"说明病久难取速效，效不更方的思想。

案5　饮伏胸中

徐，痰饮伏于胸中，遇寒则咳而喘，心嘈气塞，头眩腰酸。年逾五旬，天癸当去而不去，是气虚不能摄血也。夫气本属阳，阳气日衰，痰饮日盛。法当通阳气以祛水饮之寒。仲景云：病痰饮者，当以温药和之，是也。二陈合苓桂术甘，加款冬、杏仁、蛤壳、沉香。朝服都气丸二钱，肾气丸一钱，开水送下。

【赏析】

《金匮要略》云："膈上病痰，满喘咳吐，发则寒热，背痛腰疼，目泣自出，其人振振身瞤剧，必有伏饮。"《医门法律》："痰饮之证，留伏二义，最为难明。前论留饮者留而不去，伏饮者即留饮之伏于内者也。留饮有去时，伏饮终不去，留伏之义，已见一斑。"仲景论述了留饮的表现，喻昌论述了留饮的定义及其预后。本案患者为痰饮伏于胸中，受寒则外寒引动胸中伏饮，胸中包含心、肺两脏，痰阻于肺，肺失宣降，故咳而喘，痰阻于心，心阳不布，故心嘈气塞，痰饮阻碍清阳上升，故头眩。且患者年逾五旬，天癸当去而不去，是气虚不能摄血也。故其病机为阳气日衰，痰饮日盛。仲景云："心下有痰饮，胸胁支满，目眩，苓桂术甘汤主之"，"夫短气有微饮，当从小便去之，苓桂术甘汤主之，肾气丸亦主之"。故以二陈汤和苓桂术甘汤温阳散寒，健脾化饮，加款冬、杏仁、蛤壳化痰止咳，都气丸、肾气丸加沉香补肾纳气平喘，朝服有利于鼓舞阳气，阳气足则痰饮易化，体现了肺脾肾同治的思想。

案6　饮停肺脾

秦，痰饮咳喘，脘中胀满，时或微痛。虽肺胃肾三经同病，而法当责重于脾。盖脾得运而气化，则痰饮有行动之机也。半夏，陈皮，泽泻，茯苓，杏仁，川朴，补骨脂，干姜（五味子同研），胡桃肉。

渊按　痰饮病轻则治肺脾，重则治肾。数方皆治饮正轨。

复诊：痰饮停于心下，上则喘咳，下则脘胀。多由清阳失旷，痰浊内阻。转胸中之阳以安肺，运脾中之阳以和胃，咳喘与胀满当松。瓜蒌皮，茯苓，陈皮，薤白头，川朴，半夏（姜汁炒），干姜，泽泻，枳实（麸炒）。

【赏析】

《内经》云："饮入于胃，游溢精气，上输于脾，脾气散精，上归于肺，通调水道，下输膀胱，水精四布，五经并行。"此处论述了津液的正常运行方式，五脏中任何一脏出现问题，即会出现水液代谢的异常，其中肺脾肾三脏对水液代谢更为重要。《医门法律》云："盖胃为水谷之海，五脏六腑之大源。饮入于胃，游溢精气，上输于脾；脾气散精，上归于肺，通调水道，下输膀胱；水精四布，五经并行，以为常人。"喻嘉言遵《内经》之义认为脾胃在水液代谢运化中具有重要性。盖脾得运而气化，则痰饮有行动之机也。痰饮阻于肺，肺失宣降，故为咳喘，痰饮阻于胃，气机不畅，故胀满或疼痛。本案属痰饮轻症，故当责之于肺脾，稍加补肾之品。方中半夏、陈皮、泽泻、茯苓健脾化湿，行气消痞，杏仁、厚朴化痰平喘，《伤寒论》云："喘家作，桂枝加厚朴杏子佳。"补骨脂、胡桃肉补肾纳气平喘，干姜温肺化饮，用五味子以防其燥，且加强平喘之效。

二诊时痰饮阻滞胸阳，故加瓜蒌薤白白酒汤以通胸阳、化痰饮，《金匮要略》云："胸痹之病，喘息咳唾，胸背痛，短气，寸口脉沉而迟，关上小紧数，瓜蒌薤白白酒汤主之。"诸药合用，肺脾肾同治，而以温脾阳为主。即王氏所谓"盖脾得运而气化，则痰饮有行动之机也"。

案7 饮留肺胃

胡，痰饮久留于肺胃，或咳，或喘，或胀满，皆痰气之为病也。化胃中之痰宜苓、半，化肺中之痰宜橘、贝，从此扩充以立方。茯苓，橘红，桂枝，紫菀，白术，半夏，川贝，炙甘草，杏仁，蛤壳。

【赏析】

由于痰饮停留的脏腑不同，其临床表现亦有所不同。痰饮留于肺则为咳、为喘，留于胃则为胃脘胀满。治法虽皆为温化痰饮，但药物归经不同，选药则需注意药物的性味及归经，王氏指出"化胃中之痰宜苓、半，化肺中之痰宜橘、贝"。方中苓桂术甘汤加半夏化胃中痰饮，以橘红、紫菀、川贝、杏仁、蛤壳化肺中痰饮。诸药合用，肺胃同治。本案提示后学者选药其性味及归经尤为重要，即使同为化痰药，也当细辨其差异，如《类证治裁》云："湿痰，主半夏，佐茯苓、苍术。风痰，主南星，佐前胡、白附。燥痰，主贝母，佐瓜蒌、杏仁。火痰，主竹沥，佐花粉、黄芩。寒痰，主姜汁，佐半夏、苏子。食痰，用神曲、山楂、麦芽。酒痰，用花粉、白术、神曲，或四苓散。惊痰，用天竺黄、牛黄、胆星。老痰，用海浮石、瓜蒌、川贝。气痰，用广皮、枳壳、郁金汁。胶痰，用橘红、杏仁、荆沥。痰核，半夏、连翘、贝、桔、枳、星、夏枯草等。痰结，朴硝、枳实、海藻、姜汁。”根据痰饮属性来选择化痰药非常具有临床实用性，后学者当谨记。

案8 痰饮肺脾肾三脏皆虚

顾，阅病原，知由痰饮久留，肺脾肾三脏交伤，下则肾虚不能纳气，中则脾虚不能运气，上则肺伤不能降气。由是咳喘不得卧，肢肿腹膨，神气疲惫，虚亦甚矣。治上无益，当治中下。大熟地（海浮石拌炒），五味子（炒），补故纸（盐水炒），牛膝（盐水炒），蛤壳（打），沙苑子（盐水炒），紫石英（煅），怀山药（炒），麦冬（元米炒），茯苓。

黑锡丹，每朝服三钱，淡盐汤送下。

渊按 治下固是，然五味无干姜、熟地，牛膝无肉桂，肺肾之气仍不能纳降。赖有黑锡丹主持，可以取效。

【赏析】

《金匮要略》：“咳逆倚息，短气不得卧，其形如肿，谓之支饮。”本案患者当属《金匮》支饮范畴。《景岳全书》云：“五脏之病，虽俱能生痰，然无不由乎脾肾。盖脾主湿，湿动则为痰，肾主水，水泛亦为痰，故痰之化无不在脾，而痰之本无不在肾，所以凡是痰证，非此则彼，必与二脏有涉。”痰饮阻滞肺气宣降，故咳喘不得卧；肺主皮毛，脾主四肢，肺脾通调水液功能失调，故四肢浮肿；中焦阳虚饮停，故腹部膨隆；脾肾亏虚，故神气疲惫。本案患者痰饮久留，已致肺脾肾三脏交伤，故云“治上无益，当治中下”。方以补骨脂、紫石英、沙苑子温补肾阳，纳气平喘；熟地、五味子、牛膝、山药滋补肝肾，纳气平喘；其中熟地用海浮石拌炒可防其滋腻生痰；诸补肾药用盐炒以加强其入肾经的作用；茯苓健脾化湿，蛤壳清热化痰，麦冬滋肺胃之阴。黑锡丹出自《朱氏集验方》卷八。由黑锡、硫黄、附子、补骨脂、肉豆蔻、茴香、川楝、木香、沉香组成，具有温壮下元，镇纳浮阳之效。故王氏云：“治下固是，然五味无干姜、熟地，牛膝无肉桂，肺肾之气仍不能纳降。赖有黑锡丹主持，可以取效。”说明了单用滋补之法难以取效，必须配以温药，体现了《金匮要略》“病痰饮者，当用温药和之”的大法。

案9　悬饮邪实重证

秦，悬饮踞于胁下，疼痛，呕吐清水。用仲景法。芫花，甘遂，大戟，吴茱萸，白芥子各二钱。将河水两大碗，入上药五味，煎至浓汁一碗，去渣，然后入大枣五十枚，煮烂，俟干。每朝食大枣五枚。

渊按　此五饮之一，乃实证也。用之得当，其效如神。

【赏析】

《金匮要略》云：“饮后水流在胁下，咳唾引痛，谓之悬饮。”本案症状叙述简单，但观其用十枣汤加味，以方测证，可知其属悬饮邪实重证，症必疼痛而拒按，疼痛较剧烈，《金匮要略》云：“脉沉而弦者，悬饮内痛。”“病悬饮者，十枣汤主之。”痰饮停于胁下，阻滞气机，不通则痛；痰饮阻于中焦，故呕吐清水；阳虚则脉沉，有痰饮之邪，且胁下为肝经循行之处，故脉弦。悬饮邪实重证当用攻下逐水之十枣汤加味，加吴茱萸引诸药入肝经，并能散寒止痛，加白芥子消皮里膜外之痰，且《类证治裁》云：“痰在胁下，非白芥子不除。”因本方峻猛，故煎服法犹当注意，本案采取的服药方法值得后世学习，其先将上药煎成浓汁一碗，再将药汁溶于枣肉之内，只食枣肉，而不直接喝药，可借大枣之甘以缓其峻猛之性，攻下逐水而不伤正。本方药性虽猛，但如原文所云“用之得当，其效如神”，但当中病即止，不可过服，仲景云十枣汤药后当以糜粥自养，可知服药后当顾护胃气。

案10　饮停上中焦兼肝肾亏虚

赵，寒入肺底，咳喘而呕，水饮停于心下也。腰胁痛而经停，肝肾已虚。拟开上、温中、补下。麻黄，细辛，淡干姜，五味子，茯苓，陈皮，杏仁，炙甘草，大熟地（海浮石拌），半夏，沉香，枇杷叶。

复诊：痰饮咳呕清水，而致停经发热，带下淋漓，营阴虚而肝肾亏矣。脘中胀满，大便偶利则胀觉松，仍是饮邪见症。夫痰饮宜温宜化，而阴虚宜补宜清。所虑热久停经，恐成干血劳损。半夏，陈皮，茯苓（细辛拌炒），生地（姜汁炒），干姜（五味子同炒），沙苑子，白芍，当归，川芎，款冬花。

渊按 经停发热，未必即属虚证；惟带下过多，营液虚矣。脘胀便通则松，乃肺脾气分不化也。

【赏析】

本案患者寒饮在肺，阻滞气机，肺失宣降，故咳喘；饮停心下，阻滞气机，胃气上逆，故呕；肝肾亏虚，经脉失养，故腰胁疼痛，冲任失养，则经停。治先以温肺化饮为主，以小青龙汤加减化裁。《伤寒论》云："伤寒表不解，心下有水气，干呕发热而咳，或渴，或利，或噎，或小便不利，少腹满，或喘者，小青龙汤主之。"因表证不明显，故去桂枝、白芍。方中麻黄宣肺平喘；细辛、干姜、五味子为仲景温肺化饮之经典药对，有温而不燥之妙；半夏、陈皮、茯苓、炙甘草为二陈汤，健脾化痰；杏仁、枇杷叶化痰止咳平喘；沉香纳气平喘；熟地滋补肝肾之阴，用海浮石拌炒使其滋而不腻。

二诊患者咳喘症减，因滋阴与化痰用药相悖，且其热久停经，若用药过于温燥，恐成干血劳损。故减少温肺化饮之品，加滋阴补血之品。以二陈汤合四物汤为主方，化痰与滋阴并行，其中二陈汤健脾化痰，四物汤滋阴补血，加沙苑子滋补肝肾，款冬花化痰止咳，且王氏相当注意药物的炮制，寒温相济，使痰饮得化，阴血得补。

案11 饮停肺胃

尤，痰饮咳嗽，朝晨必吐清水。本拟温药以化之，但时当酷暑，兼有臂痛，且以和胃化痰。半夏，陈皮，茯苓，款冬花，苏子，杏仁，莱菔子，白芥子。

指迷茯苓丸。每朝服三钱，开水送下。

【赏析】

本案见咳兼有呕吐清水，故其为寒饮停于肺胃无疑。痰饮停于肺，阻滞气机，肺失宣降，故咳嗽，寒饮停于胃脘，胃气上逆，故呕吐清水，《金匮要略》云："病痰饮者，当用温药和之。"故云"本拟温药以化之"，但时当酷暑，阳气本旺，恐过用温药致阴液损伤，且《内经·咳论》云："此皆聚于肺，关于胃。"故治疗当以肺胃为主，以二陈汤合三子养亲汤为主方，二陈汤健脾理气，燥湿化痰，以绝生痰之源，《医宗金鉴》："诸痰橘半茯苓草，惟有燥者不相当"，可知二陈汤除燥痰外均可用；三子养亲汤温化寒痰，降逆止咳，其治为痰涎壅盛之证，如《类证治裁》云："气实痰盛，宜三子养亲汤。"加款冬花、杏仁化痰止咳。指迷茯苓丸见于《医宗金鉴·删补名医方论》，由半夏、茯苓、枳壳、风化硝组成，以姜汁为丸，原文云本方"用半夏燥湿，茯苓渗湿，风硝软坚，枳壳利气，别于二陈之甘缓，远于大黄礞石之峻悍，殆攻中之平剂欤"，寥寥几字，将本方的功效分析得毫无疑云。

案12 咳嗽入冬即发

许，寒咳交冬则发，兼以颈项强急不舒。大熟地二两，麻黄二钱（煎汁浸一宿，炒松），川贝一两，党参一两（元米炒），陈皮一两，茯苓一两，细辛二钱（煎汁浸一宿，晒烘），款冬花一两，制首乌一两，苡仁一两，五味子五钱，干姜二钱同炒，杏仁霜六钱，归身一两（酒炒），胡桃肉一两。上药共为细末，炼蜜丸，每朝三钱，开水送下。

【赏析】

《内经》云："肾者，主蛰，封藏之本，精之处也；其华在发，其充在骨，为阴中之少阴，通于冬气。”本案患者入冬则发，肾通于冬，故咳嗽入冬即发，且为寒咳，可知为其人肺中素有痰饮未清，入冬受寒邪侵袭，外寒引动内饮。且肾者，主蛰，封藏之本，其人肾本亏虚，失于潜藏，肾不纳气，故咳嗽入冬即发。故肾虚为其本，痰饮留于肺为其标，颈部为足太阳膀胱经循行之所，寒邪侵袭肌表，经脉失于濡养，故颈项强急不舒。故当标本同治，以补肾纳气、化痰止咳、濡养经脉为其法。方以熟地、制首乌、五味子、胡桃肉补肾纳气，其中熟地以麻黄汁浸以达发散风寒、止咳平喘之效，且刚柔相济，既防熟地过于滋腻，又防麻黄过于辛燥，五味子用干姜拌炒亦是同理，以达温化痰饮之功，其中当归、熟地、制首乌还可奏滋养经脉之功，川贝、款冬花、杏仁化痰止咳，陈皮调理肺胃之气，茯苓、薏苡仁健脾化痰，且茯苓用细辛汁浸以达温化痰饮的作用，党参健脾益气，三药同用以治生痰之源。诸药合用，肺脾肾同治，标本兼顾。

案13　寒饮阻于中焦

王，脉弦迟，脐以上连胃脘胀痛，此有寒饮。《脉经》云：迟则为寒。仲景云：口不渴而脉双弦者，饮也。香砂六君汤去草，加炮姜、神曲、干姜。

复诊：当脐腹痛，痛则气塞胸中，气嗳不得语，脉弦大而迟。此胃中阳气不足，而有寒饮也。当以温药通之。照前方去神曲，加香附、川熟附。

【赏析】

《金匮要略》云：“脉双弦者，寒也，皆大下后善虚；脉偏弦者，饮也。”前者脉必双弦而无力，提示大下后脾胃亏虚；后者脉必偏弦而有力，提示痰饮阻于机体某一脏腑。故虽同为弦脉，必判其为单侧或双侧，及其弦之虚实，以辨别正气之强弱及是否为痰饮。本案患者脉弦迟，脉弦为痰饮阻滞气机，脉迟为寒，寒饮阻滞气机，不通则痛，故脐以上连胃脘胀痛。《临证指南医案》：“总之痰饮之作，必由元气亏乏，及阴盛阳衰而起，以致津液凝滞，不能输布，留于胸中，水之清者悉变为浊，水积阴则为饮，饮凝阳则为痰，若果真元充足，胃强脾健，则饮食不失其度，营运不停其机，何痰饮之有”，故治当遵仲景“病痰饮者，当以温药和之”之大法。方中党参健脾益气；炮姜、干姜温补脾阳；白术、茯苓健脾化饮；木香、砂仁、法半夏、陈皮行气消痞；神曲能化食痰；因甘能生满，故去甘草。

二诊胃脘胀满减轻，出现当脐腹痛，痛则气塞胸中，气嗳不得语等症状，寒凝脉络，故疼痛明显，肝气犯胃，故嗳气频，胃脘不适减轻，故去神曲，寒凝气滞较重，故加香附疏肝行气，熟附子温阳散寒。此皆为治本之法也，温脾阳以使痰饮自化，温阳气则阴寒之邪自散。

案14　胸中痰饮兼阴虚

吕，阴虚挟痰饮为病。痰饮内留，故咳嗽背寒，心胸着冷则痛。阴虚，故内热也。金水六君煎加减治之。大熟地，半夏，陈皮，沉香，蛤壳，款冬花，苏子，杏仁，沙参，茯苓。

【赏析】

《金匮要略》云：“夫心下有留饮，其人背寒冷如手大。”因痰饮阻滞，胸阳不布，故背寒；痰饮阻滞气机，肺失宣降，故咳嗽；胸阳受阻，故心胸受寒则痛；阴虚，故内热也。《类证治裁》：“若夫肾阳虚火不制水，水泛为痰，则饮逆上攻，故清而澈，治宜通阳泄湿，忌用腻品助阴，如四物六味等汤。肾阴虚，火必烁金，火结为痰，为痰火上升，故稠而浊，治宜滋阴清润，忌用温品助燥，如二陈六君子等汤。治法所必辨也。”本案患者阴阳俱虚，故治疗单温阳之品或滋阴之品皆难获效，治当滋燥兼行。以金水六君煎为主方，该方出自《景岳全书》，由当归、熟地、陈皮、法半夏、茯苓、炙甘草六味组成，此方由六君子汤去人参、白术两味健脾益气之品，加熟地、当归两味滋阴补血之品化裁而来，有滋养肺肾、祛湿化痰之功效。方以半夏、陈皮、茯苓健脾理气、燥湿化痰，以绝生痰之源；苏子、蛤壳、款冬花、杏仁调理肺气，化痰止咳；沉香性温，气行则痰易化，并可散寒止痛；熟地、沙参滋阴退虚热。诸药合用，化痰而不伤阴，实乃妙法。

案15　痰饮上攻阳位

顾，头眩心悸，脉沉弦者，饮也。病发则呕吐酸水，满背气攻作痛，得嗳则痛松，此浊阴之气上攻阳位。当以温药和之。熟附子，桂木，半夏，陈皮，冬术，川椒，茯苓，沉香。

【赏析】

《金匮要略》云："心下有痰饮，胸胁支满，目眩，苓桂术甘汤主之。"痰饮阻碍清阳上升，清窍失养，故头眩；水饮凌心，故心悸；痰饮犯胃，胃失和降，故呕吐酸水；痰饮阻滞，胸阳不布，且寒凝经脉，故满背气攻作痛，嗳气则气行，故得嗳则痛松；阳虚故脉沉，饮停气机受阻故脉弦。病机为阳虚而痰饮、寒邪等浊阴之气上攻阳位。《类证治裁》："饮聚于胃，寒留则水液不行，从而泛滥，或停心下，或渍肠间。此由脾胃水湿阴凝，必阳气健运，则浊阴下降，如烈日当空，则烟云消散，宜以理脾逐湿为治者也"，治当遵仲景"病痰饮者，当以温药和之"之大法。方以苓桂术甘汤合附子汤加减，方以熟附子、桂枝、川椒等大辛大温之品如当空烈日，以散阴寒之邪；半夏、陈皮、沉香行气化痰，《严氏济生方》："人之气道，贵乎顺，顺则津液流通，决无痰饮之患，调摄失宜，气道闭塞，水饮停膈"，故化痰饮多配以此类行气药；茯苓、白术健脾化痰，以治生痰之源。本草虽言附子与半夏为十八反，但《金匮要略》多方将此二味药同时应用，此二味药相反相成可增强化痰饮之效，且临床此二药合用并无明显毒副反应。诸药合用，温化痰饮之力较强，故痰饮、寒邪将散。

案16　中气不足兼痰饮犯肺

强，中气不足，湿化为痰，气逆不降，喘息不安，夜重于昼。脉象弦滑，滑主痰饮，痰饮属阴，故病甚于夜也。拟降气化痰，兼扶中气。半夏，苏子，陈皮，茯苓，前胡，旋覆花，神曲，竹茹，雪羹，枇杷叶。

【赏析】

《景岳全书》："脾胃为仓廪，所以纳谷，因脾弱不能营运，致血气失于滋养，故不周流，气道壅滞，中焦不能腐谷，遂停滞而为痰为饮。其变为寒为热，为喘为咳，为呕吐，为反胃，为肿满，为眩运，为风痫，为嗳气，为吞酸嘈杂，为噎嗝，为怔忡，为疼痛之类，不可尽状，是皆痰之变病，而其源则出脾湿不流，水谷津液停滞之所致也。"可知病痰饮者，其本在脾，脾气不足，故水谷精微不能运化，化为痰湿，痰湿阻于肺，肺失宣降，故喘息不安；夜属阴，痰饮亦属阴，夜间阳气内藏故痰饮更甚，故夜重于昼；脉弦滑亦为痰饮阻滞之象。故治当降气化痰以治其标，健脾化痰以治其本。方以半夏、陈皮、竹茹、旋覆花消痰下气，苏子、前胡、枇杷叶、雪羹化痰止咳，茯苓健脾化痰，以治其本，神曲和胃。雪羹由清代医家王孟英所创，由海蜇、荸荠组成，功效与主治：泻热化痰，软坚散结。用于治疗痰热咳嗽。此处与温燥药同用使化痰而不伤阴。

案17　痰饮邪实重证兼中气亏虚

盖，夫邪之所凑，其气必虚，留而不去，其病则实。留饮久踞不去，亦由中气之虚。欲逐其饮，先补其中。丹溪云：补完胃气而后下之为当。兹议先补中气一法。六君子汤去甘草，加干姜。

复诊：甘遂半夏汤，用甘遂五分。

复诊：照前方用甘遂七分。

复诊：照前方用甘遂一钱。

虽大便仍未泻，而腹中已觉甚安，即停。药三日。

【赏析】

《医门法律》："盖胃为水谷之海，五脏六腑之大源。饮入于胃，游溢精气，上输于脾；脾气散精，上归于肺，通调水道，下输膀胱；水精四布，五经并行，以为常人。”本案患者即是脾虚不能运化，致水精不四布，五经不并行，故生痰饮。治当先补其中气，用六君子汤健脾化痰湿，因甘能生满，故去甘草，《金匮要略》云：“病痰饮者，当以温药和之”，故加干姜温化痰饮。

二诊、三诊、四诊患者中气渐复，此时再议疏导之发。当遵《内经》“留者攻之”之法，用甘遂半夏汤攻下逐水，使瘀蓄之痰饮去而使津液运行复其常道。《金匮要略》云：“病者脉伏，其人欲自利，利反快，虽利，心下续坚满，此为留饮欲去故也，甘遂半夏汤主之。”在剂量方面遵循《金匮》从小剂量开始，若患者无明显不适，逐渐加量，注意中病即止。本案患者虽药后仍未泻，留饮未从大便出，但患者腹中已觉甚安，知留饮已渐化而从小便排出，故当停药。

案18　肝血虚兼胃气虚之不寐

某，春脉当弦而反微，是肝虚也。肝虚魂不藏，夜不得寐，昼日当寤而反寐，是胃虚也。胃为两阳合明之腑，胃虚则阳气失明，故昼日反寐。补肝之虚以藏魂，益胃之虚以补气。生熟枣仁，茯神，新会白，党参，半夏，生熟谷芽，秫米，白芍，炙甘草。

渊按　此等方案在古人亦不可多得。

【赏析】

《内经》云：“肝者，罢极之本，魂之居也，其华在爪，其充在筋，以生血气，其味酸，其色苍，此为阳中之少阳，通于春气。”肝应于春，春少阳之气生，其脉当弦。又《金匮要略》云：“师曰：寸口脉动者，因其王时而动，假令肝旺色青，四时各随其色。肝色青而反色白，非其时色脉，皆当病。”春脉当弦而反微，非其时色脉，是肝血虚的表现。肝血虚不能藏魂，故夜不得寐；胃为两阳合明之腑，胃虚则阳气失明，故昼日当寤而反寐。治当“补肝之虚以藏魂，益胃之虚以补气”。以酸枣仁汤合半夏秫米汤为主方，酸枣仁汤出自《金匮要略》：“虚劳虚烦不得眠，酸枣仁汤主之”。半夏秫米汤出自《内经》：“补其不足，泻其有余，调其虚实，以通其道，而去其邪。饮以半夏汤一剂，阴阳已通，其卧立至。”方以酸枣仁、白芍之酸甘补肝血，敛肝魂；半夏、新会白、谷芽、秫米化痰和胃；党参益气；茯神宁心安神；炙甘草调和诸药。本案体现了因时制宜的思想，根据四时气候的不同来治疗，值得我们学习。

案19　水饮去后，气血阴阳俱虚

某，水饮去后，中气大虚，胃液枯涸，难为力矣。夫中气大亏，非建中不可，而胃阴枯涸，非养胃阴又不可，然则黄芪建中但补中气而不能养其胃阴，仍非计之善也。今拟十全大补阴阳气血双调，加入麦、夏、苁、附，即十四味建中法，并建其脾中肾中之阴阳，或者其有济乎！人参须，黄芪，大熟地，附子三分（煎汁炒），川芎，茯苓，半夏，白芍，肉桂一分（煎汁炒），苁蓉，炙甘草，麦冬，冬术（土炒），归身，金橘饼。

复诊：肝虚无直补之法，补肾即所以补肝；中虚有兼补之方，补火而更能生土。前投十四味建中，两建其脾中肾中之阴阳。证既大虚，药宜加峻。虚能受补，便是生机。人参须，党参，黄芪，炙甘草，大熟地，附子一分（拌炒），肉桂，麦冬，归身，冬术，枸杞子，半夏，茯苓，枣仁，山萸肉（酒炒），苁蓉。

【赏析】

本案当为攻下逐水后水饮去而正气亦大虚，若单纯为中气亏虚，当首选黄芪建中汤，《金匮要略》云：“虚劳里急，诸不足，黄芪建中汤主之。”但本案患者除中气大虚外，尚兼有胃液枯涸，黄芪建中汤属温补之剂，补气之力有余，而滋阴之力不足，故不选用。十全大补汤即八珍汤加黄芪、肉桂，可同时补气血阴阳，更适合本案患者。夫肝肾同源，故补肾即可补肝，脾阳赖肾阳乃可发挥其温煦之功，故温肾阳方可使脾阳得温。

二诊因证已大虚，故加重了补药之量，若虚能受补，方有生机。方以人参须、党参、黄芪、白术、茯苓、炙甘草大补中气，熟地、麦冬、归身、枸杞、枣仁、山萸肉、肉苁蓉滋补肝肾之精血，少加附子、肉桂温补肾阳，取“少火生气”之义，与诸健脾益气药同用加强温脾阳之效，与诸滋补肝肾之阴药同用可加强补肾气之效，金橘饼配茯苓可健脾化痰，防用滋阴药后痰饮再作。组方精妙，气血阴阳俱补。

案20　溢饮虚证

单，痰饮久留，咳喘不已。痰多黏腻，脾肾两亏。脾虚则痰不化而食减，肾虚则阳气衰而水泛，以致腹满足肿面浮，病成溢饮。《金匮》云：病溢饮者，当发其汗，小青龙汤主之。然脉细阳衰，便难液涸，肾气久虚，何堪更投发泄耗阴伤阳之剂！拟进附子都气丸，裁去熟地者，以其痰多痞塞也。淡苁蓉，枸杞子（青盐炒），茯苓，泽泻，半夏，五味子，制附子，牛膝炭，胡桃肉。

【赏析】

《金匮要略》云：“饮水流行，归于四肢，当汗出而不汗出，身体疼重，谓之溢饮”；“病溢饮者，当发其汗，大青龙汤主之，小青龙汤亦主之。”本案患者属《金匮》溢饮，故必可见浮肿，身体疼重，无汗等症，《医门法律》云：“论大小青龙汤溢饮之证，水饮溢出于表，荣卫尽为之不利，必仿伤寒病荣卫两伤之法，发汗以散其水，而荣卫通经脉行，则四肢之水亦散矣。究竟大青龙升天而行云雨，小青龙鼓浪而奔沧海，治饮证必以小青龙为第一义也。”但《金匮》所云大、小青龙汤均为溢饮实证的代表方，而本案患者脾肾阴阳俱虚，但小青龙汤为辛温发散之剂，即王氏所谓“然脉细阳衰，便难液涸，肾气久虚，何堪更投发泄耗阴伤阳之剂”，且《金匮》痰饮篇后五条即是列举下虚上实证应用小青龙汤的变证的治疗，故可知若不属外寒内饮之实证，不可乱投小青龙汤。故治当以健脾补肾为主，兼化痰饮。方以肉苁蓉、枸杞子、五味子、牛膝炭、胡桃肉滋补肾精，其中肉苁蓉还可润肠通便，五味子、胡桃肉可纳气平喘，牛膝可利水消肿，附子温脾肾之阳，茯苓、泽泻健脾化痰，利水消肿，半夏燥湿化痰。因熟地滋腻者，故未用，以其痰多痞塞也。所用滋补肾精者均为甘淡平和之品，其选药精当可见一斑。虽仲景云溢饮当发其汗，以大、小青龙汤为主方，但临证时仍当辨其寒热虚实而用之，王氏师古而不泥古，将仲景之法活学活用，值得后世学习。

案21 寒饮停肺胃兼阴虚内热

孙，风邪久恋肺中，寒饮停留胃脘。风能化热，咳久伤阴。积饮生痰，胃阳失布。肺之子，肾也。胃之妻，脾也。肺伤肾亦亏，胃虚脾亦弱。脾弱故便泄，肾亏故左尺脉弦而大也。咳将一载，虽曾吐血，而时呕清水，其为寒饮无疑。今从饮门例治。

大熟地（海浮石拌），麦冬（元米炒），生苡仁，五味子，陈皮，焦六曲，茯苓，半夏，干姜，紫石英，细辛，沉香。

【赏析】

风邪久恋肺中，风能化热，咳久伤阴，阴虚内热，迫血妄行，故吐血；寒饮停留胃脘，胃失和降，故而时呕清水，脾失健运，故便泄；肾为肺之子，肺伤肾亦亏，肾亏故左尺脉弦而大也。故其主要病机仍当为痰饮为患，兼有阴虚内热之证。治当以温化痰饮为主，兼用滋阴降火之品。以《金匮》之苓甘五味姜辛汤为主方，方以干姜、细辛、五味子温肺化饮而止咳，为仲景常用药对；半夏、陈皮调理气机，燥湿化痰；茯苓、薏苡仁健脾化痰，以治生痰之源；熟地、麦冬滋阴降火，熟地用海浮石拌炒以防其滋腻生痰；紫石英、沉香温肾纳气；神曲能化食痰。诸药合用，主次有序，以温化痰饮为主，滋阴降火为辅，可见其用方之精妙。苓甘五味姜辛夏汤为小青龙汤之变方，其去发散风寒之麻黄、桂枝，故其温化寒饮之力与小青龙汤同，而无小青龙汤散寒解表之功，适用于寒饮内停而不兼表证之咳喘。

案22 阴虚兼痰饮

吴，喘咳多年，近加咳呛，形消肉瘦，正阴大亏。虽有痰浊，法当补纳。大熟地，党参，半夏，陈皮，牛膝，款冬花，麦冬，茯苓，紫石英，五味子，胡桃肉。

【赏析】

《内经》云："阳化气，阴成形"。元阴大虚，故形消肉瘦；肺中素有留饮，阻滞气机，肺失宣降，故喘咳多年；近加咳呛，形消肉瘦，为元阴亏虚之征。《类证治裁》："生痰之源不一，治各不同。由阴虚火炎，上迫乎肺，凝结为痰，是谓阴虚痰火。痰在肺而本于肾，治宜降气清热，益阴滋水。忌辛温燥热补气药。由脾胃寒湿生痰，或饮啖过度，致脾气壅滞为痰，此病在脾胃，无关肺肾，治宜燥脾利气。忌滞腻寒苦湿润药。"本案患者既有元阴亏虚，又有脾胃虚寒，治当分清其主次，故云"法当补纳"。方以熟地、麦冬大补元阴，牛膝滋补肝肾，紫石英、五味子、胡桃肉补肾纳气，党参、茯苓健脾化痰，以治生痰之源，半夏、陈皮燥湿化痰，款冬花降气止咳。诸药合用，以补肾纳气为主，健脾化痰为辅。临证时遇痰饮证不能见痰则化痰消导之品，当求其本而治之，若阴虚则滋阴，脾肾亏虚则温补脾肾，正气得复，则痰饮自消，如《类证治裁》："然又谓见痰休治痰者，以治必探本，恐专事消涤，重虚其胃气，反滋膨胀耳。"

案23 饮阻上中二焦兼胃肠液枯

许，痰饮流落心中，心痛彻背，大便干燥，饮食哽噎。肠胃液枯，法当温润。淡苁蓉，麦冬，茯苓，桂木，薤白头，枸杞子，半夏，陈皮，瓜蒌霜，白蔻仁。

渊按 积饮久而伤胃，将成噎膈。桂、蒌、薤白治痰饮，亦可治噎膈。盖二证皆上中焦阳微不化所致。

【赏析】

《类证治裁》："痰饮皆津液所化，痰浊饮清，痰因于火，饮因于湿也。痰生于脾，湿胜则精微不运，从而凝结，或壅肺窍，或流经隧；饮聚于胃，寒留则水液不行，从而泛滥，或停心下，或渍肠间。此由脾胃水湿阴凝，必阳气健运，则浊阴下降，如烈日当空，则烟云消散，宜以理脾逐湿为治者也。"论述了痰饮停于不同部位可出现不同表现，痰饮阻于心，心中清阳不升，心失所养，故心痛彻背；痰饮阻于胸膈胃脘，饮食难下，故饮食哽噎，若不及时治疗，积饮久而伤胃，将成噎膈；津液皆化为痰饮，故肠胃液枯，大便干燥。治当宽胸化痰，滋阴润肠。以瓜蒌薤白半夏汤为主方，《金匮要略》云："胸痹不得卧，心痛彻背者，瓜蒌薤白半夏汤主之。"方以瓜蒌霜、半夏、陈皮宽胸理气；薤白头、桂枝温通胸阳；肉苁蓉、麦冬、枸杞、瓜蒌霜滋阴润肠；茯苓、白蔻仁健脾化湿。诸药合用，使上中二焦阳气得温，痰饮得化，胸痹、噎膈之证均可告愈，即所谓异病同治也。《类证治裁》："夫清澈为饮，稠浊为痰，饮惟停蓄肠胃，而痰则随气升降，遍身皆到。"痰饮见症多端，临证时当仔细辨认。

案24 饮停肺胃

范，寒痰留于胃，则脘痛而吐清水；入于肺，则咳嗽而多白沫。宜仿小青龙法，辛温开达上焦。淡干姜，茯苓，白芍，细辛，橘红，桂枝，半夏，五味子，款冬花，杏仁。

【赏析】

《伤寒论》云："伤寒表不解，心下有水气，干呕发热而咳，或渴，或利，或噎，或小便不利，少腹满，或喘者，小青龙汤主之。"寒痰停于胃脘，阻滞气机，不通则痛，故胃脘疼痛；寒饮阻滞，胃失和降，故呕吐清水；寒饮停于肺，阻滞气机，肺失宣降，故咳嗽而多白沫。治当温化痰饮，开达上中二焦，以小青龙汤为主方，《医门法律》："小青龙鼓浪而奔沧海，治饮证必以小青龙为第一义也。"因未见恶寒发热等表证，故未用麻黄，方以干姜、细辛、半夏、桂枝温肺化饮，五味子、白芍防其温燥太过，且其酸收可敛肺止咳，橘红、杏仁、款冬花化痰止咳，茯苓健脾化痰，以治生痰之源。从此案我们可以学习王氏对经方的化裁之功，患者若兼有外寒内饮的病机则可用小青龙汤全方，若无表证或表证不重则可去麻黄或去桂枝，两药单用则发汗之力较弱，而仅取其温化痰饮之功。

案25　痰湿阻肺兼阴虚

顾，嗜酒多湿，湿蕴生痰。体质阴虚，烦劳伤气。去冬咳嗽，须微带血，行动气升，至今不愈。

诊脉虚小，恐加喘急。兹以金水六君煎加味。大熟地，半夏，陈皮，茯苓，款冬花，杏仁，蛤壳，五味子，麦冬，胡桃肉。

另：金水六君丸，每朝服三钱，淡盐花汤送下。

【赏析】

患者素体阴虚，烦劳伤气，气虚不能摄血，阴虚火旺则迫血妄行，血溢脉外，故咳嗽微带血；动则气升，气有余便是火，故咳嗽带血久久未愈；其脉虚小，亦是正虚之象。治当滋燥兼行，在痰饮病中王氏喜用金水六君煎滋燥并用。金水六君煎出自《景岳全书》，由当归、熟地、陈皮、法半夏、茯苓、炙甘草六味组成，此方由六君子汤去人参、白术两味健脾益气之品，加熟地、当归两味滋阴补血之品化裁而来，有滋养肺肾，祛湿化痰之功效。方以熟地、麦冬滋阴降火，五味子、胡桃肉补肾纳气，半夏、陈皮燥湿化痰，款冬花、杏仁、蛤壳化痰止咳，茯苓健脾化痰，以治生痰之源。同时服用金水六君丸，滋养肺肾，祛湿化痰，盐汤送下以加强其入肾经的作用。在痰饮案中王氏列举了很多阴虚夹痰饮的病案，此类医案用药相悖，王氏滋燥兼行的法则及其遣方用药值得后世细细品尝。

案26 饮停胸中

金，痰饮停胸，清阳失旷，咳嗽眩悸，与苓桂术甘汤加味。茯苓，桂枝，白术，炙甘草，紫石英，五味子，陈皮，半夏，蛤壳，胡桃肉。

【赏析】

《金匮要略》云："心下有痰饮，胸胁支满，目眩，苓桂术甘汤主之。"痰饮阻于肺，气机阻滞，肺失宣降，故咳嗽；痰饮停于胸中，阻碍清阳上升，清窍失养，故眩晕；水饮凌心，故心悸。虽然症状繁杂，但其病机相同，皆为痰饮阻于胸中。治以苓桂术甘汤加味，方以茯苓、白术健脾化痰，以绝生痰之源，陈皮、半夏燥湿化痰，桂枝温通胸阳，蛤壳清热化痰，紫石英、五味子、胡桃肉补肾纳气，炙甘草调和诸药。痰饮病变化多端，根据其所停留的位置而见症不同，临证当抓住其痰饮为患的本质，以温药和之，痰饮化而诸症皆退。

案27 饮停上焦兼中下亏虚

方，向有心痛呕吐之病，得食则安，明系中虚而有痰饮伏留于心下也。上年春季，头痛寒热，从此咳嗽喉有痰声。当时设遇明眼，用小青龙发汗散水，表邪与痰饮悉解，何至淹缠不愈耶！迨至酷暑，邪郁化热，咳嗽带臭，肺气受伤。交白露节，秋金得令，肺气清肃而后渐愈。至冬阳气少藏，其咳复作。交春入夏，咳频不已，病延一载有余。诊脉双弦，形肉瘦削，口不干渴，身不发热，头眩心悸，肝肾之阴已虚，脾胃之气亦弱，痰饮恋而未化，自浅及于深矣。昔贤谓外饮治脾肺，内饮治肾。今自外而至于内，从肺脾肾三经立法，前后绾照，以冀各得其所。款冬花，苏子，杏仁，川贝，茯苓，陈皮，半夏，干姜（五味子五粒，同炒），大熟地（海浮石拌炒），炙甘草，牛膝（盐水炒），蛤壳，马兜铃，姜汁，胡桃肉，枇杷叶。

渊按 外饮治肺脾，非杏、贝等清润之药可治，当求之于《金匮》。想病已棘手，方药错杂，有不得不然耳。

【赏析】

《临证指南医案》："若果真元充足，胃强脾健，则饮食不失其度，营运不停其机，何痰饮之有。"患者素体脾胃亏虚，水谷精微不得运化，变为痰浊，停于心，阻碍心阳，心阳不布，心失所养，故心痛；痰饮停于胃，胃失和降，则呕吐。故患者素有心痛呕吐之病。至去年春季，患者感寒而致外寒内饮之小青龙汤证，但患者当时未遇名医，使痰饮之邪留而为患。随着四时气候的变更，肺中之痰饮亦随之变化。得酷暑则郁而化热，故咳嗽带腥臭脓痰；至秋，肺气当令，则咳嗽暂缓；至冬阳气潜藏，则痰饮又作；咳嗽至今已有一年余。且其素体脾虚，加上痰饮留而不去，正气更弱，故形肉瘦削，头眩心悸。其正气亏虚，加上痰饮久留，实为难治。故治当兼顾其虚实夹杂的病机，肺脾肾三脏同治。方以款冬花、苏子、杏仁降气化痰止咳，川贝、蛤壳、马兜铃、枇杷叶清热化痰止咳，以此治肺；法夏、陈皮燥湿化痰；干姜、姜汁温中散寒；干姜五味子同炒一以制干姜之辛热，一以保肺家之精液；茯苓健脾化痰，以治生痰之源，且与干姜、姜汁合用有和胃止呕之功；熟地、牛膝、胡桃肉滋补肝肾之阴，以此治肾。诸药合用，肺脾肾同治，以冀各得其所。

案28 饮伏胸中

费，痰饮伏于胸中，咳嗽喘促。其标在肺，其本在肾。此症本虚未甚，标实有痰，法当两顾。大熟地，茯苓，蛤壳，川贝，牛膝，半夏，陈皮，杏仁，桑白皮，枇杷叶。

【赏析】

《金匮要略》云："夫短气有微饮者，当从小便去之，苓桂术甘汤主之；肾气丸亦主之。"《医门法律》云："并出二方，其妙义愈益彰着，首卷辨息论中，已详仲景分别呼吸言病之旨矣。今短气亦分呼吸，各出一方，呼气之短，用苓桂术甘汤以通其阳，阳化气则小便能出矣。吸气之短，用肾气丸以通其阴，肾气通则小便之关门利矣。一言半句之间，莫非精蕴，其斯以为圣人乎！”仲景此文为后世所云“外饮治肺脾，内饮治肝肾”之说奠定了坚实的基础，喻嘉言将仲景未言之义说出，说明两方如何区别运用。肾主水，肾气亏虚则水液运化失常，故痰饮之本在肾；痰饮犯肺，肺失宣降，故咳嗽喘促，故其标在肺。故王氏云“此症本虚未甚，标实有痰，法当两顾”。方以熟地、牛膝滋补肝肾，以治其本；茯苓健脾化痰，以治其生痰之源；蛤壳、川贝、杏仁、桑白皮、枇杷叶清热化痰，止咳平喘；半夏、陈皮燥湿化痰。诸药同用，肺肾同治，标本兼顾，故痰饮必化。

案29　饮停上焦

郝，仲景云：风舍于肺，其人则咳。又云：胸中有留饮，背寒冷如掌大。此症是也。麻黄，桑白皮，象贝，橘红，黄芩（姜汁炒），杏仁，半夏，生甘草，茯苓，款冬花。

【赏析】

“风舍于肺，其人则咳”见于《金匮要略·肺痿肺痈咳嗽上气病脉证治第七》，原文云：“问曰：病咳逆，脉之，何以知此为肺痈？当有脓血，吐之则死，其脉何类？师曰：寸口脉微而数，微则为风，数则为热；微则汗出，数则恶寒。风中于卫，呼气不入；热过于荣，吸而不出。风伤皮毛，热伤血脉。风舍于肺，其人则咳，口干喘满，咽燥不渴，时唾浊沫，时时振寒。热之所过，血为之凝滞，蓄结痈脓，吐如米粥。始萌可救，脓成则死。”在此引用，且其用了黄芩、桑白皮、象贝等清热化痰药，患者可能有类似肺痈的咳吐脓痰之证。《金匮要略》云：“夫心下有留饮，其人背寒冷如手大。”因痰饮停于胸中，胸阳不布，故背寒冷如手大。《类证治裁》：“由风寒郁热生痰，病亦在肺，治宜豁痰，清利中佐以辛温，麻黄生姜之类，以散外寒，忌温补酸收药，则药无格拒之患。”故治当清热化痰。方以麻黄、杏仁、桑白皮、款冬花宣肺平喘；半夏、橘红燥湿化痰；桑白皮、象贝、黄芩清热化痰，黄芩用姜汁炒以防其苦寒伤阳；茯苓健脾化痰，以治生痰之源；生甘草清热解毒。因本案由风寒郁热生痰，病位在肺，故以清热化痰为主，佐以辛温发散之品，而未用温补及酸收之品，正合《类证治裁》之义。

案30　胃虚痰饮

胡，痰饮咳嗽，饱则安，饥则甚，乃胃虚也。黄芪，炙甘草，冬术，陈皮，白芍，玉竹，茯苓，杏仁，桔梗。

【赏析】

痰饮阻肺，气机阻滞，肺失宣降，故咳嗽；诸病拒按属实，喜按属虚，食后病增为实，饱安饥甚为虚。患者胃阴亏虚，胃失濡养，故饱安饥甚。治当止咳化痰，益气养阴。方以杏仁、桔梗化痰止咳；陈皮理气化痰；茯苓、白术、黄芪、炙甘草健脾益气化湿，以绝生痰之源；白芍、玉竹滋养胃阴。诸药合用，益气养阴，健脾化痰，标本同治。

案31　寒凝饮停肺胃

李，胃有寒侵，肺有寒侵，两寒相得饮邪停，咳而喘呕为痰饮。气亦宜平，痰亦宜平，病痰饮者药宜温，仲师方法细详审。二陈汤加老桂木、吴茱萸、川椒、苡仁、生姜。

【赏析】

《内经》云：“诸病水液，澄澈清冷，皆属于寒。”寒邪侵于肺胃，寒为阴邪，其性凝滞，津液受寒则凝，故成痰饮。痰饮阻于肺，阻滞气机，肺失宣降，故发为咳喘；痰饮阻于胃，阻滞气机，胃失和降，故呕。气亦宜平，痰亦宜平，治当降气化痰。《医宗金鉴》：“诸痰，谓一切痰，皆宜二陈汤治之。即橘红、半夏、茯苓、甘草也。因有苓、半，性过渗燥，故与燥痰不相当也”，故以二陈汤为主方。方以法半夏、陈皮降肺胃逆气而化痰，茯苓、薏苡仁健脾化痰，以绝生痰之源，吴茱萸、川椒、桂枝、生姜温经散寒，且半夏、吴茱萸、生姜有降逆止呕之功。本案痰饮因寒凝而起，故温经散寒之品使用较多。

案32　痰饮久踞，脾肾亏虚

陈，宗台先生认此症为痰饮，卓识超群，曷胜佩服。窃思痰饮久踞，中土必受其戕，而脏气互伤，穷究必归于肾。肾为五脏之根，土为万物之本。脾土弱则清阳失旷，而气化无权；肾水亏则真阳失藏，而源泉消涸。夫以痰饮之病，久卧不起于床，加以寒热神疲，其为水土俱败明矣。节届春分，木旺阳升之候。木旺则土益弱，阳升则水益亏。清明节后百花齐放，将奈之何？为今之计，崇脾土而转旋清阳，以治其中；补肾水而蛰藏真阳，以治其下。守过清明，若得病情安稳，有减无增，或者其克济乎！

苓桂术甘合二陈，上午煎服。金匮肾气丸三钱，暮服。

【赏析】

《景岳全书》：“五脏之病，虽俱能生痰，然无不由乎脾肾。盖脾主湿，湿动则为痰，肾主水，水泛亦为痰，故痰之化无不在脾，而痰之本无不在肾，所以凡是痰证，非此则彼，必与二脏有涉。但脾家之痰，则有虚有实，如湿滞太过者，脾之实也；土衰不能制水者，脾之虚也。若肾家之痰，则无非虚耳。盖火不生土者，即火不制水，阳不胜阴者，必水反侵脾，是皆阴中之火虚也；若火盛烁金，则精不守舍，津枯液涸，则金水相残，是皆阴中之水虚也。此脾肾虚实之有不同者，所当辨也。”本案患者痰饮久踞，阻滞脾土之运化，故久则脾土受累，《内经》认为“脾为后天之本”、“气血生化之源”，脾土亏虚，则他脏失养，“五脏之伤，穷必及肾”，故病久则肾亦守累。其久卧不起，寒热神疲，即为脾肾俱败的表现。且正值春季，为木旺阳升之候。木旺则土益弱，阳升则水益亏。故若不及时治疗，则病将危殆。故治当“崇脾土而转旋清阳，以治其中；补肾水而蛰藏真阳，以治其下”。《金匮要略》云：“夫短气有微饮，当从小便去之，苓桂术甘汤主之；肾气丸亦主之。”故晨服苓桂术甘汤温脾阳而化饮，暮服金匮肾气丸补肾水、化肾气而化饮。两方合用，脾肾同治，实为治本之良法。

案33　寒饮伏留胃脘

张，腹满，口舌干燥。仲景云：肠间必有水气。渴欲饮水，水入即吐，名曰水逆。食已即吐，名曰格塞。今兼此三者，是寒饮水气伏留于肠胃也。病已四五年，非一日可去。即宗仲景法汇集而加减之。防己，赤苓，川椒目，泽泻，川连，大腹皮，桂木，焦白术，干姜，猪苓，半夏，白蔻仁。

【赏析】

《金匮要略》云：“腹满，口舌干燥，此肠间有水气，已椒苈黄丸主之。”《伤寒论》云：“中风发热，六七日不解而烦，有表里证，渴欲饮水，水入则吐者，名曰水逆，五苓散主之。”又“食已即吐，名曰格塞”。患者症状虽多，但其病机均为水饮留于肠胃间所致。水饮阻滞中焦气机，故腹满，此处口舌干燥并非阴虚所致，而是饮热互结于肠胃，使水液失于气化，津液不能上承所致，若误认为是阴虚而给予甘寒之品则会加重痰饮。《金匮要略》云：“其人素盛今瘦，水走肠间，沥沥有声，谓之痰饮。”故此患者必伴有肠间沥沥有声，舌苔厚腻，脉弦等症，可与阴虚之口干舌燥相鉴别。此处患者虽渴欲饮水，但饮水后加重痰饮的停留，痰饮阻于胃脘，胃失和降，故水入则吐；痰饮阻滞，胃不能受纳水谷，故食已即吐。病机为痰饮久郁化热之证，故宗仲景已椒苈黄丸、木防己汤寒温并用之法进行治疗。方以已椒苈黄丸合五苓散加减治疗。已椒苈黄丸为前后分消的代表方，其中防已、川椒目泻水于前，大黄、葶苈子泻水于后，因患者未诉大便干结，故未用大黄、葶苈子；痰饮久郁化热，故将五苓散之白茯苓改为赤茯苓，并加黄连，以加强清利湿热的作用；加桂枝、干姜温补脾阳，以化寒饮；大腹皮消腹满，利水湿；半夏、白蔻仁加强五苓散健脾化饮之功。诸药合用，寒热并投，健脾化饮，以使久留肠胃之痰饮渐去。

案34　中虚饮停

孙，水停心下则悸，气郁胸中则痛，痛甚则痞塞而吐白沫，得食则宽。此中虚夹痰饮为患也。六君子汤加川朴、干姜、桂木、沉香。

【赏析】

《金匮要略》云："夫病人饮水多，必暴喘满。凡食少饮多，水停心下，甚者则悸，微者短气。"水饮凌心则心悸，为水饮内停之较重的表现；痰饮阻于胸中，阳气不行，即阳微阴弦也，胸阳闭阻，故胸痛、胸闷；寒饮犯肺，故吐白沫；脾虚故喜温喜按，得食则宽。可知本案患者以脾阳虚为本，痰饮阻滞为标，脾虚则水谷精微化为痰浊，阳虚则无力运化痰饮。《医宗金鉴》："诸痰橘半茯苓草，惟有燥者不相当，风加南星白附子，热加芩连寒桂姜，气合四七郁香附，虚入参术湿入苍；燥芩旋海天冬橘，风消枳桔贝蒌霜。"云二陈汤为治疗痰饮之基本方，虚者加参术，即六君子汤，可知六君子汤乃治疗脾虚痰饮之首方。方以党参、白术、茯苓、炙甘草健脾益气化饮，以绝生痰之源；法半夏、陈皮、厚朴、沉香使气行则水行；干姜、桂枝温经散寒，温补脾阳。诸药合用，以温补脾阳治其本，行气化饮治其标，以达标本同治之功。

案35　寒痰气郁，凝滞不通

杨，心胸觉冷，经事数月一来，食入则腹中胀痛，寒痰气郁凝滞不通。当以辛温宣畅，遵熟料五积意。半夏，桂枝，茯苓，苍术，白芍，川芎，川朴，当归身，丹参，炙甘草，陈皮，枳壳，高良姜。

复诊：苦辛温通之剂，而能调经散痞，用之而效，益信古人言不妄发，法不虚立，在用者何如耳。前方去良姜，加茺蔚子、砂仁。

【赏析】

本案为寒痰气郁凝滞不通的证治。寒痰阻滞胸中，胸阳不布，故心胸觉冷；寒痰阻滞脾胃，气机不畅，加上脾阳不足，饮食入胃，难以运化，加重气机阻滞，故食入则腹中胀痛；寒凝胞宫，兼肝血亏虚，胞宫失养，故经事数月一来。病机为寒痰气郁凝滞不通。故当健脾化湿，行气散寒，养血调经，以熟料五积散为主方加减。本方出自《医学入门》，由白芷、川芎、芍药、甘草、茯苓、当归、肉桂、陈皮、麻黄、厚朴、干姜、桔梗、枳壳、半夏、苍术组成。《产科发蒙》云："方名五积者，谓此方能去寒积、血积、气积、痰积、食积也。今产后之病怯正犯此五积，以五积之证投五积之方，岂非药病相值乎，犹虑药味辛散而以醋水拌炒，名熟料五积散，俾药性和缓，表而不发，消而不攻。方内所用肉桂解表逐寒，白芍和营谐卫，苍术、厚朴走阳明而散满，陈皮、半夏疏逆气以除痰，芎、归、姜、芷入血分而祛寒湿，枳壳、桔梗宽胸膈而利咽喉，茯苓去饮宁心，甘草和中补土。大虚大怯者加人参，微虚者可不用。共为温中散寒之妙剂，用于产后，无往非宜。"王氏在本方基础上略为加减，方以苍术、茯苓健脾化湿，半夏、厚朴、陈皮、枳壳行气除满，化湿和中，桂枝、高良姜温经散寒，川芎、丹参、当归身、白芍养血调经，炙甘草调和诸药。

二诊时患者诸症减轻，去散寒止痛之高良姜，加茺蔚子活血调经，砂仁行气化湿。古方皆为前人长期临床行之有效之方，故只要辨证准确，用古方稍事化裁，即可取得良效。

案36　寒饮停中焦

胡，阳微浊聚于胃，寒饮窃踞中宫。脘痛连胁，腹鸣辘辘。法当转运中阳，以却寒饮。旋覆花，干姜，半夏，茯苓，泽泻，陈皮，水红花子，白蛳螺壳，生姜。

复诊：脘胁之痛虽除，脾胃之气大惫。面浮足肿，土衰水泛，脉细少神，虑其腹满。急宜温补中阳以消水湿，又当自知节爱为上。六君子汤去草，加炮姜、熟附子、神曲。另金匮肾气丸朝暮各服一钱五分。

【赏析】

《金匮要略》云："其人素盛今瘦，水走肠间，沥沥有声，谓之痰饮。"可知本案属《金匮》狭义痰饮的范畴。又云："心下有痰饮，胸胁支满，目眩，苓桂术甘汤主之。"可知寒饮停于中焦所致之胃脘疼痛连及胁肋，当以温补脾阳、利水化饮为大法。王氏遵仲景大法，转运中阳，以却寒饮。方以旋覆花、半夏、陈皮行气化痰，茯苓、泽泻利水消饮，干姜守而不走，生姜走而不守，同用可奏温阳化饮之效，白蛳螺壳始用于丹溪，云化伏痰，消宿水；水红花子咸、寒，入肝、胃、脾三经，可散结消痞。《临证指南医案》："仲景云，病痰饮者，当以温药和之，乃后人不知痰饮之义，妄用滚痰丸、茯苓丸，消痰破气，或滋填腻补等法，大伤脾胃，堆砌助浊，其于仲景痰饮之法，岂不大相乖谬乎。"可知用消导之品虽可暂其通畅气机，但患者脾胃之气本虚，故待其痰饮略动仍当以温补脾肾以治其本。

二诊时脘胁之痛除是消导温化之品暂通其气机，但久用则会损伤本已亏虚的脾胃，增浮肿之疾，为土衰水泛，且脉细少神，恐其脾肾俱虚，致腹满之疾。《金匮要略》云："师曰：诸有水者，腰以下肿，当利小便；腰以上肿，当发汗乃愈。"《内经》云："诸湿肿满，皆属于脾。"本案患者为脾肾亏虚致水液运化失常，但以脾虚为主，故当以温补脾阳为主，兼以温补肾阳。以六君子汤健脾化湿，行气消痞，因甘能生满，故去甘草，加炮姜温脾阳，熟附子温肾阳，神曲消食和胃，兼服金匮肾气丸温补肾阳，两方合用，脾肾同治，阳气温则水饮自消，痰饮自化。

案37　阳虚饮停心下

某，肾中之元阳不足，胆中之火用不宣。痰饮伏留于心下，故心胸如盆大一块，常觉板痛，背亦常寒。三四年来每交子后则气喘，乃阳气当至而不至，痰饮阻遏，阳微阴胜故也。天明则阳气张，故喘平。至心悸咳嗽，易于惊恐，属阴邪窃踞胸中为病。其常若伤风之状者，卫外之阳亦虚也。图治之法，当祛寒饮而逐阴邪，斡旋阳气，如离照当空，阴邪尽扫。用仲景苓桂术甘汤，先通其胸中之阳气，再议。茯苓（细辛一分，煎汁炒），冬术（附子二分，炒），党参（姜汁炒），甘草（麻黄一分炒），桂木，半夏，干姜（五味子五粒，炒），补骨脂（青盐炒），紫石英，陈皮，胡桃肉，白蛳螺壳（洗）。

【赏析】

《金匮要略》云："师曰：夫脉当取太过不及，阳微阴弦，即胸痹而痛。所以然者，责其极虚也。今阳虚知在上焦，所以胸痹、心痛者，以其阴弦故也。"又云："夫心下有留饮，其人背寒冷如手大。"本案患者痰饮留于心下，胸阳不布，故心胸如盆大一块，常觉板痛，背亦常寒。十二地支中的子时是六阳时（子、丑、寅、卯、辰、巳）的开始。所以《类经图翼》上说："子者阳生之初。"子时阳气本当至，而阳气却未至，故云阳气当至而不至，阳气未至故痰饮难化，故此时气喘。天明则阳气至，阳气至则痰饮易化，故喘平。痰饮阻肺，肺失宣降，故咳嗽喘气；水饮凌心，则心悸；胆为中正之官，决断出焉，胆火不宣故易于惊恐；卫阳虚，失其卫外的功能，故常若伤风之状。《内经》云："阳气者，若天与日，失其所则折寿而不彰。"故治当通阳以散寒饮，以苓桂术甘汤为主方。方以党参、白术、茯苓、甘草健脾益气，利水化饮，用温药炒上药以加强温化痰饮的作用，以绝生痰之源；桂枝、干姜温经散寒，温阳化饮，以五味子炒干姜以防其温燥，并有纳气平喘的功效；半夏、陈皮行气消痞，燥湿化痰；白蛳螺壳始用于丹溪，云化伏痰，消宿水；胡桃肉、紫石英、补骨脂温肾纳气。诸药合用，使阳气得温，脾肾得补，痰饮得化。

案38 饮停心下兼胸痹

贾，病已两月，先呕而后咳，多吐清涎，口不渴，心胸痛而痞闷，此痰饮停于心下也。虽微有寒热，并非外感风邪。当从胸痹痰饮门中求之。半夏，茯苓，瓜蒌皮，橘红，杏仁，生姜。

渊按 仲景治胸痹用蒌皮须同薤白，治痰饮须同桂枝，否则不效。盖胸脘之阳不化，饮痹皆不去耳。

【赏析】

《金匮要略》云："胸痹之病，喘息咳唾，胸背痛，短气，寸口脉沉而迟，关上小紧数，瓜蒌薤白白酒汤主之。"又云："胸痹，胸中气塞，短气，茯苓杏仁甘草汤主之，橘枳姜汤亦主之。"痰饮停于胃脘，胃失和降，故呕；痰饮停于肺，肺失宣降，故咳，多吐清涎；痰饮停留，故口不渴；痰饮阻于胸中，胸阳不布，故心胸痛而痞闷。《金匮要略》云："膈上病痰，满喘咳吐，发则寒热，背痛腰疼，目泣自出，其人振振身瞤剧，必有伏饮。"可知痰饮阻滞亦可致寒热，且本案患者寒热不重，应非表证。故云"当从胸痹痰饮门中求之"。治当宽胸理气，温化痰饮，以瓜蒌薤白半夏汤合茯苓杏仁甘草汤、橘枳姜汤加减。此处胸痹之喘息咳唾，胸背痛，短气等症状均较轻，故用方亦较和缓。方以瓜蒌皮、橘红、半夏宽胸化痰，杏仁化痰止咳，茯苓健脾化痰，以绝生痰之源，生姜走而不守，温水散饮。诸药合用，使痰饮得化，胸阳得布，诸症悉除。

案39 寒痰阻胃兼太阳之气不宣

施，背筋常冷，胸腹有块，时吐酸水。此寒痰阻于胃而太阳之气不宣，温之通之。苏梗，桂枝，陈皮，茯苓，半夏，制附子，川椒，老生姜。

【赏析】

痰饮阻滞，足太阳膀胱经之气不宣，见背筋常冷；寒凝气滞，痰饮内停，故胸腹有块；寒饮阻于胃脘，胃失和降，故时吐酸水。《圣济总录》云痰饮："病虽多端，悉由三焦不调，气道痞涩而生病焉。是以气行即水行，气滞即水滞。故知饮之为病，在人最多，善疗此者，要以宣通气脉为先，则水饮无所凝滞。所以治痰饮者，当以温药和之，以人之气血得温则宣流也。及其结而成坚癖，则兼以消痰破饮之剂攻之。"故治宜温之通之，方以制附子、川椒、桂枝、老生姜温经散寒，苏梗、陈皮、半夏行气消痞，燥湿化痰，茯苓健脾化饮，以绝生痰之源。诸药合用，温经散寒力强，阳气通则其痰饮自化。

结 语

痰饮之病，始于仲景，详于《金匮》。《脉经》、《千金翼》俱作"淡饮"。汉晋唐时期"痰"字与"淡"、"澹"相通。《说文解字》"澹，水摇也"。水液动摇貌，即水饮运行流动之意。虽名为痰饮，实质上重在论饮，而"痰"字只是修饰限定"饮"的形容词。痰饮病是津液代谢失常，水液停聚于身体某一局部的一种病变。其常见症状有咳、喘、呕、痞、满、悸、眩、痛、肿、小便不利等。痰饮病的形成与肺、脾、肾、膀胱、三焦等脏腑的功能失常有关，尤与脾虚失运关系最为密切。根据饮邪停留的部位不同，痰饮病又分为四种类型：饮停胃肠，谓之狭义痰饮；饮停胁下，谓之悬饮；饮停四肢肌肤，谓之溢饮；饮停胸膈，谓之支饮。留饮、伏饮、微饮是根据饮停时间的长短、饮停部位的深浅、饮病程度的轻重而命名的，其实，根据其停聚的部位，均可分别归类于四饮之中。由于痰饮病的病机总属阳虚阴盛，故王氏谨遵《金匮》"温药和之"的治本之法，"化外饮治肺脾，内饮治肝肾"，先化上、中二焦之阳气，然后选用肾气丸、人参蛤蚧、黑锡丹、天真丸等温纳补摄治肾。治标则可选用发汗散水、利水消饮、攻下逐饮、清泄郁热、前后分消等法。

六、痰喘案

案1 痰热郁肺兼肾虚

高，寒入肺底，久而化热，同一痰喘，先后不同矣。初病在肺，久必及肾，虚实不同矣。补肾纳气，清金化痰，是目下治法。大熟地（海浮石拌），麦冬，川贝，蛤壳，五味子，牛膝，杏仁，沙参，地骨皮，枇杷叶，雪梨皮。

【赏析】

《景岳全书》：盖实喘者有邪，邪气实也；虚喘者无邪，元气虚也。实喘者气长而有余，虚喘者气短而不续。实喘者胸胀气粗，声高息涌，膨膨然若不能容，惟呼出为快也；虚喘者慌张气怯，声低息短，惶惶然若气欲断，提之若不能升，吞之若不相及，劳动则甚，而惟急促似喘，但得引长一息为快也。此其一为真喘，一为似喘，真喘者其责在肺，似喘者其责在肾。何也？盖肺为气之主，肾为气之根。肺主皮毛而居上焦，故邪气犯之，则上焦气壅而为喘，气之壅滞者，宜清宜破也。肾主精髓而在下焦，若真阴亏损，精不化气，则下不上交而为促，促者断之基也，气既短促，而再加消散，如压卵矣。且气盛有邪之脉，必滑数有力，而气虚无邪之脉，必微弱无神，此脉候之有不同也。”详细论述了肺实之喘与肾虚之喘的区别。本案患者为寒邪袭肺，久而化热，且素有痰饮，久病及肾，故治当肺肾同治，即王氏所谓“补肾纳气，清金化痰”。方以熟地、牛膝、五味子滋补肾精，纳气平喘，且以海浮石炒熟地以防其滋腻之性；麦冬、沙参、雪梨皮滋养肺胃之阴，并能清其虚热；川贝、蛤壳、杏仁、地骨皮、枇杷叶清肺化痰。诸药合用，肺肾同治，清肺化痰，滋补肺肾，标本同治，实乃治疗虚实夹杂所致喘证的良法。

案2 肾不纳气

卢，肾司纳气，开窍于二阴。病发每因劳碌之余，先频转矢气，而后气升上逆，短促如喘，饮食二便如常。其病在少阴之枢，宜补而纳之。六味地黄合生脉散，加青铅。

【赏析】

《类证治裁》："肺为气之主，肾为气之根，肺主出气，肾主纳气，阴阳相交，呼吸乃和。若出纳升降失常，斯喘作焉。"其肾本虚，劳累后则加重其虚，且肾开窍于二阴，肾司纳气，故病发每因劳碌之余，先频转矢气，而后气升上逆，短促如喘。且其饮食二便如常，可知其脾胃功能尚佳，当治少阴之枢，宜补而纳之。《临证指南医案》："虚者，有精伤气脱之分，填精以厚厚之剂，必兼镇摄，肾气加沉香，都气入青铅，从阴从阳之异也。"王氏仿叶氏之拟方，以都气丸入青铅，补肾纳气，又加生脉散益气养阴，以补肺之气阴。诸药合用，补肾纳气，益气养阴，以治其本。

案3 中虚痰饮不化

陆，喘哮十二年，三疟一载。疟止复来，喘发愈勤。中虚痰饮不化，虽痰中带血，而不可以作热治也。拟六君子加杏仁、旋覆、姜桂方法。六君子汤加杏仁，旋覆花，桂枝（细辛同炒），干姜（五味子同打炒）。

渊按 痰中见血，仍用姜、桂，非老手不辨。

【赏析】

《丹溪心法》："哮喘必用薄滋味，专主于痰。"本案患者因中焦脾胃亏虚，运化失司，水谷精微化为痰浊，痰饮射肺，肺失宣降，故发哮喘。《诸病源候论·劳疟论》："凡疟积久不瘥者，则表里俱虚，客邪未散，真气不复，故疾虽暂间，小劳便发。"正合本案患者正气亏虚，稍劳即发之特点。本案患者以中虚痰饮为主，其见症多伴有神疲乏力、气短懒言、哮喘稍劳即发、食少纳差、咳吐白色泡沫痰、舌淡、苔白腻、脉沉细。痰中带血虽以阴虚内热多见，但本案患者脾胃本虚，若妄用苦寒清热或甘寒滋阴药则脾胃更伤，病势将更缠绵难愈。王氏把握其中虚痰饮为患之病机，遵仲景“病痰饮者，当以温药和之”之大法，实为经验老道。方以六君子汤健脾化痰以治其本，其方又有《金匮》苓甘五味姜辛夏杏汤之义，以温化痰饮，加桂枝以加强其温化之功，加旋覆花降气化痰。诸药合用，健脾益气，温化痰饮，乃治本之良法。本案患者症状繁杂，病程已久，实为难治。且虽为中虚痰饮为患，但兼有痰中带血，若非老手实不敢应用此等大辛大温之品，可见王氏临床经验之丰，准确抓住中虚痰饮为患为其本质，以健脾益气，温化痰饮以治其本。

案4　湿热痰浊留肺胃兼肝肾大虚

冯，年逾七旬，伏暑挟湿，湿能生热。病起微寒微热，咳嗽痰稠，曾经吐血。今血虽止而咳仍然，脉涩而数，舌苔灰白而渴，乃湿热痰浊恋于肺胃。病将匝月，元气大伤。脾胃不醒，谷食少进。初起大便坚，今则软而带溏矣。

病在肺脾胃三经，治在化痰、降气、和中。

甜杏仁，茯苓，款冬花，蛤壳，沙参，紫菀，川贝母，苡仁，陈皮，雪羹。

另：用人参，珠子，血珀，沉香，礞石，研细末，匀和一处，再研极细。分四服，日一服。

复诊：夫咳嗽痰喘之病，浅则在肺胃，深则属肝肾。凡用方之法，由浅而深。按脉察色，知其虚中挟实。实者，痰浊也，故先以化痰、降气、和中为法。两剂，咳嗽稍平，惟气之喘而短者有出多纳少之意，则其本虚矣。左脉细微，肝肾之虚大着。虽舌苔黄浊不化，亦当以摄纳为要。

且额上汗冷，胃泛不纳，将有虚脱之虑。

人参一钱五分，五味子八分，麦冬钱半（元米炒），山萸肉二钱，泽泻一钱，大熟地六钱，附子三分煎汁(浸片时，炒成炭），怀山药五钱（炒），

茯苓二钱，紫石英三钱，怀牛膝三钱，紫衣胡桃肉二个（不去皮）

另：用好肉桂三分，上沉香三分，坎二条。

上三味，各研末，和一处，再研细，分作二服。今晚一服，燕窝汤调下。明日再进一服。若得额汗收敛，左脉稍起，犹有生机可理。若不应手，难为力矣。

【赏析】

《素问·至真要大论》曰："诸气膹郁，皆属于肺。诸痿喘呕，皆属于上。诸逆冲上，皆属于火。"本案患者痰饮阻于肺，肺气膹郁，故咳嗽上气，咳痰黏稠；湿热留恋于肺胃，且患者年高久病，脾胃亏虚，痰湿难化，痰湿阻滞肌表，卫气郁阻，正邪交争，故微寒微热；肺胃之热迫血妄行，故吐血；湿热阻滞，津不上承，且热伤津液，故口渴；脾胃亏虚，兼湿热阻于脾胃，脾为湿困，故纳食不佳；初起热重，故大便坚，后热渐退，而脾虚渐亏，故大便现软而带溏；舌苔灰白为热极之象；湿热阻滞，气血运行不畅，故脉涩，内热，故脉数。故初诊时化痰、降气、和中为法。方以杏仁、款冬花、紫菀化痰止咳；蛤壳、川贝清热化痰；茯苓、薏苡仁健脾化湿，以绝生痰之源；陈皮调理肺胃之气机；沙参、雪羹滋养肺胃之阴以清虚热。另兼服散剂，方以人参益气健脾；血珀为琥珀之佳品，与珍珠共奏安定五脏魂魄之功，且有化瘀消痰之功；沉香行气，气行则痰湿易化；礞石可化顽痰。此几味药药性较猛，故为散剂，以缓其药性。诸药合用，化顽痰，清利湿热，健脾益气，先攻其顽痰及久留之湿热，待其病暂缓，再议治本之法。

二诊患者湿热顽痰以减，此时当顾其肝肾之虚。《素问·调经论》曰："气有余则喘咳上气，不足则息利少气。"《类证治裁》："肺为气之主，肾为气之根，肺主出气，肾主纳气，阴阳相交，呼吸乃和。若出纳升降失常，斯喘作焉。"患者虽舌苔黄浊不化，湿热之邪仍在，亦当以摄纳为要。原因是其额上冷汗，若此时再用攻伐之品恐有虚脱之患，故王氏以生脉散合金匮肾气丸加减治疗。方以生脉散益气养阴，以收敛耗散之元气；金匮肾气丸温肾纳气化饮，加胡桃肉、紫石英、怀牛膝以加强肾气丸温肾纳气化饮之功。若得额汗收敛，左脉稍起，表明正气来复，尚有生机。若未见疗效，则将危矣。

案5 肺脾肾同病致咳喘

杜，咳嗽有年，每遇劳碌感寒即发。并无痰涎，此属气喘。据述病起受寒，早用麦冬清滋之药，遂至邪恋于肺，曾服麻黄开达见效。然病根日久，肺气日虚。虚而不治，累及子母。今三焦并治，乃肺脾肾三脏兼顾也。杜苏子，淡干姜（五味子合捣），甜杏仁，橘红，半夏，款冬花，炙甘草。

早服附桂八味丸一钱，金水六君丸三钱，开水送。

复诊：久咳，肺脾肾交虚，前用温纳相安。今交夏令，肾气丸中桂、附嫌刚，改用都气丸可也。

都气丸三钱，朝服。金水六君丸三钱，晚服。俱盐汤下。

复诊：肺为贮痰之器，肾为纳气之根。肾虚不纳，则气逆而生喘；肺虚失降，则痰贮而作喘。前方辛通肺气。补摄肾气，服下稍安，而病莫能除。良以多年宿恙，根深蒂固。然按方书内饮治肾，外饮治肺，不越开上填下之意。法半夏，茯苓，橘红，杏仁霜，款冬花，干姜，白芍，五味子，炙甘草。

上药为末，用麻黄三钱，白果肉三十粒，枇杷叶二十片，煎浓汁，泛丸。每服一钱，朝晚并进，与都气丸同。

【赏析】

患者肺中素有寒饮，每劳碌感寒则引动内饮而发为咳喘，治本当温化痰饮，止咳平喘，但由于过早使用了麦冬等滋阴清热药，使阳气受伤，痰饮难化，邪留于肺，使咳喘缠绵难愈。服麻黄等开达药虽可暂时使肺气得宣，但麻黄乃辛温发散动阳之品，非久服之药，难去其病根。咳喘日久，肺气亦伤，肺气虚未得到及时治疗，久则累及其子母，脾土为肺金之母，肾水为肺金之子，故久则肺脾肾三脏皆伤，治当肺脾肾同治。《景岳全书》：“凡虚喘之证，无非由气虚耳。气虚之喘，十居七八，但察其外无风邪，内无实热而喘者，即皆虚喘之证。若脾肺气虚者，不过在中上二焦，化源未亏，其病犹浅。若肝肾气虚，则病出下焦而本末俱病，其病则深，此当速救其根以接助真气，庶可回生也。其有病久而加以喘者，或久服消痰散气等剂而反加喘者，或上为喘咳而下为泄泻者，或妇人产后亡血过多，则营气暴竭，孤阳无根据而为喘者，此名孤阳绝阴，剥极之候，已为难治，更毋蹈剥庐之戒也。”初诊时以苏子、杏仁、款冬花化痰止咳，降逆平喘；橘红、半夏调理肺胃气机，燥湿化痰；干姜温化痰饮；炙甘草调和诸药；桂附地黄丸即金匮肾气丸，《金匮要略》云：“夫短气有微饮者，当从小便去之，苓桂术甘汤主之，肾气丸亦主之。”用肾气丸温肾纳气化饮；金水六君煎出自《景岳全书》，由当归、熟地、陈皮、法半夏、茯苓、炙甘草六味组成，此方由六君子汤去人参、白术两味健脾益气之品，加熟地、当归两味滋阴补血之品化裁而来，有滋养肺肾，祛湿化痰之功效。诸药合用，肺脾肾同治。

二诊咳喘减轻，但时值夏日，恐肾气丸中桂、附太过燥烈，故改为都气丸补肾纳气，金水六君煎滋阴化痰。

三诊咳喘虽暂安，但其病根仍在，劳累感寒仍可能复发，故当治其夙根。遵“内饮治肾，外饮治肺”之旨。方以麻黄宣肺平喘；杏仁霜、款冬花、枇杷叶化痰止咳平喘；橘红、法半夏调理肺胃气机，燥湿化痰；茯苓健脾化痰，以绝生痰之源；干姜温化痰饮，五味子、白芍酸甘以防其过于温燥，并可收敛肺气；白果肉敛肺平喘；并服都气丸补肾纳气。

三次诊治均为肺脾肾同治，即开上、温中、填下。咳喘患者，病位多在此三脏，初病多在肺，后及脾，久则及肾。本案中王氏因时制宜的思想也是值得我们学习的。

案6 火邪伤肺

王，高年烘火，误烧被絮，遭惊受寒，烟熏入肺，陡然喘逆，痰嘶，神糊，面浮。防其厥脱。旋覆花，前胡，杏仁，川贝，代赭石，茯神，苏子，

沉香，桑白皮，款冬花，竹油（冲），姜汁（冲）。

渊按 此火邪伤肺而喘也。与寻常痰喘不同，故不用温纳。

【赏析】

《内经》云："惊则气乱""百病生于气"。本案患者年高，又遭惊受寒，烟熏入肺，肺之气机逆乱，火邪伤肺，肺失宣降，故陡然喘逆，痰嘶；年高受惊，故神糊；《内经》云："饮入于胃，游溢精气，上输于脾，脾气散精，上归于肺，通调水道，下输膀胱。水精四布，五经并行，合于四时五藏阴阳，揆度以为常也。"肺气受伤，不能通调水道，故面浮肿。因惊则气乱，故防其气机逆乱而成厥脱。故治宜清热化痰，降逆平喘。方以旋覆花、前胡、杏仁、苏子、款冬花化痰止咳，降气平喘；川贝、桑白皮、竹油清泻肺热，化痰平喘；旋覆花、代赭石降肺胃逆气；茯神健脾化痰，宁心安神；沉香行胸中之气，气行则痰易化，且有纳气平喘之功；姜汁温化痰饮。诸药合用，清热化痰，降逆平喘。因本案患者为受火邪伤肺所致，不同于寒饮所致咳喘，故不需要温化痰饮及补肾纳气。

案7 寒痰阻肺兼肾不纳气

叶，喘之标在肺，喘之本在肾。脉迟者，寒也。舌白者，痰也。以金水六君煎加味。大熟地（蛤粉炒），半夏，陈皮，茯苓，杜仲，款冬花，桂枝，紫菀，杏仁，五味子，胡桃肉。

复诊：喘发已平，咳嗽不止，吐出浓痰，今宜降气化痰。苏子，旋覆花，当归，款冬花，桑白皮，橘红，半夏，茯苓，杏仁。

【赏析】

《临证指南医案》云："喘症之因，在肺为实，在肾为虚，先生揭此二语为提纲……大凡实而寒者，必挟凝痰宿饮，上干阻气，如小青龙桂枝加朴杏之属也……虚者，有精伤气脱之分，填精以厚厚之剂，必兼镇摄，肾气加沉香，都气入青铅，从阴从阳之异也。"《类证治裁》："肺为气之主，肾为气之根，肺主出气，肾主纳气，阴阳相交，呼吸乃和。若出纳升降失常，斯喘作焉。”初诊时患者寒痰阻肺兼肾虚不纳，故治当降气化痰，补肾纳气。金水六君煎出自《景岳全书》，由当归、熟地、陈皮、法半夏、茯苓、炙甘草六味组成，此方由六君子汤去人参、白术两味健脾益气之品，加熟地、当归两味滋阴补血之品化裁而来，有滋养肺肾，祛湿化痰之功效。方以熟地滋补肾精，用蛤粉炒以防其滋腻生痰；胡桃肉、五味子补肾纳气；杜仲温补肾阳；半夏、陈皮调理肺胃之气机，燥湿化痰；紫菀、款冬花、杏仁降气化痰；茯苓健脾化痰，以绝生痰之源；桂枝温化痰饮。

二诊患者喘已平，唯咳嗽不止，吐出浓痰，为痰浊壅肺之证，此当先降气化痰，再议补肾纳气。方以苏子、旋覆花、款冬花、杏仁降气化痰；桑白皮清泻肺热，降气平喘；半夏、橘红调理肺胃之气机，燥湿化痰；茯苓健脾化痰，以绝生痰之源。

总之，痰饮所致咳喘治多以肺脾肾三脏为主，肺为贮痰之气，脾为生痰之源，肾为生痰之根。发时以治上为主，若虚甚可兼以治下；缓时以治下为主，兼以治上。万变不离其宗。

案8　顽痰阻肺

金痰气声嘶，面仰项折，久而不已，防有鸡胸、龟背之变。盖肺气上而不下，痰涎升而不降，上盛则下虚，故病象若此。宜清肺以降逆，化痰而理气。生石膏，紫石英，半夏，茯苓，橘红，石决明，川贝母，蛤壳，紫菀，杏仁，竹油，姜汁。

另：不蛀皂荚三枚，去皮弦子，煎浓汤一饭碗，用大枣三十枚，将汤煮烂，晒干，将汁再浸，再晒干。每日食枣五六枚。

【赏析】

本案患者顽痰阻于肺，肺失宣降，故咳痰；久咳伤肺之气，故声嘶；顽痰壅盛，气机受阻严重，故咳时面仰项折；长此以往，恐咳剧引起鸡胸、龟背。痰气上升而不降，虽有下虚，而此时痰浊太甚，故当先化其顽痰，降其逆气，待其症渐缓再图治下之法。《金匮要略》云："咳逆上气，时时吐浊，但坐不得眠，皂荚丸主之。"王氏遵《金匮》之法，以皂荚之峻猛以化顽痰，将皂荚之汁溶于枣肉中，只食枣而不直接服用皂荚，以缓其峻猛之性，其煎服法值得我们学习。再配以清泻肺热，降逆化痰之药内服。方以生石膏大寒之品以清泻肺热；其石决明一药用得尤为精妙，《临证指南医案》："肝从左而升，肺从右而降，升降得宜，则气机舒展"，若肝左升太过，则会导致肺右降失常，如《王氏医案释注》云："左升太过，右降无权"，此处王氏用石决明清肝泻火，以防肝火上炎，致肺之肃降无权；川贝、蛤壳、竹油清热化痰；紫菀、杏仁降气化痰；半夏、橘红调理肺胃之气机，燥湿化痰；茯苓健脾化痰，以治生痰之源；姜汁温化痰饮；紫石英补肾纳气。诸药合用，使顽痰化，肺热清，逆气降。对于此类顽痰，一般的化痰药难以奏效，王氏遵仲景之法，用化顽痰之皂荚以取得良效。

案9　气血阴阳俱虚

某，汗出不休，气短而喘，是气血阴阳并弱也。足常冷为阳虚，手心热为阴虚。营不安则汗出，气不纳则喘乏。法当兼顾。大熟地，附子三分（拌炒），黄芪，防风一钱（拌炒），归身，白芍，五味子，紫石英，茯苓，党参，冬术，浮麦，红枣。

渊按　此劳损虚喘也。金受火刑，经所谓耐冬不耐夏。夏令见之，都属不治。黄芪为汗多而设，若喘而无汗，即不相宜。

复诊：汗出减半，气尚短喘。今当大剂滋阴，再参重以镇怯。人参固本丸龟胶，磁石，紫石英，白芍，五味子，胡桃肉。

复诊：周身之汗已收，头汗之多未敛。气喘较前觉重，交午愈甚。掌心觉热，脉形细数，饮食减少。阴津大亏，肺气伤戕。兹当炎暑，水衰火旺，金受其灼。咳嗽痰黄，渐延损症。拟清金丽水，冀其应手为妙。沙参，麦冬，大生地，龟板，川贝母，五味子，知母，西洋参，川黄柏。

【赏析】

《医贯》："喘与气短不同。喘者，促促气急，喝喝息数，张口抬肩，摇身撷肚；短气者，呼吸虽数，而不能接续，似喘而不抬肩，似呻吟而无痛，呼吸虽急而无痰声，宜详辨之。丹溪云：须分虚实新久。久病是气虚，宜补之；新病是气实，宜泻之。愚按喘与短气分，则短气是虚，喘是实。然而喘多有不足者，短气间亦有有余者，新病亦有本虚者，不可执论也。"本案患者兼有喘与短气，是虚实夹杂也，但根据其兼症，可知其以虚为主。《金匮要略》云："男子平人，脉虚弱细微者，喜盗汗也。"可知汗出之证，多为阴阳俱虚之证，本案患者汗出不休，既是阴阳俱虚的表现，又可加重阴阳的亏虚。阴虚而生内热，金受火刑，故喘；肺气亏虚，故短气。阳虚不能温养四肢故足常冷，阴虚则内热，故手心热。治宜气血阴阳并补，初诊时以人参养荣汤为主方。方以党参、白术、茯苓、黄芪健脾益气；熟地、当归身、白芍、红枣滋阴补血；附子、黄芪、防风、白术益气温阳，固表止汗；浮小麦、五味子收敛止汗；紫石英补肾纳气。

二诊时汗出减半，仍短气及喘。汗出多恐有伤阴亡阳之弊，故以大剂滋阴以防其汗出过多。短气及喘是气虚不纳，单补气难平其喘，需参以重镇之剂以纳之。人参固本丸由人参、生地黄、熟地黄、山茱萸(酒炙)、山药、泽泻、牡丹皮、茯苓、麦冬、天冬组成，有滋阴益气，固本培元之效，《古今医统大全》云："此治虚而有火之圣药也。"加龟胶、白芍、五味子滋阴养血，敛阴止汗；加磁石、紫石英、五味子、胡桃肉补肾纳气。

三诊时汗出已减，但正值炎暑，使本亏之阴更伤，正午时阳气正盛，故交午愈甚；阴虚内热，故掌心发热、脉细数，饮食减少、咳嗽痰黄。故治当清泻肺热，滋补真阴。方以沙参、麦冬、生地、知母滋阴清热，龟板滋补肾阴，西洋参益气养阴，川贝清热化痰，黄柏清泻相火，五味子纳气平喘。因本案患者气血阴阳俱虚，故甚为难治，而汗出又会加重其阴阳的亏虚，故当先止汗，喘及短气是阴虚内热，金受火刑所致，故治当以大剂滋阴为主。当此气血阴阳俱虚时，当辨其主要矛盾而治之。

结 语

《素问·调经论》曰："气有余则喘咳上气，不足则息利少气。"《景岳全书》：白盖实喘者有邪，邪气实也；虚喘者无邪，元气虚也。"由此可见，咳喘有虚实之分。实证多因风寒痰火所致，大都病在肺胃，从外感而来。临床可见寒热无汗，或不热有汗，咳嗽痰浓，便溺短赤，舌苔厚，脉数浮滑不空等症。治以宣通肺络，清降胃气为主。有汗王氏选用葶、杏、橘、贝、芩、翘、石膏等剂，无汗则选麻杏甘石、桑、贝、橘、桔之类。虚证多因平素肺肾内虚，肃降摄纳无权所致，临床可见患者喉间痰鸣有声，倚床呼息，甚至自汗淋漓，但无表热外感见症，脉浮滑空豁，或形瘦浮肿。治以温纳镇摄为主。虚喘治肾，宜兼治肺。王氏选肾气丸、黑锡丹治肾，人参蛤蚧汤治肺，人参胡桃汤肺肾兼治。针对半虚半实之证，如素有痰饮，感寒遇劳即发，咳嗽痰沫，喘逆倚息，王氏则仿痰饮例治之。

卷四

一、咳嗽案

案1　心咳之状，小麦一两之妙用

卜，心咳之状，咳则心痛，喉中介介如梗状，甚则咽肿喉痹。盖因风温袭肺，引动心包之火上逆，故治法仍宜宣散肺经风邪，参入宁心缓火之品。仲景方法，略示其端，但语焉而未详，后人未细审耳。前胡，杏仁，象贝，桔梗，射干，远志（甘草汤制），麦冬，沙参，小麦一两煎汤代水（微妙在此一味）。

渊按　非深入仲景堂奥不能道。用宣散肺金风温之方，加小麦一两，清心热，即补心虚，何等灵敏。

【赏析】

心咳语出《素问·咳论》："心咳之状，咳则心痛，喉中介介梗状，甚则咽肿喉痹。"咳虽为肺脏之疾，但肺乃心之盖，手厥阴心包络之脉，起于胸中，出属心包络，下膈，历络三焦。风温袭肺，心包代心受邪，肺气上逆，进而引动心包之火上逆，发为心咳。治用前胡散风清热，降气化痰；杏仁味苦下降，兼有宣肺之功而达止咳平喘；象贝解毒利痰，开宣肺气；桔梗宣肺利咽，射干苦泄降火，两者结合为治疗喉痹咽痛要药；麦冬、沙参甘寒，可滋润降火；远志（甘草汤制）入心开窍，镇心止惊，辟邪安梦。《本草求原》认为远志味苦下行，故以甘草浸晒，使甘缓上发也。小麦甘寒，可清心包之热宁心安神，补养心气。上述皆为清宣肺气，疏散分热之方药，加小麦一两，既清心包经之邪热，又补益心气，以安受邪之脏，标本同治。

案2　风热犯肺，宣肺和胃

胡，咳嗽呕吐，痰浓头痛，风热上蕴，肺胃失降。前胡，杏仁，苏子，橘红，款冬花，桑白皮，防风，桑叶，冬瓜子。

【赏析】

风热侵犯上焦，肺失宣降，气逆为咳，累及胃气上逆则呕吐；清窍受邪发为头痛。胃气失和，水湿不运，且肺不布津，故而停聚为痰，加之热邪灼伤津液，因而见浓痰。药用前胡祛痰止咳平喘；苏子、杏仁、款冬花，均可降气平喘，止咳祛痰；橘红理气化痰；桑白皮清泻肺热，止咳平喘；防风以祛风为长，可发散风热；桑叶清透肺络之热；冬瓜子清肺化痰，综上方为定喘汤加减，风热得解，痰浓之症自除，还肺清虚之本，复肺胃之和降。

案3　肺伤为咳，蠲其伏寒，除其伏热

丁，形寒饮冷则伤肺，两寒相感，中外皆伤，故气逆而为咳嗽。自秋冬历春夏，每每夜甚，气升不得卧。近来吐血数口，是伏寒化热，而阳络受伤矣。祛其伏寒，退其伏热，必兼降气化痰。紫菀，杏仁，款冬花，橘红，川贝，茯苓，桂枝，淡黄芩，桔梗半夏，桑白皮，枇杷叶。

【赏析】

《灵枢·邪气脏腑病形》云：“形寒饮冷则伤肺，两寒相感，中外皆伤，故气逆而上。”巢元方《诸病源候论·卷十四》言：“寒咳，饮冷食，寒入注胃，从肺脉上气，内外合，因之而咳是也。”肺手太阴之脉，起于中焦，下络大肠，还循胃口，上膈属肺。内贪生凉饮冷，抑或过用寒凉攻伐药物，其寒邪从肺脉上至于肺，内外合邪，侵犯于肺，发为咳嗽。病发于秋

冬，阴寒邪内伏，肺气壅闭，夜间咳嗽气急，不得平卧；至春夏阳热盛，气机不畅，郁久化热，伤及脉络，则咳嗽吐血。方用定喘汤加减，药用茯苓渗湿化痰；桂枝、半夏，两者辛温开结，散其伏寒，且可降逆止呕；淡黄芩苦寒降泄，除其伏热；桑白皮泻肺中郁热；紫菀、款冬花，有润肺下气，化痰止嗽之功；杏仁、桔梗、枇杷叶，皆可宣肺达邪；橘红宣降肺气，止咳消痰；川贝润肺止咳。肺气本辛，以辛泻之，桑白皮其气薄，虽泻但无伤肺之娇脏；经言："肺苦气上逆，急食苦以泻之"，此为病情迁延，肺虚气逆，宜淡黄芩。综上方，蠲其伏寒，除其伏热，兼以降气化痰之品，以复肺清虚之本，诸症皆息。

案4　虚实夹杂之咳，散补两顾

胡，肺有风邪则咳，胃有湿痰则满。肾虚则腰痛，肝虚则目花。既不可徒散，亦未可徒补，拟两顾法。苏子降气汤去桂枝，加茯苓，玉竹，穞豆衣，胡桃肉，枇杷叶。

【赏析】

肺外合皮毛，风邪袭肺，肺失宣肃，上逆为咳；子病犯母，常肺胃同病，脾胃纳运失健，则水湿不化，凝聚为痰，痰湿中阻，则胃脘胀满；久病及肾，肾虚则腰府疼痛，乙癸同源，肾虚，肝血不足，目窍失养，则视物昏花。五脏生克制化为有机的整体，既辛散解表，清宣肌表，勿过汗伤正，补肝肾不足，又不忘驱邪除满，治疗应标本兼顾。药用紫苏子、半夏，降气化痰，止咳平喘；厚朴、前胡，下气祛痰，止咳平喘；当归补血养肝养血润燥，伍胡桃肉温补下虚；还可治咳逆上气；生姜、桑叶，宣肺解表；甘草、大枣调和诸药为使。枇杷叶清肺止咳，降逆止呕；玉竹润肺滋阴，养胃生津；穞豆衣养血平肝，除热止汗，利尿，茯苓甘淡；健脾渗湿，可化即聚之痰，还能杜生痰之源，以除中焦之满。诸药合用，肝肾同补，肺胃同调，行气降逆兼化痰止咳，燥湿化痰以除中满，治上顾下，标本同治。

案5　素疾新感为咳，重在宣肺祛邪

某，素有寒嗽，时发时止。上年岁底发时，寒热六七日方止。至春初，喉痛三日，声音遂哑，而咳嗽作。总因风温袭于肺部。宜宣邪降气，冀勉喘急。旋覆花，荆芥，杏仁，款冬花，前胡，苏子，枳壳，川贝，川芎，桔梗，蛤壳，枇杷叶。

【赏析】

患者素有咳疾，间歇发作。肺为华盖，属娇脏，外合皮毛，外感寒邪，皮毛先受邪气，肺失肃降，上逆为咳。时值岁末寒冬，寒邪猖狂，寒邪束表则恶寒发热。春初，阳气升发，温暖多风，风温之邪袭肺，肺失宣发肃降，喉窍失养，开而不闭，遂为喑哑、咳嗽。正如程国彭《医学心悟》言："盖肺体属金，畏火者也，过热则咳。金性刚燥，恶冷者也，过寒亦咳。""众花皆升，惟旋覆花独降。"旋覆花功在利气下行；款冬花有润肺下气，化痰止嗽之效；荆芥疏风散寒，杏仁宣肺降气；桔梗清利咽喉；前胡、苏子，降逆下气，兼能除痰；枳壳泄肺中不利之气；川贝润肺止咳；川芎辛散通达，活血行气，为血中气药；蛤壳清肺化痰；枇杷叶偏寒，轻浮入肺，以化热痰见长，并有平喘之功。所用中药凉润平和，大有开门逐贼之势，使客气散，肺气宁，咳嗽止。

案6　妙治寒嗽兼见颈项强急

许，寒嗽交冬则发，兼患颈项强急。大熟地六钱，麻黄一钱（煎汁浸，炒松），茯苓三钱，细辛五分（煎汁浸，炒），胡桃肉四钱，五味子八分，淡姜一钱（同炒），陈皮二钱（盐水炒），半夏半钱（炒），川贝三钱，款冬花三钱，苡仁四钱，杏仁霜三钱，归身三钱（酒炒），党参三钱（元米炒），上药为末，炼蜜为丸。每晨开水送下三钱。

渊按　久嗽宜此方。若颈项强急，未免有外风袭三阳经也，何不以汤剂兼治之。

【赏析】

冬三月，气候寒冷，易感寒邪，皮表顺其合内伤于肺，则宿咳即发。风为百病之长，足太阳膀胱经主一身之表，冬日阳气虚衰，风寒之邪外袭，尤以足太阳膀胱经为重。风性轻扬，易袭人体上部，而寒邪阻遏气机，故兼见颈背部僵直疼痛。熟地补血滋阴以养经脉；麻黄辛散苦降，主入肺经，外开肌表之闭，内降上逆之气；茯苓淡渗水湿，祛邪兼具扶正；细辛煎汁浸，炒后去其毒，辛温走散，外能发散风寒，内能温肺化饮；胡桃肉长于补肺肾，温肺定咳喘；五味子与淡姜同炒，取姜之辛散温通之性，以温肺止咳，又可防五味子酸涩收敛之弊；陈皮用盐水炒重在降气，尤宜辛行温通寒湿之气；半夏炒用去其毒，温化寒痰；川贝润肺止咳，款冬花温润，定逆止咳；苡仁健脾渗湿，舒缓筋脉；杏仁制成霜去其毒，味苦而下气，止咳平喘；归身补血，酒炒后可加活血化瘀；党参元米炒后补脾益气作用增强，上药为末，炼蜜为丸缓攻其邪，共奏辛温散寒，润肺止咳，养血柔筋之用。

案7　久咳当补中化痰

僧，咳嗽七八年，咳甚必汗出。近半年以来痰中见血两次，肺气肾阴亏损矣。虑加内热，延成劳怯。大熟地，归身，蛤壳，北沙参，麦冬，川贝，甜杏仁，苏子，桑白皮，炙甘草，枇杷叶。

复诊，久嗽肺肾交虚，犹幸胃气尚旺。法以金水同治，冀精气渐生。大熟地，归身，炙甘草，潞党参，桂枝，款冬花，炮姜，麦冬，半夏，阿胶，蛤壳，此方炙甘草合麦门冬汤。病由寒伏肺底，致成咳嗽，日久伤及精气，故于滋补中兼化痰。

三诊，久嗽汗出，诸药不效。用宁肺散。粟壳一两六钱(醋炒)，炙乌梅肉四钱，共研末，每服三钱，下午开水调服。朝服金水六君子丸四钱，开水送下。

【赏析】

肺为气之本，咳嗽伤肺，汗乃阴液，久咳汗出则气阴两伤，阴虚水不制火，虚火妄行，灼伤肺络，见痰中带血，恐迁延日久形成劳怯。药用大熟地、归身，滋阴养血；蛤壳咸寒，清热化痰；北沙参、麦冬、川贝，滋阴润肺止咳；苏子、甜杏仁、枇杷叶，利肺气，降逆止咳；桑白皮清泻肺中郁热；炙甘草调和诸药。

复诊，胃气乃为肺之母气，凡肺病有胃气则生，无胃气则死。今胃气尚旺，治疗当以肺肾同治，金水相生，气阴复常。药用熟地、归身、阿胶，养血滋阴，润肺生津；潞党参、炙甘草，补脾益气；炮姜、桂枝，辛温通脉；款冬花、半夏，降逆气，化痰止咳；配伍麦冬独取其降肺胃虚逆之气，其燥性又使麦冬滋而不腻；蛤壳清热化痰，此方炙甘草合麦门冬汤。咳嗽由寒邪伏肺生，久则耗气伤精，故于滋补中兼化痰，使中气健运，津液上输于肺，达胃得其养，肺得其润，“培土生金”之妙。

三诊，久嗽伤肺气，汗出又劫肾阴，用宁肺散，此即“肺欲收，急食酸以收之”。粟壳醋炒敛肺止咳，固肾平喘；炙乌梅肉敛肺生津止咳共研末，下午开水调服，朝服金水六君子培补中土，使药气四达，周身气机通畅，何患其药之不效?

案8　虚人咳嗽，肺肾同补为要

张，十年前三疟之后，盗汗常出，阴津大伤。去秋咳嗽气升，痰中带血。至今行动气喘，内热多汗，食少无力，脉虚细数，劳损根深。四君子汤加五味子，熟地，焦六曲，粟壳，紫石英，熟附子，黄芪，白芍，麦冬。

复诊，肺主出气，肾主纳气。肾虚不能纳气，气反上逆而喘。痰饮留中，加以汗出阳虚，咳血阴虚，内热食少，肺肾虚劳之候。四君子汤加麦冬、紫石英、熟附子、丹皮、大熟地、半夏、白芍、沉香、五味子、粟壳、乌梅。

渊按　夺血毋汗，夺汗毋血。血，阴也；汗，亦阴也。何以言阴虚阳虚？盖汗出为阳气失卫，咳血为阴火所迫，故有阴阳之分。

三诊，盗汗气喘，咳嗽脉细。精气两虚，舍补摄肺肾之外，更将何法以治！景岳云：大虚之症即微补尚难见效，而况于不补乎？前方加归身，牡蛎，龙骨，黄芪。

【赏析】

因十年前罹患三疟，常汗出，致使体内阴津匮乏。去年秋发咳嗽气急，肺络损伤，见痰中有血。宿疾致津亏体衰，加之咳嗽气耗，现今动则气喘，虚热汗多，纳差乏力，脉虚细弱。盖人之一身，以胃气为本，胃气伤，则百病丛生，故方用四君子汤加味，培补中土，使周身之气机流通，水精四布，五经并行，何患药到不效。五味子敛肺止咳，生津敛汗；麦冬养阴生津，润肺止咳；两者合用可益气复脉。熟地补血滋阴，益精填髓；焦六曲健脾和胃；粟壳敛肺固肾，止咳平喘；紫石英镇重降逆；熟附子辛温补阳，益火之源；黄芪益气固表，能补一身之气；白芍养血柔肝、平肝滋阴。

复诊，继续用四君子汤培补中焦，以生肺金。肺为气之主，肾为气之根。紫石英、沉香、粟壳，重镇降逆则咳减，益气补肾则喘平。半夏辛散温通，化痰降逆；熟附子大补元阳，既温化痰饮，又防汗出阳虚之虞；丹皮清热凉血，滋阴降火；乌梅敛肺生津；麦冬、五味子，益气生津；熟地滋肾阴；白芍养血滋阴诸药合津液生，取壮水之主以制阳光，内热消而汗自止。

三诊，故前方加归身、黄芪，补益气血，牡蛎、龙骨，敛阴止汗。《素问·至真要大论》言："诸气膹郁，皆属于肺"，《素问·六节藏象论》曰："肺者，气之本"，肺吸清呼浊，主一身之气，肺肾共主呼吸运动，咳嗽耗气，肾不纳气见动则气喘；盗汗伤阴，久病则精损气亏。感叹张介宾对大虚之证补法的重视，本案以精气两虚为著，非补肺资肾不能成耶！

案9　久咳肺虚，暑湿之令宜安养

姚，咳嗽将及一年，阴阳之气各造其偏。阳虚则外寒，阴虚生内热。夏令湿热用事，迩日寒暄不调，脾胃伤戕，恐致成劳，毋忽！沙参，茯苓，五味子，麦冬，黄芪，川贝，苡仁，沙苑子，玉竹，枇杷叶。

复诊，脉数未退，阴虚未复。咳嗽不止，肺气日虚。夏暑将临，病尚未稳，仍宜小心安养为要。大生地，生洋参，麦冬，川贝，玉竹，五味子，黄芪，沙参，茯苓，枇杷露。

【赏析】

咳嗽为肺病主症，肺主一身之气，咳伤肺气，肺肾阴阳互资，日久累及于肾，致阴阳两虚。阳虚卫外不固则易感寒邪，阴亏水不制火则生内热。湿为阴邪，为夏令主气，其性氤氲黏腻，湿热交织，非若寒邪可汗出而解，温热可辛凉而退，故难速成。近来天气冷暖不调，肺为娇嫩之脏，不耐寒热，更易受外邪侵袭，加之湿阻中焦，脾胃受困，要谨防病情迁延不愈成痨。药用沙参、玉竹、川贝润肺止咳；茯苓健脾渗湿；五味子酸收敛肺；麦冬养阴生津，清虚热；黄芪甘温，补脾益气；薏苡仁甘淡性寒，渗利湿热而健脾；沙苑子甘温，补肝益肾；枇杷叶降气止咳。诸药合用，润肺止咳，甘温补气，清热渗湿。

复诊，多日咳嗽，气阴已虚，时逢夏暑，暑邪更易耗气伤津，故在上方的基础上重用生地、西洋参益气生津，养阴清热，枇杷露清肺和胃，消痰止嗽，以固气阴津亏之本。

案10　老年久咳，忌辛散

唐，七旬有六之年，面色红润，脉形坚搏，外似有余，里实不足。屡患咳嗽，娇脏暗伤。本月初旬微感风温，咳嗽又作。舌苔薄白，底有裂纹，饮食略减。风温久恋，劫胃津，灼肺阴。不可再投辛散，当以甘润生津。花粉，沙参，玉竹，麦冬，苡仁，杏仁，川贝，桑叶。

【赏析】

患者年过七旬，虽见面红色润，但素有咳疾，肺脏气耗津伤，脉象坚搏，已现气阴两伤之不足。近日又受风温之邪，肺先受之，肺失清肃，发为咳嗽。温燥灼液，肺胃津伤，故不可用辛散宣发之品再劫阴津，宜甘润生津之品，复气阴，以救肺娇之脏。方用桑叶之轻宣肌表风温之邪；川贝清热润肺；天花粉清热化痰，生津润燥；沙参、玉竹、麦冬，皆甘凉滋润之品，可润肺止咳；薏苡仁健脾渗湿，杏仁宣肺利气。诸药合用，共奏轻宣温燥，清养肺胃，甘润生津，润肺止咳之效。脾胃为后天之本，诸脏腑百骸受气于脾胃而后能强，且培土可生金。故治疗咳嗽，尤宜脾胃为主，故上方药性甘润微燥且利，正投脾胃之喜好。

案11　咳嗽痰腥臭，清金平肝

李，咳嗽喉痒，痰或稀或浓，浓则腥臭。脉象右弦而滑，左弦小数。肝经有郁勃之热，肺家有胶黏之痰。此痰为火郁而臭，并非肺痈可比。当以平肝开郁，参清金化痰。沙参，橘红，苏子杏仁，石决明，川贝，茯苓，丹皮，蛤壳，枇杷叶，陈海蜇（漂淡），地栗。

【赏析】

肝经热邪伤肺，肺失清肃，耗气伤阴，故咳嗽喉痒。汪昂言：“气有余则为火，液有余则为痰，故治痰者必先降火，治火者必顺其气也”；肝郁化火，灼伤津液，见浓痰而臭，右脉弦而滑，左弦小数，痰热交阻之象，而非痰血火邪互结胸中，久而成脓的肺痈。治疗当以佐金平木法，泄肝热，清肺理气化痰，肝平金肃，痰消咳止。药用苏子降气行痰止咳；杏仁、枇杷叶苦平降气，除热消痰；橘红理气化痰，使气顺痰消；茯苓健脾渗湿，以杜生痰之源；石决明平肝，滋阴邪热；蛤壳清肺化痰；蛤壳清肺化痰；沙参、川贝滋阴润肺，化痰止咳；地栗清热生津，凉血解毒。

案12　夏至咳嗽，培土生金，防火灼金销

许，咳嗽面白为金伤，脉数而洪属虚火，是脉克色而火胜金也。夏至一

阴生，正属火令，为剥极则复之际。倘若剥而不复，颇有火灼金销之虑。党参，黄芪，炙甘草，茯苓，怀山药，麦冬，沙参，五味子，紫菀，陈皮，此生脉散合六君子汤加紫菀。夫四君去术加黄芪、山药、陈皮，亦名六君，在《医方集解》中。

【赏析】

肺主咳，咳嗽是肺病的主症。肺脏受损，则面呈肺金之本色，又因虚火鼓动，血行加速见洪数脉，此为脉克色之象，属咳嗽的重症。《难经·十三难》："经言见其色而不得其脉，反得相胜之脉者，即死。"夏至为阳气盛极，阴气始生，应抑制阳热炽盛之势，防火热灼伤肺金，加重咳嗽。药用人参甘平补肺，大扶元气；麦冬甘寒养阴，清虚热；五味子酸收敛肺，夏月服生脉散，益气复脉，直折火热之势，令人气力涌出。凡久病不愈，惟益胃为先，通达周身气机，输布水谷之精微，故用党参、炙甘草、茯苓配伍黄芪、山药、陈皮，重在扶脾益胃，使运化之功复健，加紫菀润肺下气，化痰止咳。综合用药，取六君子顾护后天之本，培土以生金之意。

案13 开泄暑风治暑咳

王，暑风从背俞而内薄于肺，湿热从胃脉而上注于肺，外内合邪，其气并于胸中，气不得通，因而上逆，气升作咳。舌苔薄白，口腻不渴，治属饮家。半夏，陈皮，枳壳，马兜铃，杏仁，射干，通草，冬瓜子，枇杷叶。

渊按 宜佐开泄暑风之药一二味，如香薷、苏梗之类。

【赏析】

肺外合皮毛，肌表受邪，内传于肺；手太阴肺经起于中焦，中焦湿热从胃循脉上行于肺，内外邪气并于肺，肺气壅闭，气机不畅，上逆为咳。湿邪凝聚，脾为湿困，则舌苔薄白，口腻不渴。半夏降逆和胃，燥湿化痰；陈皮理气燥湿；枳壳理气宽中，气行痰消；马兜铃清热化痰，止咳平喘；射干、杏仁、枇杷叶利肺气，降逆止咳；通草清利湿热；冬瓜子清肺化痰，除湿利水。水停为饮，湿聚成痰，诸药利肺降逆止咳，清热利水，以除水湿之邪，又因外感暑风，故王旭高加香薷辛温芳香，可从肺经而达其络，发汗解表以除暑风；或用苏梗宽胸理气，旨在外开泄暑风，内清利湿热，标本兼顾，内外合治。

案14　咳嗽频作，扶脾理肺

阙，体弱素亏，频年屡患咳嗽。今春产后悲伤，咳嗽复作，背寒内热，气逆痰多，脉虚数，大便溏。延今百日，病成蓐劳。按产后血舍空虚，八脉之气先伤于下，加以悲哀伤肺，咳嗽震动，冲脉之气上逆。经云：冲脉为病，逆气里急。阳维为病苦寒热。频进疏风清热，脾胃再伤，以致腹痛便溏，食减无味，斯皆见咳治咳之弊。越人谓上损及脾，下损过胃，俱属难治。姑拟通补奇经，镇摄冲脉，复入扶脾理肺。未能免俗，聊复尔尔。大熟地（砂仁炒炭），当归（小茴三分拌炒），紫石英，白芍（桂枝三分拌炒），白茯苓，川贝，牛膝（盐水炒）。

【赏析】

患者素体虚弱，卫外不固，邪气侵袭肌表从内合伤于肺，肺失宣肃，发为咳嗽。今年春，产后元气大伤，气血阴阳俱虚，冲脉气逆，又因悲伤伤肺，咳嗽发作。阳虚易外感寒邪故背寒，阴虚水不制火则虚热内生。脾为生痰之源，肺为贮痰之器，本案为肺脾肾皆虚，故见咳嗽痰多，便溏，病情迁延至今已成产后痨。经言：冲脉为病，咳嗽气逆，少腹疼痛；阳维脉维于阳，易发寒热表证。屡用疏风清热之剂，有苦寒伤胃之弊，脾胃运化失健，清阳不升，致食少纳呆，腹痛便溏，病机错杂，难见成效。熟地滋阴养血以充血海，砂仁炒炭后用取其芳香醒脾，促中焦运化；当归益血和营，使阴生阳长，用小茴三分拌炒，用其理气和胃之效；紫石英辛温，降冲逆之气；白芍滋阴养血，用桂枝三分拌炒可温通经脉，缓急止痛；白茯苓健脾和胃，渗湿利水；川贝润肺止咳；盐牛膝补肝肾，活血祛瘀，引血下行。王旭高别出心裁，寓补奇经八脉中补脾益肺，希冀有拔刺雪汙之巧。

案15 药枣法疗咳伴喉中嘤吼有声

张，稚龄形瘦色黄，痰多食少，昼日微咳，夜寐则喉中嘤吼有声。病已半载，性畏服药。此脾虚湿热蒸痰阻肺也。商用药枣法。人参，炙甘草，冬术，茯苓，制川朴，苍术，宋半夏，陈皮，川贝，榧子，上药各研末，和一处。用好大枣一百枚，去核，将药末纳入枣中，以线扎好。每枣一枚大约纳药二分为准。再用甜葶苈一两，河水两大碗，用枣煮，候枣软熟，不可太烂，取出，晒干。候饥时，将枣细嚼一枚。一日可用五六枚。余枣汤去葶苈，将汤煎浓至一茶杯，分三次先温服。此平胃、六君子汤加川贝、榧子也。制法极好。治脾虚湿热蒸痰阻肺，喉中痰多者，从葛可久白凤膏化出，颇有巧意。服之遂愈。

渊按 心思巧妙，触发后学不少。

【赏析】

脾主运化，胃主受纳，脾胃虚弱，运化失健，水湿停聚为痰，上逆于肺，宣降失常，发为咳嗽；痰湿为阴邪，白昼阳气盛可抗邪，故咳嗽轻浅，而夜间阴气重，痰湿之邪壅阻气道，可闻痰鸣嘤吼；食少无以化气生血，见形体消瘦，面色萎黄。综上述，皆由痰湿阻肺所生。因患者病已成半年，脾胃虚弱，不堪烈性药攻伐，恐正虚邪恋，迁延难愈。用苍术除湿运脾，制川朴行气化湿，陈皮理气化滞，人参大补元气；茯苓甘淡渗湿健脾，冬术苦温燥湿，两者合力健脾除湿之功增强；宋半夏燥湿化痰；川贝清热化痰止咳；榧子补气化痰止咳，炙甘草甘温调中，上药合湿浊得化，脾胃复健。使用药枣法，大枣补益中气，用好大枣一百枚，去核，将诸药研末纳入枣中，以线扎好。每枣一枚大约纳药二分为准。甜葶苈泻肺祛痰，行水消肿，用甜葶苈一两，河水两大碗，枣煮，待枣软熟，取出晒干。候饥时，将枣细嚼一枚。一日可用五六枚。余枣汤去葶苈，将汤煎浓至一茶杯，分三次先温服。

方用平胃散合六君子汤加川贝、榧子研末，化裁于葛可久的白凤膏，扶脾治本以绝痰湿之源，兼理气宣肺，肺不贮痰喉中嘿吼声息而咳止。药枣法治脾虚湿热蒸痰阻肺，喉中痰多者，法妙方巧，犹若拔刺雪汙之效。

案16　阴虚咳嗽，投以甘凉

毕，劳心苦志，耗损营阴。阴虚生内热，热胜则风动，由是心悸少寐，头眩咳嗽，晡热朝凉，种种病情，相因而至。前议甘凉生津，微苦泄热，服后热减咳稀，原得小效。而或谓外感，改投辛散，杂入消导苦寒，以致咳频汗多。犹云邪未尽达，再欲发汗。岂非痴说！余今仍用甘凉之剂。沙参，玉竹，麦冬，地骨皮，茯苓，川贝，穞豆衣，茯神，钟乳石，雪梨肉，红枣。

【赏析】

劳其心神，苦其心志，暗耗营血，心神失所养故心悸少寐；营血亏耗日久，虚热内生，燥热伤津，肺失濡润，肺气上逆为咳，午后潮热；热极生风见头眩，病疾环生。虑其营阴亏耗，阴虚内热为本，故用甘凉微苦之品，甘凉以生津润肺而咳轻，苦以泄热而午后热减。如因外感，用辛散解表，则有辛散耗气而咳益甚之患，苦寒消导，则阴液更亏，虚热更炽，迫津外出汗出过多。王旭高感言驱邪未尽，应再用汗法，误入歧途。今坚持用沙参清热养阴，润肺止咳；玉竹润肺滋阴，养胃生津；麦冬养阴生津，润肺清心；地骨皮凉血除蒸，清肺降火；茯苓益脾和胃，宁心安神；穞豆衣养阴平肝，祛风解毒；茯神养心安神；钟乳石温肺纳气；川贝、雪梨肉，可润肺生津止咳；红枣补脾养血安神。以上诸药为甘凉滋润之品，养血滋阴，以绝燥热之源。

案17　肝肺之咳，平肝木之气，复肺金之津

奚，风邪袭肺，肺气失宣。一月以来咳嗽，上引头痛，乃振动肝胆之阳也。幸胃旺能食，邪未延及于中。久恋于肺者，势必渐化为热。乃咳而喉痛、音哑，肺阴为热耗矣。宣风散热，润肺化痰，是其治法。然非数剂所能

治。盖风入肺系，祛之亦不易也。牛蒡子，马兜铃，川贝，桔梗，杏仁，生甘草，海浮石，蛤壳，阿胶，桑叶，枇杷叶。另：蛤粉一两，青黛二钱，蝉蜕七分，共三味，研为细末。分七服，药汁调下，每日一服。肺阴已伤，引动肝阳，咳作头痛，青蛤散颇合。皂荚子不可用，恐劫液也。

【赏析】

风邪袭肺，肺失肃降，发为咳嗽；肺气上逆，克伐肝木，引动肝阳上亢，则见头痛；肝胆相为表里，胆属甲木，为清净之府，失其常则木郁土不达，累及胃气不和，今土旺尚未受肝木之困，故而能食。邪气恋肺，郁久化热，灼伤肺津，喉为肺系，肺阴虚，虚火上炎，见喉痛、喑哑。治疗应宣散风热，滋阴润肺，化痰止咳。故用牛蒡子疏散风热，宣肺利咽；马兜铃止咳平喘，清肺化痰；桔梗、枇杷叶、杏仁，利肺气，俾肺金清肃有权；桑叶宣肺散邪；生甘草清热解毒；海浮石、蛤壳，清肺降火，化顽痰；川贝、阿胶，润肺养阴，使肺得濡润之性。肺阴已伤，引动肝阳，咳作头痛，不可用辛温之品皂荚子祛风化痰，劫耗肺阴，宜另服青蛤散、海蛤壳、青黛皆咸寒之品，清肝泻火，化痰定惊；蝉蜕散风除热，利咽开音，研为细末。分七服，药汁调下，诸药合力，平肝木之气，复肺金之津，咳嗽自愈。

案18　肺虚外感咳嗽，补虚化邪并施

戴，五脏皆有咳，总不离乎肺。肺为娇脏，不耐邪侵，感寒则咳，受热则咳，初起微有寒热，必夹表邪。邪恋肺虚，脉形空大。前方降气化痰，保肺涤饮，俱无少效。据云得汗则身体轻快，想由肺气虽虚，留邪未尽。补虚而兼化邪，亦一法也。用钱氏法。牛蒡子（元米炒），马兜铃，杏仁，阿胶（蛤粉炒），苏子，桑白皮，款冬花，炙甘草，茯苓，桑叶，枇杷叶。

【赏析】

《素问·咳论》提出，“五脏六腑皆令人咳，独非肺也”，明·张介宾《景岳全书·咳嗽》道：“咳证虽多，无非肺病”。可见咳嗽的病位在肺，

但病变脏腑不拘于肺，其他脏发病，影响到肺亦可引发咳嗽。咳嗽初起有恶寒发热，故必用辛散解表之品以驱邪，但汗出后表邪以解，咳嗽犹存。盖虽肺气已虚，但仍驱邪未尽。故牛蒡子用元米炒疏散风热，宣肺利咽；马兜铃、桑白皮，止咳平喘，清肺化痰；杏仁、枇杷叶，利肺气，降逆止咳；阿胶用蛤粉炒后用，取其养阴益肺止咳之效；茯苓健脾化湿，使痰无化源；桑叶清宣肌表之邪；苏子、款冬花，降气平喘，止咳祛痰；炙甘草调和诸药，共奏扶正祛邪之功。

案19　体虚咳嗽，以驱邪为务

沈，脉虚软而似数，内伤虚弱奚疑！夫邪之所凑，其气必虚。虚处受邪，其病则实。咳嗽虽由外感，而实则因于气虚。以为风寒固不可，以为虚损未必可。玉竹饮子主之。玉竹，杏仁，苏子，桑白皮，款冬花，旋覆花，沙参（元米炒），象贝，橘红，枇杷叶。

【赏析】

喻嘉言《医门法律》云：“人身之气，禀命于肺。肺气清肃，则周身之气莫不服从而顺行”；《素问·刺法论》“正气存内，邪不可干”，正气不足是发病的内在因素。所谓“至虚之处，便是留邪之地”。所以咳嗽虽为外感，实为肺气虚，寒邪闭肺，宣肃失调，哪有不伤之理。药用玉竹甘平柔润，滋阴润肺；杏仁、枇杷叶利肺气，使肺气肃降有权。苏子、款冬花、旋覆花，降气平喘，止咳祛痰；桑白皮清肺中郁热；沙参用元米炒，可增强补气之用；象贝润肺止咳；橘红宣通气化，使气顺咳止。肺为气之本，正气不足而致肺气受损，必致咳嗽；而肺外合皮毛，邪从皮毛内伤于肺，亦发咳嗽。故见咳嗽，勿以表散为务，应辨内外之因由。王旭高选用《张氏医通》的玉竹饮子，其为合剂，可游刃于正虚邪实之间，用法之精巧，供后学研习。

案20　肝咳者，清肝肺自平

岑，烦劳疲极则伤肝，肝伤则气逆而上迫，为胁痛，为咳嗽。秦氏所谓先胁痛而后咳者，肝伤肺也。治法不在肺而在于肝。夏令将临，恐有失血之虞。旋覆花，桃仁炭，杏仁，川贝，苏子，冬瓜子，黑山栀，丹皮，郁金，苡仁，枇杷露。

【赏析】

《素问·生气通天论》："阳气者，烦劳则张，精绝，辟积于夏，使人煎厥"，过度操劳致使阳气偏亢，热盛伤津耗血。《素问·六节脏象论》："肝者，罢极之本"，过劳损筋伤肝，足厥阴肝经向上穿过膈肌，分布于胁肋部，又一分支从肝分出，穿过膈肌，向上注入肺，交于手太阴肺经。肝气上逆，循脉上行，侵犯肺脉，故见胁痛、咳嗽。依据秦氏言先见胁痛而后咳者，是木火刑金，治在泻肝火降逆，则金水自救咳消。夏季将至，津血同源，勿用辛散发表之品，恐汗出血亏之弊，方用旋覆花性温，降气以平上逆；桃仁炭入肝经，泻血分热邪，杏仁润肺降逆止咳；川贝润肺止咳；苏子内疏肝逆之气，肺气宣而咳止；冬瓜清肺化痰；黑山栀入营分，引肺经热邪下行，丹皮可入肝胆血分，清泻火邪；郁金血分之气药，能开肺金之郁；薏苡仁健脾兼可清热；枇杷露敛肺阴镇咳。诸药合用，降肝逆之气，清泻血分之热，收清肝降肺之效。

案21　夜咳重者，肺肾同治

祝，咳嗽夜重，风寒伤于肺，劳碌伤于肾。肾气上逆，故重咳于夜也。前胡，杏仁，象贝，橘红，半夏，旋覆花，紫菀，茯苓，沉香，沙苑子。

渊按　治风寒则可矣，治肾虚则未也。

【赏析】

明·张介宾《景岳全书·咳嗽》首次将咳嗽分为外感、内伤两类，《素问·宣明五气》篇云："五气所病，肺为咳"，本案为肺咳感受风寒所致，虑其乃平素劳碌，损伤肾气，感受风寒，咳嗽夜重。肺主气司呼吸，为娇脏，功在宣发肃降；肾主纳气，作强之官，其充在骨。肺主宣发，外合皮毛，又不耐寒热，所以皮毛先受风寒之邪，邪从其合而内传于肺，致肺的宣发肃降功能失常，而引发咳嗽。劳碌耗伤肾气，肾虚不能纳气，气反上逆从肾足少阴之脉入肺中伤肺而咳嗽，又肾为阴中之太阴，故咳嗽夜间加重。故王旭高据此断为“风寒肺咳”。治宜解表散寒，宣肺化痰。方用杏苏散加减。方中前胡解表散寒，微微发汗；杏仁宣肺利气止咳；半夏、茯苓、橘红，皆可祛湿理气化痰；象贝宣肺止咳；紫菀止咳化痰，治疗咳嗽不分新久，皆能奏效；诸花皆升，独旋覆花性降，可降气止咳；沉香降气温中，暖肾纳气；沙苑子补益肾气。《素问·咳论》提出：“五脏六腑皆令人咳，非独肺也。”清·林佩琴《类证治裁》指出：“肺为气之主，肾为气之根，肺主出气，肾主纳气，阴阳相交，呼吸乃和。”然肺肾二脏属金水相生，咳嗽初始在肺，久则母病及子，加之本案本身就见肾气虚，所以王旭高在治疗上解表散寒，宣肺止咳，不忘补肾纳气。病虽在表，不可专求宣肺散寒，宜兼顾补肾纳气，取其母病先实其子，肾有所纳，肺有所主之意。

案22　肾虚外感为咳，当固肾宣肺

某，咳嗽白痰味咸，是肾虚水泛为痰也。小便黄，阴虚内热。初起虽有风寒，日久亦从热化，而元气渐虚矣。今从肺肾图治。沙参，玉竹，橘红，甜杏仁，茯苓，川贝，紫菀，蛤壳，金狗脊，十大功劳。

【赏析】

初起，风寒束表，肺失宣降，津液失于输布，则咳嗽有痰；病久及肾，肾为水火之宅，既济以生存，失济则肾水上泛为咸痰，相火失制，乃生虚热，热邪下扰膀胱，见小便色黄。今治疗咳嗽，惟有益肺补肾两途。橘红理气燥湿，行气消痰；甜杏仁宣肺达邪，利气止咳；茯苓渗湿化痰；蛤壳清肺化痰；沙参、玉竹、川贝，可滋阴润肺止咳；紫菀润肺下气，化痰止咳；十大功劳清热解毒，滋阴润肺以除内热；金狗脊甘温，补肝肾。朱震亨言："阳常有余，阴常不足"，长养其阴，阴与阳齐，则水可制火。诸药合力，上以清肺化痰，润肺止咳；下以培元固本，使肾中水火既济，上泛之痰不复生。

案23　久咳者，法应土金水互生

平，病起伤风咳嗽，邪留肺系。久咳伤阴，火起于肾，上冲于心，心中热痒则咳甚而肤热，迨火降则热亦退而稍平。其所以发热者，由于阴虚也。惟胃纳甚少，滋阴之药不宜过，当以金土水三脏皆调。立夏在前，冀其热减为妙。大生地（蛤粉拌捣），阿胶（米粉拌炒），怀山药，炙甘草，川贝，五味子，茯苓，牛蒡子，丹皮（炒焦），橘红，紫菀，枇杷叶。

【赏析】

肺外合皮毛，风邪袭肺，从其合而内传于肺，肺气上逆，见咳嗽。咳伤肺津，金水失于互滋，而肾阴为一身阴液的根本，久咳致肺肾阴亏，阴虚火旺，火性炎上，上扰于心，心中热痒，咳嗽加重，发热。此为阴不制阳，阳热亢盛，虚火内生，按肌表感之发热，可"壮水之主以制阳光"，滋阴而热自消。又因患者脾失健运，纳差食少，恐滋腻碍胃，故滋阴药适当。生地（蛤粉拌捣）入心肾二经，凉心火除烦热，软坚润下；阿胶（米粉拌炒）补血滋阴润燥且不碍胃；怀山药补脾养胃，生津益肺，补肾涩精，调理土金水三脏；川贝润肺止咳；五味子敛肺滋肾生津；牛蒡子疏散风热；丹皮（炒焦）清热凉血，除虚热；橘红理气化痰；茯苓健脾渗湿；炙甘草润肺和中；紫菀润肺下气止咳；枇杷叶清肺和胃，降气化痰。诸药合用，滋阴润肺止咳，调和肺脾肾，使土金水互生互用。

结　语

《灵枢·九针论》言："肺主咳"。因肺的形态"虚如雀巢"，可宣发肃降，吸清呼浊，治理调节呼吸运动，保持人体内外的气体交换。肺为娇嫩之脏，外感各种邪气，可从皮毛和鼻窍犯肺，肺气上逆为咳。陈修园《医学三字经》云：“诸气上逆于肺，则呛而咳，是咳嗽不止于肺，而亦不离于肺。”王旭高充分体悟医圣张仲景关于小麦的灵妙之用，本门案1中，关于心咳的治疗，仅在宣散肺经风邪的方药中，加入了宁心缓火的小麦一两，方安受邪之地，是吾辈后学的榜样。案5中，因风温袭肺，后引发素疾寒咳，重在宣散邪气，肺气降，咳自止。正如程国彭《医学心悟》言：“盖肺体属金，畏火者也，过热则咳。金性刚燥，恶冷者也，过寒亦咳。”治疗选用凉润平和之品，以除热扰肺金，疏风散寒以护肺金的干燥之性。

陈修园《医学三字经》云：“肺如钟，撞则鸣，风寒入，外撞鸣，痨损积，内撞鸣”。若其人食冷，寒气沿手厥阴肺经上行，与皮毛鼻窍之寒外内相合，肺气宣降失常，气机上逆，发为咳嗽。王旭高咳嗽门中有内外合邪伤于肺，发为咳嗽的案例分析。如案3，肺咳，形寒饮冷，两寒相感伤于肺。咳嗽夜甚，不得平卧。久则伏寒化热，灼伤阳络，必见吐血是矣。治疗用定喘汤降气化痰，桂枝、半夏，祛其伏寒；淡黄芩退其伏热，以复肺脏宣肃之职。案13，暑湿合邪致咳，暑风从背俞而内薄于肺，湿热从胃脉而上注于肺，外内合邪，其气并于胸中，上逆为咳。因见舌苔薄白，口腻不渴，故用半夏、陈皮、马兜铃、通草、冬瓜子，内清利湿热，佐用香薷、苏梗，外开泄暑风，内外合治，治病求本。

《素问·咳论》曰：“五脏六腑皆令人咳，非独肺也”；李用粹《证治汇补·痰证》言：“脾为生痰之源，肺为贮痰之器”，由此可见咳嗽与肺胃两脏关系密切。其一，手厥阴肺经起于中焦，下络大肠，还循胃口，胃受外邪抑或接受其他脏内传而聚于胃之邪气，可通过肺脉使邪气上传于肺，导致咳嗽；其二，咳嗽皆“聚于胃，关于肺”，因为胃主受纳，脾主运化，纳运失和，水湿停聚，上逆于肺，而咳嗽作。肺胃同病的如案15，痰湿阻肺，症见痰多食少，昼日微咳，夜寐喉中嗘吼有声。王旭高用平胃、六君子汤加川贝、榧子药末纳入枣中，健脾化痰杜生痰之源，培土以生肺金复其肃降之权，肺胃调和，痰咳自消。此药枣法化裁于葛可久的白凤膏，启迪后学慎思药物用法之巧妙。

肺肾同病的如案7，久嗽肺肾交虚兼汗出者，虑其阴虚内热，故用蛤壳、大熟地、归身、北沙参、麦冬、川贝，皆属咸寒清热润肺之品，三诊时，令其朝服金水六君子，以顾护胃气；下午服宁肺散，用醋炒粟壳、炙乌梅肉，奏敛肺滋阴止咳之功。更有甚者，如案8，盗汗气喘加咳血，为阴阳、精气俱虚之重证。治疗惟补摄肺肾之是举，在四君子汤加味的基础上，再加归身、牡蛎、龙骨、黄芪，补益精气。案22，病初为外感邪实，日久元气渐虚。现肾虚水泛，咳嗽白痰味咸。当从肺肾论治，上以清肺化痰润肺，咳即止，下补肝肾，培元固本，使得肾中水火既济，水泛之痰自消。

肝肺同病的如案11，咳嗽喉痒，咳吐浓则腥臭痰。王旭高诊为肝经有热，肺家有痰，并非肺痈。治疗当以佐金平木法，肝平金肃，平肝开郁泄热，清肺理气化痰，使得痰消咳止。案17咳嗽，上引头痛，此为肺阴已伤，引动肝阳，用青蛤散平肝木之气，用川贝、阿胶，复肺金之津。另有案20先胁痛而后咳者，烦劳疲极则肝伤，肝气上逆，循脉上行，侵犯肺脉。治法不在肺而在于肝。夏令将临，用寒凉之品丹皮、黑山栀、郁金，清泻肝经阳亢之热，佐桃仁炭，防有失血之虞。

人体为有机的整体，咳嗽虽为肺脏疾患，但其他脏腑功能失常影响到肺的宣降，亦可发生咳嗽。多脏同病的如案4，肺的宣肃功能失常，致使胃失和降，见胃脘胀满；咳嗽病久则累及下焦受损，肾虚腰痛，肝虚目花，治疗拟补散兼顾法，方用苏子降气汤加减，上清宣其肺，中健脾养胃，下补益肝肾。案23，病起伤邪留于肺系，久咳伤阴，火起于肾，上冲于心，心中热痒，胃纳甚少，咳嗽加剧且发热。当以肺脾肾三脏皆调。因火降则热减，故为阴虚发热。又因纳差故，滋阴之药不可过。立夏在际，应遏火热减热为要，用生地（蛤粉拌捣）、阿胶（米粉拌炒）、川贝、丹皮，均为甘凉之品，以清热滋阴润肺；怀山药补脾养胃，生津益肺，补肾涩精，肺胃调和，培土生金，肺肾阴液互资，金水相生，脾肾先后天相互充养，土金水三脏相互为用。

此外，咳嗽兼见他症如案6，咳嗽兼见颈项强急着，皆由外风袭三阳经而发，用麻黄、细辛解足太阳膀胱经之风寒之邪，外开肌表之闭，再入熟地、归身，补血滋阴养血柔筋。

治疗咳嗽，当详参脉症，勿以驱邪为务，应辨内外之因由。如案19为气虚外感咳嗽，虽有风寒之邪从皮毛内伤于肺，但正气虚不敌外邪是发病的根本原因，王旭高选用《张氏医通》的玉竹饮子，扶正祛邪，此乃上工之举。有咳嗽迁延不愈，逢夏暑之季，当谨慎将养。如案9，肺气虚损，阴虚未复，恐暑邪再伤气阴，故用生地、西洋参、麦冬、川贝、玉竹、沙参、五味子、黄芪，可益气生津，养阴清热，以固气阴津亏之本。案12咳嗽面白脉数是脉克色之象。值夏至火令，虑有火灼金销之虞，用生脉散合《医方集解》中六君子汤加紫菀，以培土生金，治未病思想可见一斑。

二、遗精淋浊案

案1　肾虚湿热之淋浊

严，淋浊三年不止，肾虚湿热不化。阴头碎痒，筋骨微疼。六味补肾，能化湿热。耐心久服，莫计效迟。大生地，怀山药，茯苓，山萸肉，五味子，麦冬，益智仁，丹皮，泽泻，湘莲肉。

【赏析】

《景岳全书·淋浊》言："淋之为病，小便痛涩滴沥，欲去不去，欲止不止者是也"，此"痛涩滴沥"尽述淋证之共症；又谓"便浊证有赤白之分，有精溺之辨"，即"浊"有精浊、溺浊之别，二者之中又各有赤浊、白浊之异。因此，淋、浊共见者，可以淋证、尿浊并而为症，也可以淋证、精浊共而为患，也可淋证、尿浊、精浊合而发病。《评琴书屋医略·淋证》言："淋有五淋之分，浊有精浊便浊之别，总属肾病"，即以肾虚为淋浊的基本病机。《古今医药案·前阴病》言："茎中作痒，时出白津，时或痛甚……此肝脾之气虚也，服地黄丸及补中益气加黄柏、山栀、茯苓、木通而愈"，此虽谓"肝脾之气虚"，但药以地黄丸加黄柏、山栀子、茯苓、木通之类，可见仍有湿热蕴于下焦之病机存在；本案"阴头碎痒"之症状，可参于此。又，筋骨者，肝肾主之，筋骨微痛责之肝肾虚而濡养不及，而致"不荣则痛"。以上诸症共参，则王氏所认为的"肾虚湿热不化"之机现矣：盖肾虚无以化精，阴血水液停聚于精室、溺道，复感湿热之邪，湿热袭下，熏蒸清液，则精水浑浊；湿热袭扰溺道，灼燎阴头见阴头痛痒；肾虚阴液无以承养，则母病及子，肝木不荣，肾主骨，肝主筋，肝肾阴亏筋骨不荣，故可见筋骨疼痛之象。

王氏治疗本症以补肾养阴，清热利湿为法，遣方用药以六味地黄丸加麦冬、益智仁、莲肉，六味地黄丸三补三泄，生地、山药、山萸肉合麦冬养阴益肾，兼清肾中虚火；茯苓、丹皮、泽泻利湿渗浊，兼以丹皮清肝之相火，泽泻渗肾之热邪，合莲肉以增健脾之功，使脾运则水湿自清；加益智仁者，《补要袖珍小儿方论》之"益智仁散"言其"治小儿遗尿，亦治白浊"，盖其温中有涩，具有振奋肾阳而固涩真阴之功。全方养阴补肾，兼化湿热，虽无黄柏、车前子、通草等清热利湿之效峻功显之品，见效或迟，但"久病缓图"，胜在补肾而不资下焦之邪，清热而不伤肾中真阳，利湿而不碍肝肾之阴，对肾之阴阳助益良多。

案2　肝肾八脉虚之精浊

须，精浊连年不断，兼有血块淋漓。肝肾大虚，八脉无以固摄，湿热混乱不清。舌苔白腻。法当脾肾双补，固摄下焦。怀山药，茯苓，菟丝子，阿胶（赤石脂炒），血余炭，五味子，杜仲，沙苑子，金樱子，莲须，旱莲草。

渊按　肝肾八脉之虚，由湿浊混淆，精血频下。若不先清湿热以宁相火，徒事补肾固精，所谓不清其源而欲塞其流，能乎否乎？

【赏析】

精浊是指尿道口时时流出米泔样或糊状黏稠之物，或小便后见黏稠之物随之流出。此症或感于心肾之火，如《证治汇补·便浊》言：“精浊者，因败精流于溺窍，滞而难出，故注中如刀割火灼……窍端时有秽物，如疮脓目眵，淋漓不断，与便溺绝不相混。此心肾二经火起精溢，故败精流出，而为白浊”，或伤于肾气、肾阳，虚而不能固，如《张聿青医案·遗精》言：“肾气不能收摄，临圊辄带精浊”，以及《景岳全书·淋浊》言：“命门虚寒，阳气不固，则精浊时见，而久不能愈者，但当培补命门……”本案中，王氏强调患者之精浊为“连年不断”，仅此可知，无论其症起于何因，其“久病必虚”之理固不乖离。患者兼有血块淋漓，可见患者之精浊，以白浊为主，赤浊为兼。《诸病源候论·虚劳精血出候》言：“肾藏精，精者血之所成也。虚劳则生七伤六极，气血俱损，肾家偏虚，不能藏精，故精血俱出”，此即本案之理，巢氏之言，虽久而验。又，见血块淋漓者，瘀而不化而为血块，由此可知肝之失司。上症并参，则该患者当是肾虚无以固摄，脾虚无以统血，肝虚无以行血，所以见精浊不断，血块淋漓之症；其肝、脾、肾俱虚，尤以肝、肾两虚为甚，故王氏言：“肝肾大虚，八脉无以固摄”，又于其后言“法当脾肾双补”。八脉者，奇经八脉也，叶天士谓“八脉隶乎肝肾”“肝肾怯不固，八脉咸失职司”，督脉为一身之阳，冲脉为血海，八脉失司，则阳不固摄而为浊为血，淋漓不断。此处王氏诊疗该患者，以叶天士“八脉”辨证为辅，其学之渊，其法之广可见一二。

对于本症的治疗，王氏仿叶天士“升固八脉之气”以“涵阴精不漏”之法，又不拘于其方，行“脾肾双补，固摄下焦”之妙，而以山药、茯苓补脾土后天之本，以菟丝子、杜仲益肾脏先天之本，以阿胶、五味子、旱莲草滋养肝肾，使肝、脾、肾得补，八脉得以充养，精血自固；兼以赤石脂、血余炭、沙苑子、金樱子、五味子敛阴涩血，固摄下焦；莲须者，《本草纲目》言其能“清心通肾，固精气，乌须发，悦颜色，益血，止血崩，吐血”，王氏以其入诸药之中，以清心肾之虚火，兼以固精益血止血，其本草功力之深，由此得见。

本案之诊治，有叶天士八脉辨证施治之案，又有《杂病广要·赤白浊》“无他热证，纵虽赤浊，不可以赤为热，只宜以治白浊施之”之言，可知其“湿热混乱”者，以其肝脾肾之虚，湿不得泄，水不得行，阴精亏虚而相火由生，湿热虚实混杂而言；又虑其“舌苔白腻”，有湿无热，故以仁渊之语为谬，本案此治，实为妥贴。

案3　遗精兼表邪证治

顾，遗精无梦为肾虚，咳嗽寒热乃风邪，腹胀纳少兼肝气。此三者当先何治？曰：咳嗽盗汗出，不宜治肺；肝气横，不宜伐肝；然则治其肾乎！六味丸去泽泻，加陈皮，白芍，沉香，牡蛎，芡实，湘莲肉。

复诊：遗精属肾，不寐属心。心火刑金则咳，心阳下陷则遗。阴虚则盗汗，肝虚则结瘕。法当交济坎离。大生地，远志，芡实，茯苓，白芍，党参，龙齿，枣仁，怀山药，龟板，六神曲，麦冬，牡蛎，五味子，丹皮，建莲肉。

【赏析】

遗精是指没有性交而精液遗泄。精液产生于肾，正常情况下，可满而自溢，溢而自遗，如“瓶之满而溢也”（《寿世保元》），是以若是“少年壮盛、鳏旷愈时”等情况下出现的遗精，为生理现象，不用医治。遗精次数过于频繁，或兼见别症者，则为病态。《灵枢·本神》称该症为“精自下”，《金匮要略》称其为“失精”，自《金匮要略》而后，有梦而遗多称为梦遗，无梦而遗者称滑精。梦遗症轻，滑精病重。《景岳全书·遗精》言“遗精之证有九”，或因心、肾、肝、脾，或因相火妄动，下元亏虚，元气单薄，久服冷利等；又谓“滑精者，无非肾气不守而然”，肾气不守者，以其肾气亏虚不能守也。因此王氏“遗精无梦为肾虚”之言，其理必然也，然精属阴而藏于肾，精液外遗则肾阴必亏矣。咳嗽盗汗，兼有表证者，类太阳伤寒表证而有肾阴亏于下、虚热泛溢于上于外之机，热犯于上则清金受扰而咳，肾气虚而不能煦于肺卫，腠理不固可见表证。腹胀纳少者，盖因脾阳得肾阳而暖，胃阴得肾阴而润，肾气虚则脾土不运，肾阴虚则胃纳不降，虽见腹胀纳少，土虚木侮之象亦必不能伐肝。故该患者病机为肾之气阴两虚，兼卫外不固，肝木侮土，而肾虚为基本病机。故本案证治，当以补肾养阴为治本之法，兼顾其他症状。王氏初诊以六味丸加味，六味丸配伍得当，补泄兼施，补肾养阴而不留浊，今去泽泻，以《本草通玄》所言“气虚下陷而精滑者，得泽泻降之而精愈滑”之故也；加陈皮、白芍者，扶土益木，一除腹胀纳少之症，一求补益后天之功；沉香雄浑，舞下焦之气而解表证，助陈皮、白芍之流而疏木达土；加牡蛎、芡实、莲肉，补肾益脾，固精摄气，使精液得固，真阴得留。

至患者复诊，表证已除，腹胀不再，咳嗽仍作，又见不寐。不寐者，心阴血不足，虚火扰神不得安故也。《医宗必读·遗精》言：“不梦而自遗者，心肾之伤居多”，心伤则君火妄，君妄相随，则肝肾之阴无宁日。故复诊方以交济坎离为法，以生地、龟板、麦冬清热滋阴补肾；以远志、五味子、枣仁养心益血；以山药、茯苓、神曲、党参、莲肉益中焦固后天；以白芍、丹皮疏肝达木，清肝中相火；以芡实、龙齿、牡蛎重镇收敛固摄，使神不能浮越，火不得妄动，精不可自出。

案4　精浊尿浊误补，治从湿热得顺

丁，水窍精窍，异路同门，二窍不并开。水窍开则湿热常泄，相火常宁，精窍常闭。若水窍为败精瘀浊阻塞不通，则湿热不泄。病已二载，颇服滋补，使湿热败浊漫无出路，致下焦浊气上攻及胃，时时嗳气，腹中不和，二便不爽，失下行为顺之理。诊脉细肢寒，肾阳与胃阳不布。法宜通阳渗湿，益肾化浊。破故纸，韭菜子，茯苓，萆薢，小茴香，菟丝子。

复诊：症势仍然，前方加减。照前方加桂枝，白芍，龙齿，牡蛎。

三诊：杂药乱投，诸病不除，中气早戕，故腹中不和，大便不畅。至于本病清浊淆混，亦脾虚湿热所致。萆薢，益智仁，半夏，陈皮，党参，黄柏，石菖蒲，乌药，砂仁。

四诊：九窍不和，肠胃病也。胃以下行为顺，肠以传导为职。肠胃失司，则嗳气，肠鸣，头眩，大便难，小溲浑浊，肛门溺窍皆痒。白术，苦参，茯苓，陈皮，香附，泽泻，六神曲，桃仁，火麻仁，槟榔，青皮，茵陈草。

五诊：湿热浊邪，混入清气之中，无路可出，外则肌肤生瘰，如粟且痒；上则头眩；下则溺窍后阴俱痒，精浊时流，大便艰涩。三焦俱受其邪，虚实混淆之病也。疏泄浊邪从下而出，复入交济坎离，虚实同治。朝服控涎丹十四粒，陈皮汤送下。暮服磁朱丸三钱，沙苑子汤下。

渊按　借控涎丹以泻中焦湿热痰浊，磁朱丸以交济坎离，可谓善于腾挪。

【赏析】

综本案五诊之述，知患者见精浊时流，小溲浑浊，肛门溺窍皆痒，嗳气，肠鸣，大便不畅等症。《证治汇补·便浊》言：“浊分气血，浊分虚实，浊分精溺”，精溺者，即王氏所言之“水窍精窍”，此二者异路同门，皆从膀胱尿道而出，然二窍不并开，水窍开则精窍闭，精窍开则水窍闭。水窍开则小便利，小便利则湿热泄出有途，湿热泄则阴精内存，相火安宁，精窍不得邪扰，则固摄而闭。

今患者精浊时流，又见小溲浑浊，水窍精窍皆感邪而病，《素问·至真要大论》言：“诸转反戾，水液浑浊，皆属于热”，此“小溲浑浊”之症或为热扰膀胱溺道，及至“肛门溺窍皆痒”之症，则下焦湿热之象可明。然精浊一症，为赤为白，为寒为热，尤未可知。王氏言：“水窍开则湿热常泄，相火常宁，精窍常闭。若水窍为败精瘀浊阻塞不通，则湿热不泄。”此言利小便可以清热之说，亦为精瘀而致小便不利之述，王氏先述其病因病机，后述其症，盖强调其下焦湿热败浊之气。然湿热者，下蕴肾与膀胱，灼扰精室则精浊，熏蒸膀胱则水液浑浊，湿热灼迫二窍则痒；于此，该患者湿热蕴结肾与膀胱之病机可明。然患者嗳气，肠鸣，大便难，头眩等症，王氏谓其“湿热败浊漫无出路，致下焦浊气上攻及胃”，认为湿热之邪生于下焦而传于中焦脾胃，脾胃受扰升降失常而见嗳气、肠鸣、便难诸症，此说恐为不妥。盖患者“颇服滋补”，久服滋补之品则脾胃湿热乃生，脾胃湿热困扰清阳，脾气不升胃气不降，气机枢机不利，则嗳气、肠鸣，湿热灼迫胃肠，则大便难。湿热之邪不得从大便而出，移于肾与膀胱，肾精受湿热之邪煎灼蒸腾，故易为“败精瘀浊”，阻塞溺道而见精浊、尿浊之症，此诚《士材三书》“脾移热于肾，则赤白从溲而下，此浊之源流也”之良言，而王氏于此或有偏颇。观其初诊，法以通阳渗湿，益肾化浊，以补骨脂、韭菜子、小茴香、菟丝子补肾通阳，以茯苓、萆薢化浊渗湿。

然其浊者，湿热之象已明，未除湿热而通阳补肾，至二诊加以桂枝、白芍、龙齿、牡蛎，又欲于前法之上辅以温阳调营，敛精涩浊，病理未明，方药不证，其效可知。

至其三诊“清浊淆混，亦脾虚湿热所致”，始及正证，然王氏以党参、半夏、陈皮、乌药、砂仁健脾理气，以黄柏、石菖蒲、萆薢清热渗湿，益智仁温补脾肾，固精摄浊。本案脾胃见症，是湿热困脾所致，而非脾虚不运，此方虽以黄柏、萆薢泄下焦湿热，但仍未清中焦湿热。

四诊时，患者大便不畅之症状变为大便难出，症虽小进，然其前诊医理偏颇，症情不缓也为情理之中。此诊以“肠胃病”论治，方以白术、茯苓、陈皮、香附、槟榔、青皮、六神曲，健脾理气，疏木通肠，以泽泻、茵陈草、苦参清热祛湿，以桃仁、火麻仁润肠通便。

至其五诊，辨为“三焦俱受其邪，虚实混淆之病”，治以“疏泄浊邪从下而出，复入交济坎离”，以控涎丹、磁朱丸虚实同治。控涎丹由甘遂、大戟、白芥子组成，《医方集解》言其为“手足太阳太阴药”“行水例药亦厉剂”，攻泄中焦湿热痰浊其效可显。磁朱丸以磁石入肾，益养真阴，镇潜相火；朱砂入心，镇心安神，清降君火，佐以神曲消滞健脾胃，共行滋阴降火，交通心肾之功。王氏以此二者同用，又分别佐以陈皮汤，沙苑子汤送服，清脾胃之湿热；肾与膀胱无湿热所扰，则水浊自清，精液自固，此终为循其病机而治。久浊遗滑自伤阴精，阴虚则肾水无以上承，君火动相火亦随之动，以磁朱丸交济坎离，沟通心肾，滋阴降火，使阴精得养而精室得宁。此虽亡羊补牢，但补牢之固，手法之妙，当得仁渊之赞。

案5　淋证机变转化之攻补论治

王，病起膏淋，变为石淋，今又成血淋矣。盖肾虚精不藏聚，湿热相火蒸灼，致精化为浊，浊凝成块；阴伤日久，血亦下注，故见血块也。填补阴髓以化湿热，法当滑涩兼施。大熟地，阿胶，龟板，天冬，血余炭，芡实，秋石，沙苑子，冬葵子，韭菜子（炒），湘莲肉。

【赏析】

淋者，《医学心悟·小便不通》言：“淋则便数而茎痛”，张介宾谓“淋之为病，小便痛涩滴沥，欲去不去，欲止不止者是也”，《中藏经》首先分“淋”为冷、热、气、劳、膏、砂、虚、实八种，后世多以“五淋”辨之，然五淋之分，也有差异，《外台秘要》称“五淋者，石淋、气淋、膏淋、劳淋、热淋”，严用和言五淋为“气淋、石淋、血淋、膏淋、劳淋”，虽其名类有别，然其病之初起多因邪热灼燎精室溺道，即张景岳“然淋之初病，则无不由乎热剧”之言。膏淋者，其溺白浊，如米泔水，如油脂上浮，又或如膏糊之黏稠之物，《类证治裁·淋浊论治》言：“膏淋便有脂腻如膏，浮于漩面，此肾虚不能约制脂液而下流也”，又言“膏淋乃精溺并出”，述膏淋之病机为肾气亏虚，不能气化则水液清浊不分，脂液下流而出，虚而不能约固，则精出于溺道，精尿同出而浊。然精出溺道者，固因肾虚不约，也多因相火煽灼，精离其道而致。今患者先为膏淋，变为石淋。石淋者，尿痛而有砂石。王氏论其理为“盖肾虚精不藏聚，湿热相火蒸灼，致精化为浊，浊凝成块”，即是肾虚与热邪共见，肾虚则精液自出，脂液作浊，湿热相火熏蒸肾与膀胱，脂液，精液浓而结块，此说诚可信也。血淋者，溺血而便痛，王氏认为是“阴伤日久，血亦下注，故见血块也”，盖精为血所化，今膏浊淋漓，精溺同出，日久而阴伤可知，阴精不足则血下注而欲化精，然肾虚不化，血未及化精，又兼湿热相火煽灼，煎灼血液，迫血妄行，出于溺道而见血淋。王氏数言，则诸淋之转化之机已明，此非惟该患者如此，其他见“淋证”中之数证者，亦可参考于此。

病机已明，则治则治法可得，王氏谓“填补阴髓以化湿热，法当滑涩兼施”，即肾虚不固与湿热相火同治，滑泄湿热，固涩阴血，药用熟地、阿胶、龟板、天冬以滋阴补髓，血余炭、沙苑子、韭菜子、芡实、莲肉固摄精血，以龟板、秋石清相火之热，佐冬葵子以利湿浊、滑砂石。此方韭菜子性温，壮肾阳以固精，与诸滋阴补髓药同用，非但无助增相火之忧，更有急壮肾之阳气，以固摄存阴之意，又有“阳中求阴”之妙。而秋石咸寒下火利浊，冬葵子甘寒滑石利水，二药合用于固精涩血之中，固有滑利水湿邪热之功，更有不碍诸药固摄阴血之妙，诸药滑涩兼施，扶正祛邪并行，因机组方，因症遣药，诚妙。

案6　遗精从中下二焦共治

薛，左尺极细，寸关微而似数，右三部俱弦滑。下有遗精暗疾，肛门痒而出水；上则头眩耳鸣，舌苔粉白。以脉合症，肾阴下亏，湿热相火下淫上混，清窍为之蒙闭。法当补肾之阴而清相火，清金和胃，分利膀胱以化湿热。萆薢，大生地（蛤粉炒），知母，泽泻，龟板，麦冬，黄柏，赤苓，半夏，丹皮，牡蛎，怀山药。

复诊丸方：大生地（砂仁，陈酒拌蒸），冬术（土炒），黄连（盐水炒），苦参，天麻，怀山药，丹皮（盐水炒），川芎，芡实，龟板（酥炙），牡蛎（煅），泽泻（盐水炒），黄柏（盐水炒），知母（盐水炒），半夏，萆薢（盐水炒），赤苓，麦冬（元米炒）。上药为末，用建莲粉四两，神曲四两，煮糊捣丸。

渊按　此方治肾虚湿热遗精极妙，然须胃纳尚旺者。若谷食式微，连、柏等苦寒宜斟酌。

【赏析】

左尺候肾，寸关为心肝，左尺极细主肾阴亏损，寸关微数主阴虚火盛；右候肺、脾、命门，脉弦滑主湿热痰浊盛于中焦。仅以脉测证，其湿热内盛，下元虚损之病机可测一二，及见遗精、肛门痒而出水之症，其阴虚与湿热并见之虚实病机可见；此甚合叶天士《临证指南医案》卷三治钱氏案中，辨“脉右弦左垂……遗精疮蚀”患者为“阴虚湿热”之诊。再虑其头眩耳鸣诸症，脉症合参，其病机可知为王氏所说之“肾阴下亏，湿热相火下淫上混，清窍为之蒙闭”，以湿热痰浊浸淫于中下二焦，又兼肝肾阴虚，相火妄动为机。盖左脉虚而见脉俱弦滑，可知其脉非平正之脉，乃湿热之邪浸淫中焦之象也，湿热下注魄门，熏溢肛门直道，则肛门作痒出水；湿热下扰精室，兼肾虚相火妄动，精失其位，遗滑而出，是见遗精之症；湿热阻遏清阳，灼燎肺金，上气不得降于下，下阴不得滋于上，见头眩耳鸣之状。遗精一症，非惟肾阴虚君相火旺，肾气肾阳虚不固而得，张景岳尝作“遗精九证”之论，又述“肝脾气弱”可得，“中气不足，心脾虚陷”可得，“湿热相火，脾肾不清”亦可得。《明医杂著·梦遗精滑》言：“夫梦遗精滑者，世人多作肾虚治……殊不知此证多属脾胃，饮食厚味，痰火湿热之人多有之”，《证治准绳》也言其机制：“遗精……此因脾胃湿热所乘，饮酒浓味，痰火之人，多有此疾。肾虽藏精，其精本于脾胃饮食生化而输于肾，若脾胃受伤，湿热内郁，使中气淆而不清，则所输皆浊气，邪火扰动，水不得安，故令遗滑。”由是观之，则王氏论本案之理朗明而确。

治疗上，王氏以“补肾之阴而清相火，清金和胃，分利膀胱以化湿热”为法，以大补阴煎之生地、知母、黄柏、龟板合麦冬以增养肾阴清相火之功；以萆薢、泽泻清利下焦湿热；以赤苓、半夏、怀山药清热健脾，和胃祛痰，不特清利中焦湿热，以土旺则水湿自运为意；以丹皮、麦冬清金而使上气得降，气机得通；以牡蛎重镇降火，兼取固涩之效。其所附丸方，是在上述煎剂方的基础上加白术、黄连、苦参、天麻、川芎、芡实、莲肉、神曲而成，于上焦助清阳通络，止眩通耳之法，于中焦益清热除湿，健顾脾胃之功，于下焦增补肾涩精止遗之效。仁渊虑黄连、黄柏苦寒伤胃，心思细腻顾虑周全，然"汤者，荡也"，"丸者，缓也"，王氏于汤剂中未用黄连，于丸剂中用黄连的同时又加白术、莲肉、神曲，安能不知其有顾护脾胃，防苦寒伤胃之心？

案7　遗精从心肾而治

陈，遗精无梦，不特阴虚，阳亦衰矣；干咳无痰，不特肺虚，胃亦弱矣。补精纳气，温煦真阳，治其肾也；补土生金，清肃高源，治其肺也。若夫救本之图，在于息心无妄。无妄二字所赅者广，心君镇定，自无震撼之虞。大熟地，党参，五味子，枸杞子，茯神，菟丝子，龙骨，沙苑子，怀山药，牡蛎，龟板，丹皮，杜仲，芡实。

【赏析】

无梦而遗精，是为滑精，张景岳谓："滑精者，无非肾气不守而然"；精为阴血所化而藏于肾脏，肾气虚而不守，则精滑而出，精失日久，必阴精耗伤，肾阴亏虚；阴虚日久，必阴损及阳，可见肾阴阳俱虚之象。肾阴匮竭于下，子病及母，肺金亦多阴虚而鸣，鸣则干咳；无痰者，后天脾胃虚弱，无以供养故也，非运化水湿而痰液无所生；肾阳煦脾阳，肾阴滋胃阴，今肾阴阳俱虚，脾胃湿燥之土不得养润，故中土虚弱也。此案责之肺、脾胃、肾，三焦俱病，阴阳俱损，其理已明，然其因为何？王氏谓"救本之图，在于息心无妄"，此"无妄"二字一出，疑惑可释。盖"心为情欲之府"（《医门法律》），情欲妄动则君火动，相火随之翕然而动，相火动则热，"热则流通"（《丹溪心法》），精自遗滑而出。此心淫思妄致遗精滑泄之理，前可溯《素问·痿论》“思想无穷，所愿不得，意淫于外，入房太甚及为白淫”之言，后可参《金匮翼·梦遗滑精》“动于心者，神摇于上，则精遗于下”之说。故本案心思妄动，君火不宁，相火随动，下迫精液而出，中扰脾胃之化，上灼肺金之清，三焦俱病，久则阴阳俱损，其治在各脏腑，然其本在心，“救本之图，在于息心无妄”“心君镇定，自无震撼之虞”，此二句认识深刻。

治疗上，王氏以熟地、龟板、枸杞子、菟丝子、杜仲、沙苑子、芡实填精补肾，温肾固精，专治其肾，以行“补精纳气，温煦真阳”之功，以党参、怀山药、丹皮达“补土生金，清肃高源”之效，以五味子、茯神合龙骨、牡蛎，养心宁神与重镇安神合用，务必使心“无妄”而治诸症之本。此方治肾与宁心共治，补土与清金同调，虽杂而不乱，有《医宗必读》“因肾病而遗者治其肾；由他脏而致者，则以他脏与肾两治之”之意。

案8　遗精从君火相火论治

华，病由丧子忧怒抑郁，肝火亢甚，小溲淋浊，渐至遗精，一载有余，日无虚度。今年新正，左少腹睾丸气上攻胸，心神狂乱，龈血目青，皆肝火亢盛莫制也。经云：肾主闭藏，肝司疏泄。二脏皆有相火，其系上属于心。心为君火，君不制相，相火妄动，虽不交会，亦暗流走泄矣。当制肝之亢，益肾之虚，宗越人东实西虚，泻南补北例。川连，焦山栀，延胡索，鲜生地，赤苓，沙参，川楝子，知母，黄柏，龟板，芡实。另当归龙荟丸一钱，开水送下。

附丸方：川连（盐水炒），苦参，白术（米泔浸晒），牡蛎，共研末，用雄猪肚一枚，将药末纳入肚中，以线扎好，用水酒各半煎烂，将酒药末共捣，如嫌烂，加建莲粉拌干作丸。每朝三钱，开水送下。

【赏析】

《医宗必读·遗精》言：“古今方论，皆以遗精为肾病，若与他脏不相干涉，不知《内经》言五脏六腑各有精，肾则受而藏之……若五脏各得其职，则精藏而治；苟一脏不得其正，甚则必移害心肾之主精者焉。”此说以遗精与五脏六腑相关，一脏有邪即可贻害心肾；苟或存疑者，见王氏此案当不复疑。此案病起七情内伤，由丧子而致忧怒抑郁，五志过极即化火，而肝木喜条达恶抑郁，肝较他脏更易化火，故易见肝火亢盛；肝火循经下移，灼烧尿道，则水液浑浊，便溲淋痛。肝体阴而用阳，肝火熏蒸则肝阴亏耗，久则累及肾水真阴，肾阴即损，则龙火翕然而动，精失其位可见遗精而出。此即“肾主闭藏，肝司疏泄”之功能体现，也是《医贯·梦遗并滑精》“肾之阴虚则精不藏，肝之阳强则火不秘，以不秘之火加临不藏之精，有不梦，梦即泄矣”之理。而左少腹睾丸气上攻胸，心神狂乱，衄血目青等症，确属“肝火亢盛莫制也”，肝经循阴器，左睾丸气上攻胸为肝火亢盛，肝经热迫经气上行之故；心神狂乱为君不制相，相火狂乱，扰动心君，燔灼心神之故；衄血目青者，皆为肝木之火腾于上部，内外纵横之故。王氏言：“肾主闭藏，肝司疏泄。二脏皆有相火，其系上属于心。心为君火，君不制相，相火妄动，虽不交会，亦暗流走泄矣。”借本案而论君火相火之机枢，心肝肾之机变，遗精证治由此可多一辨。

今既明本案以肝火亢盛为先，致肾虚心旺，遗精狂乱于后，“当制肝之亢，益肾之虚”，故王氏宗越人东实西虚，泻南补北之法：以生地、黄柏、知母、龟板补北方癸水，又以芡实补肾固涩，使阴精不出而肾阴得滋；以川连、焦山栀、赤茯苓直清心君之火，急使君火安宁以制相火；以当归龙荟丸清泻甲木之实火，以川楝子、延胡索疏木理气，一除七情内伤之本，一助当归龙荟丸理气清热；以沙参、生地清养肺阴，肺金既旺，则肝木必伐，此不清肝火而肝火自降也。此东实西虚泻南补北之法，紧扣本案病机，切合患者临床见症，组方遣药，惟为精妙。又以川连、苦参、白术、牡蛎、莲肉为丸者，川连盐水炒而入肾，助汤药清肾中相火之功；苦参清热燥湿，防养阴之品滋腻脾胃，也可使热随湿出；白术、莲肉补益脾胃，防寒凉太过，伤及脾胃；牡蛎重镇，有镇火、定神之功，还有固涩精浊之效。以丸药补汤药所不及，个中之妙，回味无穷。

案9 虚实夹杂之淋浊，从脾肾共治

包，劳碌气虚，湿热随之下陷。淋浊初起觉痛，今而不疼，但觉气坠，小便频数，色黄而浑浊不清。仿东垣补脾胃，去湿浊，泻阴火，升清阳方法。黄芪（盐水炒），柴胡，升麻，沙参，茯苓，芡实，萆薢，黄柏，知母，灯心，食盐（冲服一捻）。

【赏析】

淋浊为病，多因热因虚，湿热内蕴蒸灼溺道，可为淋为浊，湿热熏蒸精道，可发精浊；肾虚精液不固，精溺同出可为浊；肾虚水液不化，清浊不得分，亦可为浊；肾虚有热，热灼溺道可为淋；肾虚膏浊脂液不化，下行而出亦可为淋。今患者淋浊出起觉痛，复又不痛者，以其因虚而病，初起热盛淋偏重，后来虚甚浊偏重之故。患者劳碌，复觉气坠，此劳身伤脾，中气不足，脾气虚弱而陷之故。小便频数，责之于下焦膀胱有湿热之邪，湿热灼烧，故见小便色黄，水液浑浊。本案症状上淋浊并见，病机上虚实杂存，虚为脾虚气陷，实为湿热内生，故王氏称之为“劳碌气虚，湿热随之下陷”。湿热下陷者，即为《士材三书》所说之“脾移热于肾”，其热既下行，熏灼肾与膀胱，则“赤白从溲而下，此浊之源流也”。

此病起于中焦，病在脾肾，在脾有虚损之机有湿热之邪，在肾有湿热之邪。治疗上，王旭高“仿东垣补脾胃，去湿浊，泻阴火，升清阳方法”。《脾胃论·脾胃盛衰论》言：“阳本根于阴，惟泻阴中之火，味薄风药，升发以伸阳气，则阴气不病，阳气生矣”，此补脾胃、泻阴火、升清阳之指南，王氏宗其法，以黄芪、柴胡、茯苓、升麻为伍，补益脾胃，升阳泻火，兼利中焦之湿，又治患者劳倦下坠之症；以沙参养阴，一防升发太过，耗伤阴液，一助肺金，使肺肃之用效达，小便利，湿热自出；以知母、芡实、萆薢、黄柏、灯心清利下焦湿热，加食盐者，以咸能入肾作引经之品，又合东垣“肾之脾胃病也，当于本经药中，加泻肾水之浮，及泻阴火伏炽之药”之言。

结 语

本门医案述遗精、淋、浊三病，此三者古人每多连类称之，然其三者病因、病机、证治各有不同，仁渊于本门后按对三者有详述，此不复述。

三者之病，虽论治各有不同，但究其病机，仍可以虚实统之。虚者多责之肾虚，如案3“遗精无梦为肾虚”，言肾虚可致遗精；案5“盖肾虚精不藏聚，湿热相火蒸灼，致精化为浊，浊凝成块”，言肾虚可致精浊。实者多责之湿热，然湿热临床多不单见，多与虚证并见，如案1“淋浊三年不止，肾虚湿热不化”是肾虚与湿热共见，案9“劳碌气虚，湿热随之下陷”，是湿热与脾虚共见。治疗上，王氏证治虚证多如常，惟加清热利湿之品，行扶正祛邪之意。

然肾虚多致相火妄动，相火作热，可单独为病，如案8“君不制相，相火妄动，虽不交会，亦暗流走泄矣”；也可与湿热驳结而患，如案6“湿热相火下淫上混，清窍为之蒙闭”。二者皆热，但有虚实之分，王氏治下焦相火妄动，多以大补元煎加味，俾滋阴清热以补肾，治湿热相火驳结之热，则多在大补元煎的基础上加萆薢、泽泻、茯苓、秋石等药，宁膀胱以分清浊，利小便以泄湿热，效显而不峻，利水而不伤阴。此虚实共见之辨证之治，本门案中大半如此，故需详明。

三、妇人案

案1　经来半月，法以升阳摄阴

王，经来半月不止，有紫血块，少腹疼痛，气坠阴门，诊脉沉涩，下午恶寒。阳陷入阴，营虚失守。法以升阳收摄其阴。党参，熟地，黄芪，升麻，归身，阿胶（蒲黄炒），冬术，白芍，柴胡，淡芩，血余炭。

【赏析】

妇人经脉调适，则月水依时。脾司中气，主统血，对血液有收摄作用，影响冲任血脉运行，调控月经。患者因劳伤脾气不足，清阳下陷，冲任不固，不能摄血归源，血非时而下，致经行半月不止；气推血运，气虚血滞，故血中有紫血块、脉涩；营血虚滞，不通则痛，见少腹疼痛；脾之清气主升，气虚阳气无力升举而下陷，见脉沉；进而影响胞系提摄无力，则有气下坠阴门感，甚者有物脱出于阴户。另外恶寒非为表证，是因脾气虚，阳气下陷不布于外，肌表失于温煦之故。考《张氏医通·诸伤门》曰："劳倦所伤，寒温不适。"《丹溪心法·恶寒》："阳虚则恶寒。"又人体之阳气在白天主司体表，与自然界阴阳消长相应。一天之中，阳气早晨开始生发，中午最为隆盛，其后逐渐减弱，考《素问·生气通天论》中云："故阳气者，一日而主外，平旦人气生，日中而阳气隆，日西而阳气已虚，气门乃闭。"因机体阳虚，故患者恶寒下午明显。本案病机为阳陷入阴，即阳不摄阴，阴血封藏失职，冲任不固而成崩漏；又营行脉中，其气循血脉流注，气摄血行，现因血失于外，故曰营虚失守。

本《内经》"虚者补之，陷者举之"原则，治当升脾阳以摄阴血，方以补中益气汤加减。党参为君，健脾补虚，臣以黄芪、冬术益气补中；柴胡、升麻轻清升散，协益气之品以升提下陷中气，布散阳气；因出血日久，阴血耗伤，配滋阴养血之熟地、归身、阿胶、白芍，另白芍尚且可缓急止痛，阿胶尚可养血止血；又因内夹瘀滞，配散瘀止血之血余炭，而阿胶用蒲黄炒兼可散瘀；出血日久，阴血亏虚，恐生内热，佐以淡芩清火，可防前药温补太过，动血伤血。

案2　经行过多，相机从事之权

陆，营分有热，则经至而淋漓；卫分有寒，则脉小而迟缓。脾为营之本，胃为卫之源。经至而舌苔反布，胸无痞闷，是胃阳虚而无气以化浊也。拟醒胃阳以摄脾阴为法。归芍六君子加神曲。

复诊：经行过多，血气两衰，肝肾失固，丽翁所论包括尽矣。然治病之道，有相机从事之权。夫舌白多痰，胃有浊也。咽干色红，阴虚而火浮也。脉细迟缓，中气不足也。考古人肾虚有痰浊者，金水六君煎；气虚而上有浮火者，生脉四君子。合而参之，似觉不可擅易，还祈晒政。大熟地，半夏，五味子，归身炭，陈皮，于术，茯苓，麦冬，人参，谷芽，建莲肉。

三诊：肝肾与脾胃同治，经漏仍然不止。左脉稍觉有力，原得归、地之功；右脉更觉细微，脾气虚衰不振。许学士谓补肾不如补脾，盖谓脾胃虚者言之。今心跳食少，心脾不足可知。经血如漏卮不息，冲任不得不固；腹中微痛，气虚且滞，不得不补，不得不通。仿黑归脾法。熟地炭，黄芪（炒焦），茯神，枣仁，白芍，广木香，归身炭，冬术，人参，陈皮，炙甘草。

【赏析】

脾胃为气血营卫化生之本。患者脾阳虚弱，卫气化生不足，见脉小而迟缓；脾为营之本，脾虚不运，阳损及阴，脾气散精无源而成脾阴亏虚；中气不足，阳虚不能摄阴，封藏失职，冲任不固，不能制约经血，而成淋漓不尽，并非为此前推测之营分有热导致，可参仁渊按云“未可见血即以为热也”；经至而舌苔反布，因胸无痞闷，知非为肺中痰浊，其病在胃，是因胃阳气虚，痰浊内生。故拟醒胃阳以摄脾阴为法，以归芍六君子加减。归芍六君子汤出自《笔花医镜》卷二，主治脾阴虚弱之下血病。方以六君子汤健脾益气，和中化痰；当归、白芍和养阴血；此案加神曲一味消食助运。

复诊：因其经行出血过多，病久阴血耗损，尤虑已伤及肝肾精血；并有气随血失，气血两伤，故其脉细迟缓。但本案并非皆为虚，参其咽干色红，为阴虚内热之象；舌苔白厚腻，为中虚夹有痰浊，故为虚实夹杂。其治自不可纯补，当补泻兼施，故案云“治病之道，有相机从事之权”。方以金水六君煎与生脉四君子汤合化。金水六君煎出自《景岳全书》，主治肺肾亏虚，水泛为痰，由当归、熟地、陈皮、半夏、茯苓、炙甘草组成，功用养阴化痰。生脉四君子汤即生脉散合四君子汤，功用益气养阴。本案去甘草，改原方中当归为归身炭，兼以止血之力，另加谷芽健脾助运，建莲肉补脾益肾。诸方共奏健脾益气养阴，补养肝肾精血兼化痰湿之功。

三诊：服前方，经漏仍然不止。左脉较前稍觉有力，是前用归、地之功，其肝肾阴血得到了补充，但右脉更觉细微，是仍为脾气虚衰不振。虽然一直在扶脾补虚，但为何疗效不佳？补脾胃与补肝肾何者为重？考先贤论治虚劳病，孙思邈有云“补脾不如补肾”，许叔微（南宋著名的中医学家，曾为翰林学士，人称许学士）则谓“补肾不如补脾”。凡治气血虚者，莫重于脾肾，而两者的说法各异，这只是他们各有侧重而已，具体还应当区分病情的轻重缓急。现观病人患漏下如破漏之器皿不止，又见心跳少食，说明心脾气血两虚为重，自当以健脾固摄冲任为主；又腹中微痛，为气虚且滞之象，故仍需通补结合。黑归脾汤原为归脾汤加熟地黄，以补脾益肾，养心宁神。此案改用熟地炒焦，配归身炭长于止血，加白芍增强补阴血之力；黄芪炒焦健脾之功增强；另用陈皮、木香理滞和胃。

案3　经事愆期，通补结合

张，营血不足，经事愆期。肝气有余，瘀凝停滞。心荡头眩，腹鸣胀满，是其征也。胀满能食，病在肝而不在脾。拟疏肝化瘀、和营养阴方法。金铃子，吴茱萸，当归，延胡索，陈皮，沙苑子，茯苓，香附，大麦芽，青皮。

【赏析】

阴血不足，肝体失养，经血乏源，故经事愆期；血不奉心，心营血不足，心神失养，则心悸不安；血不荣窍，清窍失养则头眩。又肝气与肝血，相互为用，动静有常。肝血不足则肝气有余，气壅血凝，故兼有瘀凝停滞；肝气不疏，又见腹鸣胀满。但现病位尚未及脾，因若肝逆犯脾者，应见纳少等症，患者虽腹鸣胀满，但能食，故云病在肝而不在脾。

本案当重在疏理肝气以散瘀滞，兼和养阴血补虚，通补结合。方以金铃子散加减。肝气有余则化火，以川楝子苦寒为君，舒肝行气，清泄肝火；配以延胡索、当归活血散瘀；配香附疏肝理气止痛；诸药合用有较强的止痛作用，因此反测主症，不仅有腹鸣胀满，当见腹痛；佐以吴茱萸，取其辛热之性，疏泄肝气；肝阴血虚，肝肾精血同源，故除用当归养血外，以沙苑子甘温，温补肝肾，固精补虚；另外案中虽云“病在肝而不在脾”，选方中仍配用茯苓、陈皮、香附、麦芽、青皮，意在肝脾同调，先安未受邪之地。

案4　经事来多去少，白薇汤治验

曹，经事来多去少，似崩非崩，是血虚有热也。所谓天暑地热，则经水沸溢。用白薇汤加阿胶主之。女贞子，白薇，阿胶（米粉炒），淡芩炭（醋炒），黄柏，沙苑子（盐水炒），白芍，莲心，归身炭，旱莲草。

【赏析】

血虚内热，热扰冲任，迫血妄行，故经事来多似崩，但去少则为血虚不足。考《素问·离合真邪论》云：“天有宿度，地有经水，人有经脉。天地温和，则经水安静；天寒地冻，则经水凝泣；天暑地热，则经水沸溢；卒风暴起，则经水波涌而陇起。”这里“天暑地热，则经水沸溢”为喻笔，若阳气胜阴，血分有热，迫血妄行，易致崩漏。其法当养阴清热，凉血止血。方以白薇汤加减。以白薇为君，其性苦咸寒，善入血分，清热凉血，益阴除热；淡芩、莲心、黄柏苦寒泻火，清三焦火热之邪，火清血宁。其中淡芩炭，元、明代时采用醋炒法，意在加强其收敛止血之功；白芍、阿胶、归身炭、沙苑子、女贞子、旱莲草补益肝肾，滋阴养血，固精止血。其中旱莲草尚可凉血止血，阿胶用米粉炒意在健脾和胃，防上述苦寒药物伤胃。

案5　冲任充足，自然有孕

奚，肝为藏血之脏，脾为生血之源。肝气郁则营血失藏，脾气弱则生源

不足。腹中结瘕，肝气所结也。经事先期，肝血失藏也。饮食少纳，脾气弱也。便后带血，脾失统也。气弱血虚，宜乎不孕矣。调补肝脾，则冲任充足，自然有孕。西党参，大熟地，冬术（人乳拌），白芍，香附（醋炒），杜仲（盐水炒），茯神（辰砂拌），菟丝子，归身，木香，川断，艾叶炭，阿胶（米粉炒），乌贼骨。

【赏析】

因女子以肝为先天，肝主藏血，肝气之疏泄又调节经血运行。喜怒劳役或伤之，肝不能藏血于官，官不能传血于海，则经事先期；腹中结瘕，病属气分，为肝气郁结，气血运行受阻，其表现为腹中痞满无形，时聚时散，痛无定处。又脾胃为后天之本，气血生化之源，脾气弱纳少则生源不足，月经量少；气弱血虚，胞宫冲任失养，不能受孕矣；若脾失统摄，血不归经则见便后带血。肝脾之功能密切相关，案中腹内结瘕的产生不仅与肝气郁结有关，与脾胃虚寒有关。《圣济总录》中云："论曰结瘕者积聚之类也，结伏聚积，久不散，谓之结，浮流腹内，按抑有形，谓之瘕，……瘕之证，腹中气痛，动转横连胁下，有如癖气，遇脾胃有冷，阳气不足而发动者是也。"不仅如此，调补肝脾是妇科重要的治则。如前述肝之藏血与脾之统血协同调节月经，故案中云调补肝脾，则冲任充足，经行正常，自然有孕。

本案治以健脾调肝、益气补血、温经止血，方以八珍汤合胶艾四物汤加减。用八珍汤益气养血，冬术用人乳拌炒，起补血润燥作用；胶艾四物汤温经止血，加乌贼骨收敛止血，其中阿胶用米粉炒助其运化，防其滋腻；杜仲、菟丝子、川断补肝肾助孕；香附（醋炒）、木香疏理肝胃气机，合白芍缓急以止腹痛。

案6　血虚有热，佐以炮姜炭

丁，经事参前而色淡，淡则为虚，参前属热，是血虚而有热也。四物汤加香附，阿胶，党参，冬术，丹皮，炮姜炭，玫瑰花。

【赏析】

经事参前，病属热，为血虚而有热，是指前曹案。其经事来多去少，似崩非崩，色淡，来多似崩为热扰冲任，去少则为血虚不足。若辨证属血虚而有寒者，则应多见月经量少、后期、色紫有块等，自与此案不同。治当养血补虚，滋阴清热，方以四物汤加减。四物汤和血补虚，加阿胶养血止血、丹皮凉血清热；党参、冬术、香附、玫瑰花调补肝胃；佐用炮姜炭少量温脾土止血，且取其性温以行四物之滞。

案7 痛经之肝经血分瘀热治验

朱，痛而经来，肝气横也。经事参前，血分热也。色黑有瘀，和而化之可也。金铃子，延胡索，香附，当归，丹皮，山楂肉，泽兰叶，白芍，木香，茯苓，砂仁。

【赏析】

素性抑郁，或忿怒伤肝，肝郁气滞，经时气血下注冲任，胞脉气血更加壅滞，不通则痛，出现经行腹痛。经事参前，月经量多，淋漓不尽，色黑夹瘀，为肝经血分瘀热之征。治当疏肝理气，清热和血。方以金铃子散加减，川楝子疏肝气、泄肝火，延胡索行血中气滞，二味相配，一泄气分之热，一行血分之滞，使肝火得清，气机通畅，则诸痛自愈；配丹皮清泻肝火、香附疏肝理气、白芍柔肝缓急止痛；当归、白芍和血补虚；茯苓、泽兰叶利水，血水同治；调肝不忘治脾，配山楂肉消食，木香、砂仁和胃理气。

案8 调治之方，和脾胃为第一

陆，营虚发热，瘀阻经停。心中若嘈，饮食厌纳，时吐酸水，是脾胃不足而夹痰饮者也。夫心生血，脾统血，肝藏血，胃为气血之总司。调治之方，以和脾胃为第一。脾胃健则营血自生，停饮自运，瘀凝自化。半夏，陈皮，川连（吴萸炒），茯神（辰砂拌），桃仁，旋覆花，新绛，丹参，野蔷薇花，白扁豆。

【赏析】

女子以血为用，脏腑是气血生化之源，心生血，脾统血，肝藏血，当以何为重？王氏提出调治之方，以和脾胃为第一。考《女科要旨》论曰："古人以月经名为月信，不止命名确切，而月事之有无、多少、迟速，及一切治疗之原委，无不包括于"信"字之中。夫五行之土，犹五常之信也。脾为阴土，胃为阳土，而皆属信；信则以时而下，不愆其期。虽曰心生血，肝藏血，冲任督三脉俱为血海，为月信之原，而其统主则惟脾胃，脾胃和则血自生，谓血生于水谷之精气也。"本案营虚发热，阴血内耗，又有瘀阻血脉不通，故致经停；胃脘嘈杂、厌食纳少、时吐酸水，为肝胃不和、痰火内扰之征。其病机之营虚发热、瘀阻、饮停，均为标，脾胃亏虚不足是为本。当调脾胃治其本，脾胃健则停饮自运，营血得以化生，瘀滞得消。方用二陈汤合旋覆花汤化裁。半夏、陈皮、茯神、白扁豆，健脾化湿和胃；野蔷薇花清热和胃、川连清热泻火，用吴萸炒，取意左金丸，肝胃同调，防用药过寒伤胃；另以旋覆花降气通肝络，配新绛（茜草）、桃仁、丹参、野蔷薇花散瘀、凉血调经。

案9　经期一载不来，重调脾胃

孙，经期一载不来，大便时常秘结，每月胸中不舒数日，此肝血虚而胃气不和也。理气之方，不在平肝而在养血；和胃之法，不在破气而在补气。气血充而肝胃自和矣。西党参，熟地（砂仁拌），枣仁，陈皮，归身，制半夏，丹参，于术（人乳拌炒），茯苓，白芍，沙苑子，橘饼，谷芽。

复诊：肝肾素亏，气郁，胃气不舒，脾阴不足。饮食知味而不能多进，经事不来，二便时常不利，肩膝酸疼，舌苔或黄或白，此有湿热夹杂其中。补养气血之方虽稳当，然无理气化浊之品，未能奏效。今拟一方，以观验否。制首乌，怀山药，枣仁，牛膝，焦山栀，柏子仁，茅术炭，陈皮，半夏，建莲肉，常服苡仁、红枣煮食。

【赏析】

脾胃亏虚，气血化生不足，经血乏源，肝无所藏，则闭经；血虚肠燥，燥化太过，腑气不畅，大便秘结；土虚木乘，肝胃不和，肝气郁滞，见胸中不舒。此时不能用一般的疏肝理气调经法，因病变的重点在气血不足，当健运脾胃，益气养血。如此，虽未用平肝理气，待气血充而肝胃自和，故云补气才能和胃，养血才能理气。方以八珍汤、六君子汤加减，健脾益气补血兼化湿和胃。其中熟地用砂仁拌，防止其滋腻碍脾；于术人乳拌炒，制燥补虚，配橘饼甘温健脾和胃、化痰理气；谷芽消食和中健脾；枣仁、丹参养血安神除烦；沙苑子温补肝肾。

复诊：然用上药后效果不佳，症见饮食知味而不能多进，二便不利，大便秘结，小便不畅，舌苔或黄或白，知此有湿热夹杂其中。湿热上扰则胸中不舒，滞中则纳少，在下则二便不利。虑上方固然补养气血，然缺少理气化浊之品，故二诊进行了调整。当配清利湿热，且考虑到肝肾素亏，宜加强补肝肾之力，组方补泻兼施，养阴与除湿并举。此诊不用八珍之单纯益气补血，改用制首乌、牛膝补肝肾精血，且配枣仁、柏子仁润肠通便；焦山栀清三焦火热之邪，清利湿热，通利小便；茅术炭（即苍术炭）燥湿，配陈皮、半夏理气化痰；怀山药健脾气养阴，建莲肉补脾和胃、补肾固精；常服苡仁、红枣辅助健运脾气化湿。

案10　经停通而导之

某，经停，少腹痛，小溲淋塞有血缕。此肝火与瘀凝交阻，当通而导之。龙胆草，小蓟炭，车前子，丹皮，桃仁，大黄（酒炒），冬葵子，海金沙，延胡，焦山栀。

【赏析】

经停，可因气血阴阳亏虚，也可因实邪所致，小溲淋塞有血缕乃为辨治之关键，表明病机在瘀与火；瘀火胶结，加之内停之水湿，化生痰邪；小腹气机不畅，不通而痛。是以此证为肝火与瘀凝交阻所致，治宜分消，通而导滞，即合用清热渗下、活血祛瘀、利水化痰之法。所处之方，丝丝入扣。

案11　经停计惟调中气

徐，咽干干咳，全由津液之亏；内热经停，已见虚劳之候。设欲生津降火以养其阴，而饮食减少者适以伤脾。计惟调其中气，俾饮食增而津液旺，以复其真阴之不足。盖津液生成于水谷，水谷转输于脾胃，舍此别无良法也。白扁豆，茯苓，白芍，玉竹，炙甘草，怀山药，苡仁，金石斛，玫瑰花，枇杷叶。

【赏析】

津液亏耗，口舌干燥；肺为娇脏，恶湿恶燥，燥热内扰，肺失肃降则见干咳；津血同源，津亏血虚，燥热复又消灼伤阴，病久虚损耗伤，经血乏源，遂致经停。本治当养阴生津清热，但病者见饮食减少，此为脾虚不运之征，而养阴生津之品，难免滋腻，更碍脾胃之运化，故计惟调其中气，先健运脾胃，饮食纳运正常，则气血津液生化有源，则津血之亏缓复。方以怀山药、炙甘草健脾益气养阴；白芍、玉竹、金石斛、枇杷叶养阴润燥生津、止渴止咳；养阴应防助湿，辅以白扁豆、茯苓、薏苡仁健脾化湿；玫瑰花行气解郁和血。全方气阴双补，养阴不碍脾，补而不滞。

案12　虑成干血劳损，治重时机

陆，惊恐饥饱劳碌，内伤气血。血凝气滞，经停不来，已及八月。内热食少，虑成干血劳损。肉桂一钱二分，桃仁二钱三分，川断一钱，麝香五厘，当归二钱五分，大黄(醋炒)一钱三分，砂仁四分，牛膝（酒炒）三钱，乳香（去油）五分，没药一钱，五灵脂（醋炒）钱半，共研细末，分五服。每日一服，陈酒送下。

【赏析】

惊恐饥饱，劳碌失摄，内伤气血，积损而成虚劳病。食少脾弱，虚热内生；又气虚无力推动，气滞血结，经停八月，瘀血在体内长期停留，干燥凝着为干血，是为干血劳损。考仲景《金匮要略》虚劳病篇云："五劳虚极羸瘦，腹满不能饮食，食伤、忧伤、饮伤、房室伤、饥伤、劳伤、经络营卫气伤，内有干血，肌肤甲错，两目黯黑，缓中补虚，大黄䗪虫丸主之。"此论虚劳迁延不愈，损及脾胃，化源亏竭，并因虚致瘀，瘀血不去，新血不生，全方为丸剂，取意缓消，祛瘀不伤正。方以调经散（《宋·太平惠民和剂局方》）加减，王氏妇科案中，惟此案注明剂量，共为五天之量。牛膝量大为君，活血通瘀调经，助之以当归、大黄、桃仁、川断、麝香、乳香、没药、五灵脂活血力强，共奏祛瘀止痛力功，其中大黄醋炒后，消积化瘀力增强，可给邪以出路，且可和胃；另外因方中重用牛膝酒炒，配以续断，补肝肾之力强，可知主症除腹痛外，还应见腰膝痛；佐肉桂扶正补虚，温养脾肾，色赤入血能鼓舞气血生长，使本方祛瘀又能生新；佐砂仁醒脾调胃；麝香五厘为使，其性辛香开通走窜，行血中之瘀滞，开经络之壅遏，引诸药药力直达病所，奏活血通经止痛之功。本方以攻邪祛瘀为主，以散剂力峻，故强调元气可支者用之，并应趁正气尚充，能耐攻伐，抓住时机，若转化为邪实正衰，扶正易留邪，祛邪易伤正，其治更为棘手。

案13　经行后腹痛，寒热错杂

徐，经行后奔走急路，冷粥疗饥，少腹疼痛连腰胁，兼及前阴。此肝肾受伤，又被寒侵而热郁也。经云：远行则阳气内伐，热舍于肾。冷粥入胃，则热郁不得伸，故痛也。遵寒热错杂例，兼腹痛治法。川连（酒炒），炮姜炭，桂枝，白芍（吴萸三分煎汁，炒），木通，全当归，香附，山楂炭，焦山栀，旋覆花，新绛屑。

【赏析】

经行后奔走急路，内热舍肾，又冷粥疗饥，寒伤脾胃，寒热错杂，热郁不得伸。肝肾血脉受累，又被寒侵而热郁，故少腹疼痛连及腰胁前阴。考《素问·痿论》云："有所远行劳倦，逢大热而渴，渴则阳气内伐，内伐则热舍于肾…肾气热，则腰脊不举……"治宜清热补肾、调肝和胃。其病机寒热错杂，用药亦应寒热杂投。

方以川连酒炒，善清上焦火热；焦山栀清泻三焦火热之邪；木通苦凉，泻火且通利血脉；炮姜炭温胃，且入肾助生少火，火在下谓之少火，少火生气，气充则中自温也；桂枝散寒温通经脉，白芍缓急止痛，桂枝、白芍同用通调血脉，其中用吴萸三分煎汁与白芍共炒，是取其性辛热，温肝暖胃、温经散寒，可助以温运，使白芍缓收敛阴而不凝滞；配全当归、旋覆花、新绛屑（茜草末）散瘀调经；香附调肝和胃理气止痛；山楂炭消瘀积和胃。

案14　经后少腹痛连腰股

王，经后少腹痛连腰股，肛门气坠，大便不通，小便赤涩热痛。拟宣肝经之郁热，通络脉之凝涩。柴胡，川楝子，焦山栀，郁李仁，延胡索，新绛，旋覆花，归尾，龙胆草，青葱管。

【赏析】

患者冲任脉气血未充，行房过度，冲任脉愈伤，未尽之经血瘀留血络，并转化为肝经瘀滞，气郁化火。少腹痛连腰股，肛门气坠，大便不通，小便艰涩均为气滞不行之征；肝经郁热，循经下注，阻滞膀胱气化，小便色赤，灼热疼痛。治当清泻，清利导热下行，利气散瘀。方以龙胆泻肝汤加减。龙胆草大苦大寒，清泻肝胆、泻火除湿为君；川楝子、焦山栀清泻肝经郁热，助君药加强清热除湿之力为臣；肝喜条达，恶抑郁，湿热内郁则肝气不舒，且方用苦寒渗利，也能抑其条达，故用柴胡舒畅肝胆气机，引诸药归于肝胆；配延胡索、新绛、旋覆花、归尾化瘀通肝络；青葱管通阳气利小便，郁李仁清火润肠通便。

案15　经事衍期，瘀凝化浊

张，形壮，面色紫黑，经事或数月或数十日而后来，来亦色淡不多。今经行后少腹攻痛，痛在左则左股酸而无力，痛在右亦如之。兼有淋带如膏，此瘀凝化浊，冲任失调也。通络泄浊治之。五灵脂，香附，丹参，金铃子，延胡，当归尾，冬葵子，吴茱萸，旋覆花，新绛，青葱管。

【赏析】

病者面色紫黑，紫黑为血脉瘀凝之象；瘀血阻内，冲任脉阻，故经事常后期，其色淡量少，可知血瘀仍阻于内，并未随经行排出，经行后少腹攻痛，为瘀血内攻所致；瘀阻肝之经脉，血脉郁滞，连及下肢，致酸而无力，或在左或在右；兼见淋带如膏，指小便不利，白带色黄黏稠。参《金匮要略》杂病篇："妇人经水闭不利，脏坚癖不止，中有干血，下白物，矾石丸主之。"指妇人经行不畅或经闭，干血内结，郁为湿热，久而腐化而致下白带，即瘀凝化浊，其特征为阴痒、白带黏稠有异味，又因湿热蕴结下焦，影响膀胱气化不利，故常伴小便不利色黄、舌苔黄腻等症。其治当消瘀通经，兼以清利湿热泄浊。方以金铃子散合旋覆花汤加减。川楝子性寒泻肝火，理肝气为君，延胡索行气活血，尤善止痛，增强川楝子止痛之功。《金匮》旋覆花汤为旋覆花、新绛、青葱管三味，原治疗肝着病，肝脏受寒，阳气痹阻，经脉气血郁滞，留着不畅，治以行气活血、通阳散结。旋覆花苦辛咸温，善通肝络而散结降气；葱白辛温芳香，通阳散寒，宣浊开闭，新绛少许，活血化瘀。本案月经不调，少腹攻痛，痛连下肢，均为肝经瘀阻气滞，其气滞血瘀之象更重，故应加强散瘀理气之力，因此配五灵脂、当归尾、丹参散瘀，香附疏肝理气，吴茱萸性辛热佐用，以疏泄肝气以调肝郁；另以冬葵子一味，利尿通淋以泄湿浊，血水同治。

案16　漏下之瘀着脐下

何，漏下淋沥不断，少腹板痛，微寒微热，口渴不欲饮。此有瘀血着于脐下，拟化瘀生新法。小生地，当归，丹参，桃仁泥，泽泻，延胡，旋覆花，柴胡，大黄炭（酒炒），地鳖虫（酒浸）。

复诊：漏下淋漓，少腹板痛。化瘀和营，未能奏效。食少无力，微寒微热。治在肝脾，缓之调之。柴胡，当归，丹参，茯苓，泽泻，赤芍，白术，香附，地鳖虫，山楂炭。

【赏析】

瘀阻于内，血不循经，非时而发，故漏下淋沥不断；此为有瘀血着于脐下，致肝脉瘀阻，少腹为肝脉循经处，不通则痛，则少腹板痛拒按；瘀阻血脉，气血营卫失调则微寒微热；津血同行，血瘀则津液不布，故口中干燥，因非为津亏，故虽口燥而不欲饮水。治当活血祛瘀，通因通用，兼以和养营血。方以下瘀血汤加减，考《金匮》产后篇云："产妇腹痛，法当以枳实芍药散，假令不愈者，此为腹中有瘀血着脐下，宜下瘀血汤主之；亦主经水不利。"为瘀血久留少腹或小腹，腹部刺痛拒按、固定不移，伴下紫暗血块、舌质紫暗等症。本案用下瘀血汤破血逐瘀，方中大黄入血分，荡逐瘀血，引其下行，炭化取其止血之功，酒炒以助活血，又具上行之性，配柴胡升降相合，以利肝经，疏肝行气，使气行血活；桃仁活血化瘀；䗪虫入肝经血分逐瘀破结，三药配伍，破瘀之力峻猛。又配当归、丹参、延胡、旋覆花，加强散瘀之力；当归、丹参、生地和养阴血，散瘀和营；泽泻一味利水渗湿泄热。

复诊：服上方未能奏效，仍见漏下淋漓，少腹板痛、微寒微热，又添食少无力，说明上方攻伐力度太过，继服恐伤伐正气。治当缓之调之，"缓之"意在缓攻其瘀血，又因肝经瘀滞，脾虚失运，故所云"调之"意在调治肝脾。方以逍遥散加减，肝脾同调。柴胡疏肝解郁为君，当归养血活血、赤芍凉血散瘀，二味相合以助肝用为臣；茯苓、泽泻、白术健脾化湿，使运化有权；香附调肝和胃理气止痛；山楂炭消瘀积和胃。此与上诊对比，因虑病人体质较差，祛瘀之力度明显减弱，仅用丹参、䗪虫散瘀通经。

案17　淋带之血瘀劳损

某，寒热无序，脉促数，下有淋带，上则心跳，又少腹痛，大便坚，面色萎黄，血瘀之候也。虑延劳损。大生地，桃仁，茯苓，冬葵子，当归，柏子仁，丹参，白芍，穞豆衣，玫瑰花。

【赏析】

瘀阻血脉，营卫失调，营郁化热则见发热，若卫气阻遏不行，则时见恶寒，故曰寒热无序；脉促数，中有歇止，为瘀阻气血，脉道涩滞之候也；瘀阻化热，心脉瘀阻，火热扰神，心失所养，故心悸不安；肝脉瘀滞，少腹为肝脉所过，不通则痛，少腹疼痛；干血内结，郁为湿热，久而腐化为带下，其白带黏稠有异味，伴阴痒、小便不利色黄、舌苔黄腻等症；瘀热久结生燥，肠道燥化太过，大便则坚；瘀阻气血不能外荣，故面色萎黄；瘀阻邪盛，日久虑伤伐正气，成为虚劳病。其治当以祛瘀为要，兼以和养营血、清利湿热，补泻兼施。方以桃红四物汤加减。桃仁苦以泄滞血，甘以生新血，去瘀生新为君；大生地、当归、白芍、丹参养阴补血，凉血散瘀；因瘀阻化热，不用辛温之川芎，换用丹参性苦微寒，活血祛瘀，凉血清心，养血安神；玫瑰花理气调肝；茯苓、冬葵子利湿浊通淋；当归、柏子仁、桃仁，养阴润燥通便；穞豆衣一味，性甘平养血平肝，兼具清热利尿之功。

案18　崩漏之交加散通补结合

王，向有淋带，月前血崩，崩止淋滞不断，少腹板痛，脉象细数，身发寒热，脾胃大虚。此血瘀未尽，复兼肝气夹寒也。法当通补。鲜生地渣（姜汁炒焦），当归炭，荆芥炭，杜仲，陈皮，生姜渣（鲜地汁炒焦），香附炭（醋炒），香谷芽。

渊按 鲜地、生姜互炒，名交加散，能通瘀调气，和寒热，而不伤血耗气，女科之妙方也。

【赏析】

患者素有淋带，是因脾胃大虚，带脉失约，白带量多，质地清稀；小便淋沥，尿后隐痛，肢倦腰酸，缠绵难愈，遇劳则发，是为劳淋；月前又因脾虚失摄，冲脉失约，阴血不固，出现血崩，出血量多而涌，其后淋滞不断，阴血又复损耗，阴血亏虚，虚热内生，脉象细数；然少腹拘急板痛拒按，此为内有瘀血阻滞；气亏血虚兼杂瘀阻，或体虚外感，荣卫不和，见身发寒热，故云血瘀未尽，复兼肝气夹寒。其治当通补结合，补养气血，兼以散瘀止血。方以交加散加减。此方原出自许叔微《普济本事方》卷十，以生地黄五两研取汁，生姜五两研取汁，上交互用汁浸一夕，各炒黄，渍，汁尽为度，末之。清·叶桂在《本事方释义》中释曰："生地黄气味甘苦微寒，入手足少阴厥阴；生姜气味辛温，入手足太阴。各捣汁，互相浸渍、炒黄，欲其气味之和也。此妇人产后中风，荣卫不通，经脉不调，欲结癥瘕者宜服之。用此二味，只取乎调气血耳。"因其能通瘀调气，和寒热，而不伤血耗气，是后世女科常用之妙方。王氏仿其制，将鲜生地渣用姜汁炒焦、生姜渣用鲜地汁炒焦，两药互制，仍取鲜生地渣养阴清热、凉血止血；生姜、荆芥祛风寒和寒热。且本案选药多炒制炭化，用当归炭、荆芥炭、香附炭（醋炒），取制后色黑引药入血分，炭化味苦收敛，血见黑则止，发挥引血归经止血之功，使以上诸药行中有收。其中当归炭养血散瘀止血；荆芥性本疏散，炭品又长止血，并无收敛太过之虑；醋香附入肝经疏肝止痛，消积化滞，炭化后味苦涩能收兼以止血。另生地渣炒焦，还可防生地寒凉伤胃，生姜渣炒焦，合炒谷芽共以健脾温胃助运。另配陈皮、香附疏肝理气，以和肝胃；并用杜仲一味补肾固冲任扶正。

案19　有孕无孕，最难辨别

陈，经行作呕，血虚肝旺也。呕止而腹中结块，经事四五月不来，当脐跳动，疑为有孕。恐其不然，想由瘀凝气聚与痰涎互结成块耳。《内经》肠覃、石瘕二证，状如怀子，病根皆在乎血。虽不敢大攻，当仿妇科正元散法。党参，白术，川芎，茯苓，陈皮，半夏，当归，砂仁，木香，枳壳，香附。有孕无孕，最难辨别。此症断乎非孕。服此二十余帖，至八九月而经始行。

【赏析】

经行作呕，是本有血虚，经行之时，肝气偏旺，乘克脾土，胃失和降。经行呕止，其后经事四五月不来，腹中可触及包块，当脐跳动，此非有孕，当为肝郁血滞，瘀凝气聚与痰涎互结成块，因阻滞气滞，气机不利而跳动，并非受孕之胎动也。考《金匮》桂枝茯苓丸方，论及妇人素有癥病史，停经不到三个月，而出现漏下不止，并觉脐上好像有胎动，其实不是真正胎动，而是癥积内停，血瘀气滞，气逆上窜所致。故有孕无孕，需详加辨别，依证此断乎非孕，是为瘀凝气聚，瘀痰互结成块。考《内经》肠覃、石瘕二证，俱状如怀子。《灵枢·水胀》云："肠覃者，寒气客于肠外，与卫气相搏，气不得荣，因有所系，癖而内著，恶气乃起，息肉乃生。其始生也，大如鸡卵，稍以益大，至其成，如怀子之状，久则离岁，按之则坚，推之则移，月事以时下，此其候也。"为腹内生恶肉，结于肠外，初起大如鸡卵，以后逐渐增大，久则腹大如孕，按之坚硬，推之可移，女子月经如常。多因七情内伤，肝气郁结，气滞血瘀，积滞成块所致，其治重温通行气以活血化瘀。另《灵枢·水胀》论石瘕云："石瘕生于胞中，寒气客于子门，子门闭塞，气不得通，恶血当泻不泻，衃以留止，日以益大，状如怀子，月事不以时下……"，其少腹有块如石，逐渐增大状如怀子，并有闭经等，其治重在活血逐瘀。虽有石瘕月事不来，肠覃月事仍来之不同，但其病根皆在乎血，《内经》提其要曰："皆生于女子，可导而下。"此案亦当导其下，但虑及病者脾虚体弱，恐难耐攻伐，权宜之下，亦当气血兼理，散结消瘀为要。仿妇科正元散法，正元气，调肝补脾，理气血。以四君子健脾益气，加砂仁、木香、枳壳、香附调理肝胃之气；当归补血养肝，和血调经；川芎与当归相伍，行血中气滞，畅达血脉。本方并未用大剂活血消瘀剂，重在扶正培元，理气导滞，说明本病治法有治气、治血之侧重不同，临证当详加辨析。

案20　腹大如怀子

李，妇人之病，首重调经。经事初起不来，状如怀子。以后来而略少，但腹渐大，三载有余。尚疑有孕，岂非痴人说梦耶？《内经》谓肠覃、石瘕皆腹大如怀子，石瘕则月事不来，肠覃则月事仍来，而提其要曰：皆生于女子，可导而下。夫岂徒有虚文而无斯症哉！余曾见过下红白垢污如猪油粉皮样者无数，调理得宜，亦有愈者。藉曰不然，则天下尽有高才博学之医，就有道而正焉，无烦余之多赘也。大黄䗪虫丸每朝三十粒，炒大麦芽泡汤送下。

【赏析】

经事初起不来，以为受孕，其后经虽来，但量少，并腹部渐大，病程有三年有余，尚疑有孕，这是明显不对的，故云："岂非痴人说梦耶？"前案曾考《内经》谓肠覃、石瘕病，皆腹大如怀子，石瘕则月事不来，肠覃则月事仍来。这在临床上可以验证的，此案当属肠覃病，治可导而下。本病还可见"下红白垢污如猪油粉皮样"之症，当是凝积败恶的干血，久郁腐化而下之征，若调理得宜，可得痊愈。此案治法当祛瘀生新，缓中补虚。大黄䗪虫丸，出自《金匮要略》虚劳病篇，中云："五劳虚极羸瘦，腹满不能饮食，食伤、忧伤……经络营卫气伤，内有干血，肌肤甲错，两目黯黑，缓中补虚，大黄䗪虫丸主之。"是因病久体虚，干血内停，不可峻逐其瘀，当缓消中内的瘀血，同时调补人体之虚，使新血生，气血复。原方为"酒饮服五丸，日三服"，此处改为每朝三十粒，炒大麦芽泡汤送下。大麦味甘平，炒制后再用沸水泡，具消积助运，和胃补虚之功。

案21　石瘕生于胞中

苏，石瘕生于胞中，寒气客于子门，子门闭塞，气不得通，恶血当泻不泻，衃以留止，日以益大，状如怀子。此段经文明指石瘕一症，由于寒气瘀凝夹阻而成。今腹痛泄泻食少，脾胃虚寒，肝木横逆，病延半载，元气已衰，理脾胃，兼温中下，尚恐莫及。备候主裁。肉桂，冬术（土炒），陈皮，木香，金铃子，诃子，茯苓，干姜，泽泻，延胡索，生熟谷芽。

【赏析】

《灵枢·水胀》篇云："石瘕生于胞中，寒气客于子门，子门闭塞，气不得通，恶血当泻不泻，衃以留止，日以益大，状如怀子。"本病是由于摄养不慎，外寒侵袭，或脏腑阳虚，虚寒内生，致寒阻冲任胞宫，瘀血停积，气聚为瘕。今腹痛、少腹有块坚硬如石，为肝经瘀滞；病久肝木横逆犯脾，脾胃虚寒，水谷不化，见泄泻食少。病延半载，元气已衰，气血衰弱，不任攻伐，病势虽盛，亦当先扶正后治其病。治当调补脾胃兼温中下。以大已寒丸（《太平惠民和剂局方》）加减，以肉桂温肾暖胞为君，干姜温阳守中为臣，共以温养脾肾，辛热散寒，止痛止泻；冬术、茯苓、泽泻，健脾利湿，生、熟谷芽并用，消食和中，健脾和胃；陈皮、木香、延胡索、川楝子，疏肝理气和胃；诃子一味涩肠止泻。

案22　辨石瘕、石水

《内经》有石瘕、石水之证，多属阳气不布，水道阻塞。少腹有块坚硬者为石瘕，水气上攻而腹满者为石水。此症初起小便不利，今反小便不禁，而腹渐胀满，是石水之象。考古石水治法，不越通阳利水，浅则治膀胱，深则治肾，久则治脾。兹以一方备采。四苓散去猪苓，加大腹皮，陈皮，川朴，桑白皮，乌药，桂枝，鸡内金。朝服肾气丸三钱。

【赏析】

《内经》石瘕、石水之证，均与阳气不布，水道阻塞，水湿停聚有关。对比而言，石瘕病为少腹有块坚硬如石，逐渐增大，状如怀子，并伴有闭经等，其治重在理气活血逐瘀。石水病见于《素问·阴阳别论》，因下焦阳虚，不能司其开阖，聚水不化而致少腹硬满如石，水气上攻。考《金匮》水气病篇亦云："病有风水、有皮水、有正水、有石水……正水其脉沉迟，外证自喘；石水其脉自沉，外证腹满不喘……"。石水病由于肾阳虚衰，水寒凝结于下焦，母病及子，影响于肝，肝经气血郁滞，故见脉沉、少腹硬满为石；因肾阳不化，水道阻塞，症常见小便不利，今反小便不禁，说明肾阳虚甚，膀胱失约，腹满更甚。考古人石水之治法，不越通阳利水，浅则治膀胱，深则治肾，病久则治脾。本案当健脾温肾利水，方以四苓散加减，以泽泻、茯苓、白术健脾利水；厚朴、大腹皮、陈皮、桑白皮行气利水除满；乌药入肾与膀胱，温肾散寒，缩尿止遗；鸡内金健脾助运。朝服肾气丸三钱，以温肾化气摄水。

结　语

参本门之案20中，王氏云："妇人之病，首重调经。"故本篇专论述月经病，着重分析了崩漏、闭经的辨治。世医调经，动曰冲任八脉，而本门案却非常注重调治脏腑。考《妇人规》有论："经血为水谷之精气，和调于五脏，洒陈于六腑，乃能入于脉也。凡其源源而来，生化于脾，总统于心，藏受于肝，宣布于肺，施泄于肾，以灌溉一身。"

因此月经病的产生固然与冲任、胞宫功能失常有关，但这是果，而非因,经水之所以盛衰通塞，其根源在于脏腑经脉之功能。另参《内经》言奇经之于十二经，犹江河之于沟渠也。《奇经八脉考》亦云："盖正经尤夫沟渠，奇经尤夫湖泽，正经之脉隆盛，则溢于奇经。"十二经功能是以脏腑生理功能为基础的，所以王氏案多体现脏腑辨治，而且五脏之中尤重肝脾，计22案中专论调脾方有五、调肝方有三、肝脾同调方有十。下面分别简要论述之。

重视调脾胃。在案8中王氏专论云："夫心生血，脾统血，肝藏血，胃为气血之总司。调治之方，以和脾胃为第一。"其调补脾胃每多以补中益气汤、六君子汤等加减。案1运用脏腑审因论治，升补脾胃阳气、固摄冲任止崩漏；案2、案11均为本欲补阴血生津，其治却先调补健运脾胃，待饮食纳运正常，使气血津液生化有源，津血之亏得以缓复；案8，详析其病机之营虚发热、瘀阻、饮停，均为标，当调脾胃治其本，脾胃健则停饮自运，营血得以化生，瘀滞得消。

专论肝经之瘀热。案7、案10、案14均论肝经瘀滞，气郁化火的辨治。因素性抑郁或忿怒伤肝，导致肝气郁滞化火，气郁血滞，肝脉不畅，出现痛经、经停、经后腹痛或月经量多，淋漓不尽，色黑有块、少腹痛连腰股、肛门气坠、大便不通、小便赤涩热痛等。因为肝火与瘀凝交阻，当"通而导之"，清泻肝经之郁热，通络脉之凝涩。每多以下列药物组方：川楝子、丹皮、焦山栀清泻肝火凉血；延胡索、川楝子行血中气滞，香附疏肝，白芍柔肝缓急止痛；新绛、旋覆花、归尾、桃仁、大黄（酒炒）散瘀；龙胆草、车前子、冬葵子清利湿热。

肝脾同调是妇科重要的治法。在案5中王氏强调因女子以肝为先天，肝主藏血，肝气之疏泄又调节经血运行。又脾胃为后天之本，气血生化之源，脾气弱纳少则生源不足，月经量少；气弱血虚，胞宫冲任失养，不能受孕。"调补肝脾，则冲任充足，自然有孕。"点明了调补肝脾是妇科重要的治则，因此在诸案中此辨析最详，如案3，患者肝气有余，瘀凝停滞，经事愆期，另见腹鸣胀满，但因其能食，案中判云"病在肝而不在脾"，但仍配用茯苓、陈皮、香附、大麦芽、青皮，先安未受邪之地，意在肝脾同调；参案九对于肝胃不和之治，提出有治肝、治脾之侧重。方以八珍汤、六君子汤加减，健运脾胃、益气养血，以治疗肝胃不和，肝气郁滞，症见经停、胸中不舒者。补气才能和胃，养血才能理气，并未用平肝理气，却待气血充而肝胃自和。

另外值得注意的是，本门有8个案详细论述活血化瘀法的运用。同为逐瘀，祛瘀之力度需据病人的体质强弱进行调整。如案12干血劳损，以调经散加减，以攻邪祛瘀为主，以散剂力峻，故强调元气可支者用之。不耐攻伐时应缓之调之，如案16瘀血着于脐下，化瘀生新法。首以下瘀血汤加减，但继服虑其攻伐力度太过，恐伤伐正气，治当“缓之”缓攻其瘀血，“调之”调治肝脾，方以逍遥散加减，肝脾同调。凡邪盛正弱者，应当补泻兼施。如案17瘀阻邪盛，日久虑伤伐正气，成为虚劳病。治以祛瘀为要，兼以和养营血、清利湿热，补泻兼施。方以桃红四物汤加减，配大生地、当归、白芍养阴补血。

其专论腹中结块者，有气血兼理，仿妇科正元散法，正元气，调肝补脾，理气血；或有以大黄䗪虫丸缓消中内的瘀血，调补人体之虚，使新血生，气血复；或有因病延日久，元气已衰，气血衰弱，不任攻伐，病势虽盛，亦当先扶正后治其病，治当调补脾胃，兼温中下。这些都体现了其临证治法之灵活变通，可为后学之典范。

四、产后案

案1　产后蓐劳

丁，因疟小产，瘀凝未尽，冲任受伤，少腹结瘕，上攻疼痛，大便常溏，内热不已，迄今半载。不渴不嗽，病在下焦。通补冲任、和营化瘀，不越产后治例，与阴亏劳损有歧。当归（小茴香炒），川楝子，延胡，香附，肉桂心（研，冲），白芍（吴萸炒），紫石英，砂仁，茺蔚子，玫瑰花。

复诊：产后蓐劳，已经八月。内热瘕痛，病在冲任。当归（酒炒），白芍（桂枝三分炒），桃仁泥，丹参，党参，炒丹皮，穞豆衣，广皮，玫瑰花。

【赏析】

小产病名出自《景岳全书·妇人规》，亦名半生、半产等，指妇人怀孕三月以上，由于各种原因导致冲任受损、伤胎，以致未足月而产。孕妇患疟疾，伤损胞宫、冲任，极易危害胎儿的发育，导致流产致气血俱虚。患者已因疟小产，又有恶露瘀滞，排出不畅，瘀凝未尽，瘀阻气机，气聚为瘕，积于少腹，痞满无形，时聚时散，痛无定处；肝经郁滞，肝郁脾弱，故大便常溏；又因冲任受损，阴阳两虚，兼瘀阻气机，营卫失和导致内热不已。若为阴亏内热劳损之疾，多见咳嗽，口渴，此病者不渴不嗽，是病在下焦胞宫、冲任。此案病机符合产后多虚、多瘀的特点，本“勿拘于产后，亦勿忘于产后”的原则，治当通补结合，补养冲任，和营补虚兼以化瘀。这是产后病常见的治法，自然与单纯的补虚养阴清热不同。

调补冲任之法首以当归、白芍养血和血。其中当归辛散温通，养血活血，用小茴香炒，增强温阳散寒止痛之功；白芍苦酸微寒，养血敛肝，用吴茱萸炒，取吴茱萸辛散郁滞，可防白芍酸敛太过，使补而不滞。继辅以延胡索、川楝子、玫瑰花、茺蔚子调肝理气、活血止痛；香附、砂仁疏肝理气和胃。尤妙在配用甘热之肉桂心、甘温之紫石英温肾暖宫，助阳补虚，引虚火归元。其中紫石英的作用在《本草经疏》中有云：“紫石英……为女子暖子宫之要药。补中气，益心肝，通血脉，镇坠虚火使之归元……”

复诊：病情已延八月，当属产后蓐劳，又名产后痨。本病多因产后气血耗伤，冲任受损，摄生不慎，忧劳思虑或感受风寒所致。《经效产宝》有云：“产后虚弱，喘乏作，寒热状如疟，名曰蓐痨。”《产宝百问》亦曰：“产后虚羸，渐成蓐劳，皆由产下亏损血气所致……”继上诊仍以调补冲任，活血散瘀为要。继以当归、白芍养血和血，但当归改用酒炒，以助其温经散寒活血之功，白芍改用桂枝炒，以温通血脉，调和营卫，且可解肌以防外感。仍用疏肝理气散瘀之玫瑰花，并配穞豆衣养血平肝除热；并用桃仁泥长于逐瘀生新，加强逐瘀之力；又虑瘀久化热，稍佐丹参、炒丹皮散瘀同时，取其性微寒以清血热。蓐劳后期调理尤当健补脾胃，故以党参益气健脾扶正，广皮理气醒脾（即陈皮，以广东新会出产的药用效果好，称为广陈皮），待饮食既进，气血渐生，诸脏有所倚赖，其病自愈。

案2　产后小溲不通

张，寒气客于下焦，瘀凝停于小腹中央，乃膀胱之部也。寒气瘀凝，阻塞胞门，膀胱阳气失化，以致癃闭。产后八日而小溲不通，脉细肢寒，腹中觉冷，恐其气逆上攻发厥。法以温通下焦，化瘀利水。全当归八钱，川芎四钱，山楂炭五钱，炮姜五分，桃仁三钱，车前子五钱，益母草汤、陈酒各一碗煎药。另研桂心五分，血珀五分，甘遂三分，为末，药汁调下。

复诊：小溲癃闭已通，恶露瘀凝未下，少腹板痛。再以温通。肉桂，延胡索，红花，桃仁，丹参，归尾，山楂炭，牛膝，炮姜炭，冬葵子，两头尖，车前子。

【赏析】

产后百脉空虚，气血俱损，血室正开，起居不慎，当风感寒，风寒乘虚而入，血为寒凝，恶露不畅，瘀阻胞宫。胞宫、膀胱同居下焦，寒瘀阻滞下焦阳气，气塞不通，影响膀胱气化，以致癃闭，小便量少，点滴而出。腑以通为用，此证病势较急，且见脉细肢寒，腹中觉冷，因虑寒饮停聚于下，下焦寒气影响冲脉，饮阻气逆，将引动冲气上逆，突发昏厥。

法当以温通下焦，化瘀利水为要。处方以生化汤加减，本方出自《傅青主女科》，功能温经止痛，因其行中有补，化中有生，实产后之至宝也，因名曰生化汤。王氏用原方之当归，补血活血为主药，川芎行血中之气，桃仁行血中之瘀，缓肝气之急，此三药化瘀生新；炮姜引血分药入气分而生血，并能温肾暖下元。本案去炙甘草，是不欲其缓收，并加山楂炭、车前子，加强化瘀利水之力；且改原方“黄酒、童便各半煎服”之法，以益母草汤、陈酒各一碗煎药，意取益母草化瘀利水，陈酒辛散温通活血力更甚；另加血珀末功善活血散瘀，利尿通淋、甘遂末泻水破积逐饮；尤加肉桂末，以助炮姜，共奏温肾暖宫，温通血脉之功。

复诊：小溲癃闭已通，药以见效，但少腹板痛，虑为仍有恶露瘀凝未下，治当再以温通，以祛瘀为主。仍用肉桂、炮姜温胞宫，通血脉，继用桃仁、归尾（前用全当归）、山楂炭、车前子，并加延胡索、红花、牛膝，加强活血通经止痛之力，车前子另配冬葵子利尿通窍。值得注意的是所配用之两头尖，其性辛热，以助肉桂、炮姜温通，但有毒，其量宜小；方中炮姜改为炮姜炭，意缓其药性，另配丹参凉血清热，监制药性，防其温热太过。

案3　产后营阴大亏

张，产后营虚发热，已经数月。多汗心跳，营阴大亏也。大熟地，党参，黄芪，茯神，归身，酸枣仁，冬术，陈皮，玉竹，白芍，砂仁。

【赏析】

产后营血亏虚，虚热内生，见发热；血虚无所归依，阴亏阳越于外，则多汗，《金匮要略》产后篇云："新产血虚，多汗出……"，"……以血虚下厥，孤阳上出，故头汗出。所以产妇喜汗出者，亡阴血虚，阳气独盛，故当汗出，阴阳乃复……"汗血同源，多汗出，营阴愈亏，且汗为心液，致心阴血受损，心失所养，则心中悸动不安。治当以补血养心，益气养阴。

方用归脾汤加减，并增大养阴血力度。用熟地、归身、酸枣仁、白芍、玉竹养血补虚，滋阴清热；酸枣仁、茯神安神定志；党参、黄芪、冬术益气健脾，以滋生血之源；陈皮、砂仁理气和胃，使补而不滞。

案4　产后营虚，近感风邪

某，产后营虚，内热日久，近感风邪，发热更甚，胸闷心跳。气滞血亏，显然可见。香豆豉（炒），黄芪，防风，全当归，白芍，白术，枣仁，茯神，玉竹，桑叶。

【赏析】

产后营虚血弱，阴虚阳亢，虚热内生，又卫外不固，风邪乘虚而入，风为阳邪，易化热，两热相合，故发热更甚、阴津损伤加重；表邪犯肺，肺失宣肃，胸闷气滞；郁热内扰，加之血不养心，心神不安故见心悸不宁。此为表里同病，虚实夹杂之证，但以本虚为主，其治应重在补营养血，稍以疏解。《伤寒论》有云“诸亡血虚家，不可发汗”，亦谓切不可解表发汗太过，耗伤正气，转生变证。方以玉屏风散加减，黄芪、防风、白术固卫疏风，攻补兼施；香豆豉（炒）疏风清热，善清胸中郁热；桑叶甘寒，疏风清热润肺；又以全当归、白芍养血补虚，轻解之药与养阴之白芍、玉竹相配发汗而不伤阴；枣仁、玉竹滋阴清热安神；茯神既合枣仁安神定志，又合白术健脾助运，使补而不滞。

本案与上案相比，同样滋阴补血补虚，仍用当归、白芍、枣仁、玉竹，但因考虑到兼散表邪，故去滋腻之熟地，且用全当归，是因归尾可活血，血行风自灭，以助解散外邪。

案5　产后感邪咳嗽

赵，病后小产，产后感邪咳嗽，寒热似疟。服解散疏和药五六剂，邪退未尽，夜犹微热。然头晕心跳，寐则惊惕，虚象见矣。拟养营化邪法。四物汤合二贤，加苏子，苏梗，苏叶，川贝，杏仁，枳壳，茯苓，款冬花。用三苏、二贤、四物，意在泄血分之风，和血中之气。加化痰止咳药，佐使之耳。

复诊：补肺阿胶合金水六君，去半夏，加川贝、款冬花。

【赏析】

因病伤胎，导致小产。产后体虚，调养不慎，外邪袭表犯肺，营卫不和，正邪交争，见发热恶寒似疟，肺失宣肃，肺气上逆见咳嗽。未考虑扶正养阴，单纯服用解散疏和药，药后见夜犹微热，示表邪未尽；且又增头晕心跳，寐则惊惕，是因产后本有阴血亏虚，加之发汗解表，汗多心液损耗，故见阴血亏虚，心神失养之象。治宜扶正养营为主，正盛则邪自除。方以四物汤加减，四物汤中当归、地黄、芍药补阴养血；当归行血，川芎行血中之气，合三苏、二贤调理血脉气血，泄血分之风，和血中之气。二贤散名见《医学纲目》，组成为橘红、甘草、盐。其中陈皮燥湿而利气，食盐润下而软坚，甘草健脾调胃。本案另佐川贝、杏仁、枳壳、茯苓、款冬花以化痰理气止咳。全方中除苏叶有缓和的解表散寒之力外，并未用其他解表药物，这种治外风先治血的方法，体现了“治风先治血，血行风自灭”的思想。

复诊：内伤咳嗽，邪少虚多，继以补肺为主，以补肺阿胶合金水六君煎加减。补肺阿胶汤，组成为阿胶、马兜铃、牛蒡子、杏仁、炙甘草。其中阿胶用量独重，甘平滋补肺阴养血治本；马兜苓、牛蒡子宣肺清热，化痰宁嗽；杏仁宣降肺气，炙甘草调和药性。金水六君煎出自《景岳全书》，方由当归、熟地、陈皮、法半夏、茯苓、炙草、生姜组成。其中陈皮、法半夏、茯苓、炙甘草、生姜，意在健脾除湿，脾为生痰之源，脾运则痰自化；咳久伤肺，必及于肾，当归、熟地滋补肺肾之阴；因虑半夏过于温燥，故去之并加川贝、款冬花润肺清热化痰。据方测证，应见干咳，少痰，或痰中有血，口干声嘶等表现。

案6　产后气血伤，久延为劳

某，左脉细数，营阴亏也；右脉细软，脾气虚也。产后不能安息，反加劳碌，气血伤而不复，致身常内热，心荡若嘈，久延虑成劳损。人参养营汤加减。党参，大熟地，冬术，白术，丹参，香附，远志（甘草汤制），砂仁，归身（酒炒），陈皮，茯神，枣仁。

【赏析】

产后多有亡血伤津，左脉细数，主营血亏虚，虚热内生，尤指肝肾精血损伤；又未能调养休息，劳碌过度，气血两伤，又尤指脾气虚，故见右脉细软无力。因营亏虚，阳气独亢，虚热内扰，常见身体低热、或在夜晚明显。心荡若嘈，荡为动摇，嘈为杂乱，即心中烦乱不安，是为气血两虚，心失所养，又热扰心神之故。另可见倦怠乏力、食少无味、惊悸健忘、夜寐不安、自汗、唇口干燥、皮肤干燥，形体消瘦等症。此病若不及时调补，积劳成虚，化为虚劳病。

方用人参养营汤加减，此方出自《三因极一病证方论》，功能益气补血、养心安神。党参、大熟地相配，甘温益气补血，共为君药；白术、冬术同用，协党参益气健脾，归身助熟地补益阴血，同为臣药，归身酒炒，在养血的同时尚增强散瘀之力，使补中有散；佐以远志（用甘草汤炮制的方法首见于《雷公炮炙论》，可缓和药性）、茯神、枣仁、丹参养心安神；砂仁、陈皮、香附行气和胃。

案7　产后血风病

孙，前年小产，恶露数日即止，因而腹中作痛结块，心神妄乱，言语如癫。此谓血风病也。胞络下连血海，上系心包，血凝动火，火炽生风，故见诸症。诊脉弦搏，肝阳有上亢之象，防加吐血。为治之法，当以化瘀为先，清火化痰为佐。川贝，赤苓，丹参，蒲黄炭，五灵脂，川连，香附，延胡，焦山栀，茺蔚子。另：回生丹一粒，开水化服。

【赏析】

小产后，恶露数日即止，必有瘀血留聚胞宫，日久为干血凝着成结块，疼痛拒按，固定不移，此为癥病。瘀阻日久，化热生风。又胞宫之血脉，上系心包，《素问·评热病论》云："胞脉者属心而络于胞中。"故病在冲任血海，上及心包，风热乘心，扰乱心神，故见心神妄乱，言语如癫。正如《素问调经论》云："气血以并，阴阳相倾，气乱于卫，血逆于经，……血并于阴，气并于阳，故为惊狂。……血并于下，气并于上，乱而喜忘。"风火扰动肝阳，肝阳亢盛见脉弦而有力，若肝火横逆犯胃，胃络损伤则见吐血。

病由瘀阻而致，故以化瘀为先；瘀阻化热，当以清火。方以蒲黄炭（蒲黄炭味涩，兼止血之功）、五灵脂相须为用，活血祛瘀，散结止痛，配以延胡、香附加强止痛之力；焦山栀、丹参、川连清心肝火热，凉血安神；配回生丹功能活血祛瘀，攻补兼施。考《万氏女科》中载回生丹之组成如下：锦纹大黄、苏木、大黑豆、红花、米醋，并云"治产后败血为害也，故此丹最有奇功"。另外案中所云"化痰为佐"，意在血水同治，在散瘀同时兼以清化痰湿。考仲景先师除在《金匮》水气病篇有血分病、水分病专论，另妇人病篇之当归芍药散、桂枝茯苓丸、大黄甘遂汤等方均为血水同调之治。故此案配用川贝、赤苓（与茯苓相比长于泻热利湿）、蒲黄（性凉而利，尚能通利小便）、茺蔚子（活血兼利水调经）血水同调，有异曲同工之妙。

案8　产后腹痛当归建中汤法

毛，产后腹痛，一载有余。营虚木郁，脾胃受戕。时作恶心，时吐酸水。用《千金》当归建中汤法。当归，炮姜炭，炙甘草，肉桂，川椒，白芍（吴萸炒），橘饼，南枣。

复诊：前投建中法，腹痛已止。复因经行之后，劳碌受寒，腹中又痛，加以晡热，饮食减少，舌苔干白。此属血虚肝郁，脾虚木横。用归脾法加减。黄芪，党参，冬术，茯苓，砂仁，炮姜，木香，陈皮，归身，白芍（吴萸炒），橘饼。

【赏析】

病人素有脾胃虚寒，产后虚羸，气血不足，尤其营血亏虚，冲任胞脉失养，不荣则腹中作痛。又肝之阴血不足，肝木郁滞，横逆犯脾，胃失和降，故见恶心、呕吐酸水，参高鼓峰在《四明心法·吞酸》中云："凡为吞酸尽属肝木，曲直作酸也。"此证当取《千金》当归建中汤之法，温补气血，缓急止痛。当归建中汤原方为小建中汤温补中土，加当归补血和血。本案改桂枝为肉桂、生姜为炮姜炭，并用川椒温阳散寒守中，其补火助阳力强；南枣、炙甘草甘温益气和中，制约前药辛热燥散；除用当归和血，另加用白芍滋阴缓急、养血敛肝，并用吴萸炒，取吴萸辛热温散之性，以解肝郁之气。全方辛热燥烈与甘温质润配伍，温而不燥，补而不滞，温阳祛寒无伤阴之虑，补虚却有速发之功。

复诊：服前方，腹痛虽止，但正气尚未完全恢复，复因经行之后，气血损耗，劳碌受寒，寒邪乘虚入里，寒性收引凝滞，脾胃失却温养，腹中又痛，饮食减少，晡热，舌苔干白。其苔白为夹痰湿之象。此仍属血虚肝郁，脾虚木横，其治应始终以照顾脾胃为要。选用归脾法加减，益气健脾、养血补虚。方用党参补气生血，黄芪、冬术、茯苓、炮姜（两诊分别选用炮姜炭、炮姜，前者炭化使用，减其温燥，行中有收；后者但其取温阳守中）助党参益气温健中脏；除用橘饼，加用砂仁、木香、陈皮理气醒脾和胃；继用归身、白芍养血滋阴补虚。

案9　产后痉厥急治

章，先痉厥半日而后产，产后厥仍不醒，痉仍不止，恶露稀少，汤水不能纳，纳则仍复吐出，面赤身温，脉洪而荒。肝风炽张，营虚气耗，虚阳外越，冷汗遂出，恐其厥而不返，奈何奈何！姑拟一方，希冀万一。肉桂五分，当归三钱，煎汤冲童便一杯，化下回生丹一丸。

复诊：前方勉灌三分之一，恶露稍多，面赤稍退，脉大稍软，而厥仍不醒，舌色灰黄，时沃涎沫，两日饮食不进。营虚气滞，胃虚浊泛。必得温通化浊，以冀阳回厥醒为妙。肉桂，炮姜，半夏，全当归，丹参，山楂肉，陈皮，茯苓，紫石英，童便（冲入）。

三诊：厥醒进粥半盏，诸无所苦，惟周身疼痛，不能转侧。舌苔白，口不渴。拟温养气血，兼和胃气。肉桂，炮姜，黄芪，半夏，当归，丹参，茯苓，陈皮，桑枝。

【赏析】

痉厥半日，为妊娠痫病，其症可见眩晕头痛，突然昏不知人，两目上视，牙关紧闭，四肢抽搐，腰背反张，少顷可醒，醒后复发甚至昏迷不醒。病势危急，威胁母婴生命。此证多为素体阴虚，孕后精血养胎，肝阴血愈虚，血不荣筋，肝阳偏亢，肝风内动，风火相煽，或夹痰火上扰，蒙蔽清窍，神志昏冒。本案患者流产，又加重耗气亡血伤津，筋脉失养，故肝风仍炽，痉仍不止，昏厥不醒，恶露稀少，汤水不能纳。又见面赤身温、身出冷汗，脉洪大而乱，为虚阳外越，恐其阳气亡脱，昏厥不返，急治以肉桂辛甘大热，补火助阳救逆；当归养血散瘀，煎汤冲童便，不仅可凉血散瘀，尚能滋阴降火，防温补太过；化下回生丹活血祛瘀，攻补兼施。

复诊：因患者汤水不能纳，纳则仍复吐出，故前方勉灌三分之一，面赤稍退，脉大稍软，阳气有恢复。但时吐涎沫，两日饮食不进，舌色灰黄，此为胃虚痰浊停聚之象，因胃气不降，药食不纳，清窍被蒙蔽故仍昏厥不醒。治当温通化浊，以通阳回厥。仍以前方肉桂、全当归，冲入童便，补火助阳，养血散瘀；另加炮姜以温通中阳；紫石英温肾助阳，镇心安神；丹参凉血散瘀安神；半夏、陈皮、茯苓、山楂肉化痰消浊和胃。

三诊：药已起效，神清厥醒，诸无所苦，进粥半盏，苔白则为内有寒湿之象。但因气血两虚，筋脉关节失养，或有外邪乘虚而入，痹阻经脉，故见周身疼痛，不能转侧。拟温养气血兼和胃气。以上方加减，继以肉桂、炮姜温中补脾，黄芪、当归益气养血，肉桂鼓舞气血化生；半夏、茯苓、陈皮化湿和胃；丹参凉血安神；桑枝善达四肢经络，通利关节止痛。

案10　产后瘀凝未尽

丁，产后瘀凝未尽，新血不生，身热日久，少腹疼痛，小溲淋浊，带下血筋。此肝经郁热，兼夹瘀凝为患，殊非小恙。姑拟泄肝、化瘀、和营为法。鲜地渣（姜汁拌，炒焦），金铃子，延胡索，丹参，焦山栀，生姜渣（鲜地汁拌，炒焦），龙胆草，当归，赤苓，甘草梢，青葱管，新绛屑。

【赏析】

产后多有津血亏虚，加之瘀凝未尽，阻滞新血化生，阴血不足，虚热内生，故见身低热日久；瘀留胞宫，冲任胞脉失畅，不通则痛，故见少腹疼痛；少腹乃厥阴肝经循行之处，肝经瘀热，影响膀胱气化，见小溲浑浊，艰涩不畅；带下色赤亦由肝经之郁火导致。《傅青主女科》谓："肝经之郁火内炽，下克脾土，……湿热之气，随气下陷，同血俱下。"其出血量虽少，但日久亦损耗阴血，故王氏云此殊非小恙。此病为肝经瘀热，治当泄肝火化瘀、养阴和营。方以龙胆草、焦山栀清泻肝火、泻利湿热，配青葱管（宣通膀胱之气）、赤苓、甘草梢，共奏清热利尿通淋之功；并用延胡索、五灵脂、当归、新绛屑、丹参、川楝子清肝散瘀止痛；鲜地渣（姜汁拌，炒焦），生姜渣（鲜地汁拌，炒焦），名为交加散，清热凉血养阴，又不伤胃气。

案11　产后遍体机关不利

范，产未满月操作，猝遇大雨淋身，水寒之气自毛窍而入于骨节，内舍于肾，外达太阳、阳明，是以始病腰疼，继而上攻头痛，遍体机关不利也。脉沉而寒热，寐少而恐惧，纳少而恶心，邪气留连于胃肾。据云头痛甚则汗出，太阳之表虚矣。用许学士法。香豆豉，牛蒡子，豆卷，杜仲，磁石，藁本，白芷，川芎，金狗脊，赤苓，半夏，甘菊花。

复诊：前投益肾通经，和胃泄湿，头项腰脊之痛原有松机。今产后两月有余，经水适来，而心跳恐惧，是营气虚而不摄也。拟和营止痛，仍佐理胃泄湿。党参，桂枝，秦艽，枣仁，杜仲，豆卷，半夏，赤苓，苡仁，金狗脊，归身，陈皮，桑枝（酒炒）。

三诊：产后营虚，雨湿寒气袭入，经络机关不利。前投宣通养血两法，俱无少效。虽头痛略松，而右半之腿臂转增痛热。犹幸脾胃稍旺。今恶风、发热、口干，是寒湿渐化为热矣。拟疏泄湿热以通经络，再议。羚羊角，丹参，防风，秦艽，苡仁，陈皮，羌活，丝瓜络，防已，当归，白芷，木通，桑枝，忍冬藤。

【赏析】

产后体虚气血不足，劳作耗伤，卫外不固，又淋雨，寒水之邪自毛窍入，内舍筋骨关节，肾主骨，故云内舍于肾。因腰为肾之府，妇人肾位系于胞，产则劳伤，肾气损动，胞络虚未平复，而寒湿客之，冷气乘腰，故先出现腰痛；腰部连于背，则见腰脊痛；寒湿阻滞气血，督脉受损，太阳膀胱经不利，故继而上攻致头项痛；因寒湿客于经络、关节、肌肉，经脉痹阻，故见遍身肢体骨节不利也。另外，脉沉、恐惧为肾虚之象；恶寒发热、头痛甚则汗出，为太阳表虚之征；寐少为气血两虚，心神失养；纳少、恶心，为寒湿留着于胃，阻滞饮食之运化。仿用许学士治法，许学士为南宋医学家许叔微。方用藁本、白芷辛温发散表邪，合川芎通窍止头痛；甘菊花、香豆豉、牛蒡子、豆卷性凉解表，防温药太过，疏散表邪；牛蒡子、豆卷、赤苓、半夏相合清热和胃利湿；磁石镇心安神；杜仲、金狗脊补肾通经，强壮腰脊止痛。

复诊：服前方头项腰脊之痛有所缓解，但经水适来，见心跳恐惧，虑为产后气血亏虚，心虚胆怯导致。应加强补虚的力度，标本兼顾，拟和营止痛，佐理胃泄湿。药用党参、归身、枣仁益气养血，不仅补心安神，气血之充盛尚能提高桂枝、秦艽、桑枝温通肢体经脉止痛的作用；仍用杜仲、金狗脊强壮腰脊；豆卷、半夏、赤苓、薏苡仁、陈皮泄湿和胃。

三诊：前投宣通养血两法，俱无少效。虽头痛略松，本为寒湿留滞肢体经络，但却见右半之腿臂转增痛热，并见恶风、发热、口干之症，是病本寒湿渐化为热之故，法随证变，当配以疏泄湿热以通经络。泻热难免要用凉药，所幸通过前诊调治，脾胃之气尚能耐受。除用防风、羌活、白芷祛风散寒外，以羚羊角咸寒清热解痉止痛，配大队之防己、秦艽、丝瓜络、桑枝、忍冬藤、木通清泻湿热，通络镇痛；当归和血，丹参凉血；苡仁、陈皮和胃。

案12 产未百日骨蒸发热

王，产未百日，骨蒸发热，淹延匝月，热势渐加，迄今五十日矣。诊左寸关轻取虚小，中按之数，重按数而且坚，知其热在阴中，心肝之火独亢；右寸关虚软而数，则知脾肺气虚；两尺皆虚，肾阴亏也。阴虚阳盛，热气熏于胸中，蒸动水谷之湿上泛，故舌苔反见浊厚耳。耳鸣而聋者，肾虚肝阳上逆也。据述服参、芪则热势愈甚，投胶、地则胃气益惫。节近清明，地中阳气大泄，阴虚阳亢莫制，恐其交夏加剧。刻下用药，以脾胃为要。土旺四季各十八日，清明节后土气司权，趁此培土，冀其脾胃渐醒，饮食渐加，佐以清金平木，必须热退为妙。北沙参，地骨皮，丹皮，归身，怀山药，白扁豆，茯苓，白芍，生熟谷芽，白蔷薇露。

【赏析】

患者素体肾阴亏虚，加之生产耗伤阴血，阴精亏虚，水不制火，阳气偏盛而引起发热。患者时觉有热，自骨内向外透发，迁延未治，虚火内蒸，阴伤更甚，故热势渐加。查其脉，可明五脏病机：左寸、关脉候心肝，轻取虚小，中按之数，重按数而且坚，知此为热伏于阴分，内扰心肝两脏；右寸、关脉候肺脾，虚软而数，则知不仅有虚火，尚有脾肺气虚；两尺皆虚，为肾阴精亏耗之脉。查其舌，阴虚内热，本应少苔，反见浊厚者，是阴虚阳盛，热气熏于胸中，蒸动水谷之湿上泛之故。另述耳鸣而聋者，不仅与肾精亏虚有关，又水不涵木，病兼肝火上盛也。

病者此前曾服参、芪，补虚益气却反助热，导致热势愈甚；又曾改服阿胶、地黄滋阴养血，又因本有脾虚湿浊内停，导致胃脘痞满，且更伤胃气。现在将近清明节，正是地中阳气大泄之时，会有下雨潮湿的气候出现，是调治本病的好时机。若失治，阴虚阳亢莫制，待到夏季地中阳气蒸腾，病势必加剧。分析当下的用药，首先以健运脾胃为要。因为脾长四时，旺于四季各十八日，而清明节后正是脾之主时，当趁此培土，待其脾胃健运，饮食渐加，使后天气血生化有源为根本。同时佐以清金平木，务使虚热退，再缓以养阴生精，治本善后。方以怀山药益气养阴，平补三焦，配白扁豆、茯苓健脾和中，生熟谷芽消食助运；北沙参、白蔷薇露、地骨皮、丹皮，养阴清热除蒸；归身、白芍滋阴养血补虚。此案制方气阴双补，与前用参、芪相比，补气但性平和，无助热之虞，与前用阿胶、地黄比，养阴血而不滋腻碍脾。

结 语

参仁渊产后门按所论，分别从“产后亦攻”、“补之有法，不可乱补”两个方面分述于下。

产后虽每多需补，但亦非全补，急去其邪，即所以养其正也。如案7之小产后，因瘀留胞宫，瘀阻日久化热，火炽生风，肝阳上亢，防变吐血，治以化瘀为先，清火化痰为佐。又如案2之产后癃闭者，腑以通为用，此证病势较急，因寒瘀阻滞下焦阳气，气塞不通，且见脉细肢寒，腹中觉冷，恐气逆上攻发厥，急治以温肾暖宫，温通血脉，化瘀利水为要。

产后多有阴血亏虚，但并非只是运用单纯的养阴补血之剂，且补之有法。如气阴双补者，可参案3之营虚发热，多汗心跳，营阴大亏，治以归脾汤加减，并增大养阴血力度，补血养心，益气养阴。又如案12之气阴两虚，病者此前曾服参、芪，补虚益气反助热，导致热势愈甚；又曾改服阿胶、地黄滋阴养血，又因本有脾虚湿浊内停，导致胃脘痞满，且更伤胃气。王氏以怀山药配白扁豆、茯苓、生熟谷芽健运脾胃；北沙参、白蔷薇露、地骨皮、丹皮，养阴清热除蒸；归身、白芍滋阴养血补虚。其制方气阴双补，与前用药相比，补气但性平和，无助热之虞，养阴血而不滋腻碍脾。另外他尤注重方药，如案8之产后腹痛，营虚木郁，脾胃受戕，用《千金》当归建中汤法。改桂枝为肉桂、生姜为炮姜炭，并用川椒温阳散寒守中，补火助阳力强；南枣、炙甘草甘温益气和中，制约前药辛热燥散；除用当归，另加白芍滋阴缓急、养血敛肝，白芍用吴萸炒，取其辛热温散之性，以解肝郁之气。全方辛热燥烈与甘温质润配伍，温而不燥，补而不滞，温阳祛寒无伤阴之虑，补虚却有速发之功。

五、外疡案

案1　养血清热治足疽动风

吴，足大趾属厥阴肝经，太阴脾经由此起。今足大趾干烂，乃肝经血枯，脾经湿热也。延及数月，防成脱疽。兼上唇麻木，亦脾虚风动。殊非易治。萆薢，当归，牛膝，枸杞子，苡仁，丹参，川断，茯苓，桑枝。

【赏析】

足厥阴肝经起于足大趾爪甲后丛毛处，向上沿足背至内踝前1寸处，向上沿胫骨内缘，在内踝上8寸处交出足太阴脾经之后，上行过膝内侧，沿大腿内侧中线进入阴毛中，绕阴器，至小腹，夹胃两旁，属肝，络胆，向上穿过膈肌，分布于胁肋部。足太阴脾经亦起于足大趾内侧端隐白穴，沿内侧赤白肉际上行，过内踝的前缘，沿小腿内侧正中线上行。故足大趾之病变从经络辨证责之于肝脾，今足大趾干烂，局部红肿溃烂，可见少量渍水，其病因肝血不足，无以灌达趾末，而血主濡润，故大趾干燥皲裂，今又脾经湿热浸淫，发为足疡，若经久不治可发为足疽或动风之症，难以治疗。故早期当滋养肝血，清利湿热为主，辅以通强经络之品。方以当归、枸杞子、丹参滋养肝血，萆薢、薏苡仁、茯苓清利湿热，辅以川断、桑枝通络，另加牛膝引药下行，使药力直达病所，并加强活血通经络之功。诸药合用，足疡得治。

案2　补气托毒妙治脑疽

刘，偏脑疽自右延及于左，三候有余。偏右穿溃脓少，偏左木肿未腐，头顶平塌，根脚散蔓。此气虚不能引血化腐成脓，托毒外出，高年殊虑内陷。至舌苔白腻，大便闭结，在疡科指为火毒内闭，湿热上蕴，而用内疏黄连等法。阅倪先生方案，谓内夹杂气，邪伏膜原，引用达原、三消数剂，异想超出寻常。今大便已通，舌苔稍化，然右脉软弱，胃气残惫，疡不甚肿，色不甚红，深恐阳变为阴。大凡外疡起发脓腐，须赖元气承载。所谓元气者，卫外捍御之气、胃中冲和之气、三焦升降之气也。亏则脓腐不克依期，从此生变。故黄芪为外疡托毒之圣药，即兼别症，再参他方。古法有攻补兼施、补泻同用者。拙见欲托毒，必扶正。

生黄芪，当归，赤苓，陈皮，藿梗，法半夏，香附，谷芽。

复诊脑疽将四候，起发脓俱迟。欲问真消息，阴阳各半推。阳多方是吉，阴长便生危。顶不高兮根不束，皮不腐兮脓不足。凡此皆因气血衰，顺逆安危有结局。乃若疮流鲜血，即为变陷之端；况夫年逾六旬，尤宜加谨为要。兹当补托，佐以疏通。补其正而托其毒，疏其气而通其壅。俾胀满宽而加谷，期阳毒化而收功。聊以解嘲，非敢说梦。黄芪，当归，制僵蚕，皂角刺，陈皮，川朴，赤苓，法半夏，香附。

【赏析】

《外科大成》卷二记载偏脑疽，系指生于项后偏旁的脑疽。又名偏对口。本证患者偏右穿溃脓少，偏左木肿未腐，头顶平塌，根脚散漫，舌苔白腻，大便闭结，为气虚不能引血化腐成脓，托毒外出，兼有寒热错杂之症。可选内疏黄连汤治疗，方中黄连、黄芩、栀子清里热以解毒；连翘、薄荷、桔梗解表热而消肿；当归、白芍活血和营；槟榔、木香行气散结；大黄通便泻火；甘草调和诸药配合同用，共奏清热解毒、消肿散结之功。然作者选用加大黄，即三消汤治疗，效果甚好。达原饮出自吴又可《瘟疫论》，原用来治疗温疫邪入膜原半表半里，邪正相争，故见憎寒壮热；温疫热毒内侵入里，导致呕恶、头痛、烦躁、苔白厚如积粉等一派秽浊之候。此时邪不在表，忌用发汗；热中有湿，不能单纯清热；湿中有热，又忌片面燥湿。当以开达膜原，辟秽化浊为法。本病病机相似，故可选用。方用槟榔辛散湿邪，化痰破结，使邪速溃，为君药。厚朴芳香化浊，理气祛湿；草果辛香化浊，辟秽止呕，宣透伏邪，共为臣药。以上三药气味辛烈，可直达膜原，逐邪外出。凡温热疫毒之邪，最易化火伤阴，故用白芍、知母清热滋阴，并可防诸辛燥药之耗散阴津；黄芩苦寒，清热燥湿，共为佐药。配以甘草生用为使者，既能清热解毒，又可调和诸药。全方合用，共奏开达膜原，辟秽化浊，清热解毒之功，可使秽浊得化，热毒得清，阴津得复，则邪气溃散，速离膜原，故以“达原饮”名之。患者大便闭结，加入大黄泄热通便兼清热解毒，对于热毒一证更有釜底抽薪之用，故数剂，“大便已通，舌苔稍化”。此时症见“脉软弱，胃气残惫，疡不甚肿，色不甚红”，此谓邪气不盛，正气已虚。治疗当扶正为主，方以黄芪补气托毒，当归活血补血，气血荣和，更助黄芪托毒之功，辅以二陈（陈皮、半夏）调和胃中冲和之气，用香附、谷芽调理三焦升降之气。诸药合用元气得复，自能托毒化腐。

《医宗金鉴》记载此疽有正有偏，正属督脉经，入发际名为脑疽，俗名对口；偏属太阳膀胱经，名为偏脑疽，俗名偏对口。正脑疽系阳亢热极而生，其症多焮赤肿痛，色鲜红活，根束顶尖，时痛时止。督脉纯阳，草于尾闾，上贯巅顶，挟毒上升，故易脓、易腐、易敛，多属顺证；若偏脑疽，系寒热错杂所生，其证漫肿，色暗，平塌，坚硬。然足太阳经外阳内阴，从头走足，阳降阴凝，难脓、难腐、难敛，多属逆证。

本证虽经初诊补气托毒，然患者年过六旬，复诊任需佐以疏通，方加皂角刺透脓外达，厚朴行气通壅，若加白芷、路路通之内，其功更良。

案3　热毒入营之牙疳

某，暑邪热毒，走入营中。遍身紫黑烂斑，鼻血龈腐。此发斑牙疳之险症也。倘至壮热神昏，不可挽矣。犀角地黄汤加羚羊角，连翘，鲜石斛，黑山栀，银花，淡黄芩，芦根。

【赏析】

叶天士《外感温热篇》阐明了温病发生、发展、转归及其治疗的一般规律，其文有云：“大凡看法，卫之后方言气，营之后方言血。在卫汗之可也，到气方可清气，入营犹可透热转气，如犀角、玄参、羚羊角等物，入血就恐耗血动血，直须凉血散血，如生地、丹皮、阿胶、赤芍等物。”被作为温病卫气营血不同阶段治疗的原则。本病热入营中，症见遍身紫黑烂斑，鼻血龈腐。病机当为火热之邪煎熬血液，迫使血液妄行，导致出血，则见周身紫黑烂斑，鼻血；《灵枢·痈疽》说：“大热不止，热胜则肉腐，肉腐则为脓。”故见龈腐。此证实为已入温病血分。治疗当清热凉血，散血配以透热转气之品。方用苦咸寒之犀角为君，凉血清心而解热毒，使火平热降，毒解血宁。臣以甘苦寒之生地，凉血滋阴生津，一以助犀角清热凉血，又能止血；一以复已失之阴血。用苦微寒之赤芍与辛苦微寒之丹皮共为佐药，清热凉血，活血散瘀，可收化斑之功。四药相配，共成清热解毒，凉血散瘀之剂。本方配伍特点是凉血与活血散瘀并用，使热清血宁而无耗血动血之虑，凉血止血又无冰伏留瘀之弊。辅以羚羊角清热开窍，治疗高热神昏之症；加入金银花、连翘、芦根、黄芩等清气分之品，力求透热转气；石斛可防止热邪伤阴。诸药合用，契合病机，达到清热养阴凉血散血，清热开窍之功。

案4　吹喉法妙治结喉痈

某，结喉痈生于咽喉之上，视之不见，胀塞不通，汤水难进，极为险重。急以化痰宣窍、开通肺气方法。射干，牛蒡子，僵蚕，薄荷，荆芥，桔梗，山豆根，贯仲，生甘草，茅柴根。

渊按　吹喉之药必不可缺。

【赏析】

《证治准绳·外科》卷三：“问当谓喉生痈何如？曰：是名喉痈，又名猛疽。以其势毒，猛烈可畏也。”即疽生颈前正中，结喉之上，颏以下者，症见红肿灼痛，颈肿胀，甚则肿塞咽喉，汤水难咽，伴寒战发热等。多因肺胃积热壅痰，上冲塞喉所致。此病急当化痰宣窍、开通肺气，以防呼吸困难，选用功擅清热解毒、利咽喉主治咽喉肿痛之射干、山豆根、贯众，辅以薄荷、荆芥宣肺利咽，僵蚕化痰散结，桔梗舟楫之剂，引药上行，使诸药直达病所，发挥药效。若见患者呼吸困难，急当投以吹喉之药，如青黛、山豆根、芒硝、冰片、硼砂、明矾、牛黄，上药研为细末。先服甘桔汤嗽过，再将上药吹入喉中。后期当加入清肺胃之品，如芦根、天花粉、黄芩等，或加入养肺胃之阴之品，如南沙参、北沙参、麦冬、天冬等，以防止热邪灼伤肺胃。

案5 肾虚胃有湿热之牙漏

某，牙龈渗脓，二载不愈。此属牙漏，肾虚胃有湿热所致。六味丸（三钱），资生丸（二钱）相和。每朝服四钱，淡盐汤送下。

【赏析】

足阳明胃经循行部位起于鼻翼旁（迎香穴），挟鼻上行，左右侧交会于鼻根部，旁行入目内眦，与足太阳经相交，向下沿鼻柱外侧，入上齿中，还出，挟口两旁，环绕嘴唇；足少阴肾经循行部位起于足小趾下面，斜行于足心（涌泉穴）出行于舟骨粗隆之下，沿内踝后缘，分出进入足跟，向上沿小腿内侧后缘，至腘内侧，上股内侧后缘入脊内（长强穴），穿过脊柱，属肾，络膀胱。本经脉直行于腹腔内，从肾上行，穿过肝和膈肌，进入肺，沿喉咙，到舌根两旁。肾主骨，故牙齿由肾所主；足阳明胃经入牙龈，故牙龈属胃。患者牙龈渗脓，二载不愈，当责之于肾、胃。多由肾虚及脾胃虚弱，积湿化热所致，治当滋补肾阴及调和脾胃。方用六味丸合资生丸，六味丸补益肝肾，资生丸健脾开胃，消食止泻，调和脏腑，滋养荣卫。

案6 肺痈为病当分期而治

某，肺痈咳吐脓痰，肺叶已伤，势属重候。羚羊角，冬瓜子，桔梗，葶苈子，苡仁，生甘草，桃仁泥，野茭根，川石斛，芦根。

复诊：痰臭虽减，咳嗽未除。羚羊角，川贝母，杏仁，苡仁，桃仁，桔梗，苏子，甘草，冬瓜子，芦根，野茭根。

【赏析】

肺痈是指由于热毒瘀结于肺，以致肺叶生疮，肉败血腐，形成脓疡，以发热、咳嗽、胸痛、咯吐腥臭浊痰，甚则咯吐脓血痰为主要临床表现的一种病证。《金匮要略》首次列有肺痈病名，并作专篇进行讨论。《金匮要略·肺痿肺痈咳嗽上气病脉证并治》曰："咳而胸满振寒，脉数，咽干不渴，时出浊唾腥臭，久久吐脓如米粥者，为肺痈"，并指出成脓者治以排脓，未成脓者治以泻肺，分别制定了相应的方药，还强调早期治疗的重要性。汉以后，对肺痈的认识有所发展。晋《脉经》对本病的诊断和辨证有详细的论述。隋《诸病源候论·肺痈候》说："肺痈者……寒乘虚伤肺，寒搏于血，蕴结成痈，热又加之，积热不散，血败为脓。"唐《备急千金要方》创用苇茎汤以清肺排脓，活血消痈，此为后世治疗本病的要方。本案患者肺热炽盛，且脓已成，治当清肺排脓，活血消痈，方选苇茎汤加减。方中苇茎（用芦根代替）甘寒轻浮，善清肺热，《本经逢源》谓："专于利窍，善治肺痈，吐脓血臭痰"，为肺痈必用之品，故用以为君。瓜瓣（冬瓜仁）清热化痰，利湿排脓，能清上彻下，肃降肺气，与苇茎配合则清肺宣壅，涤痰排脓；薏苡仁甘淡微寒，上清肺热而排脓，下利肠胃而渗湿，二者共为臣药。桃仁活血逐瘀，可助消痈，是为佐药。方仅四药，结构严谨，药性平和，共具清热化痰、逐瘀排脓之效。加桔梗、生甘草以增强化痰排脓之效，加羚羊角、葶苈子增强其清肺热之功，佐以石斛以防热邪伤阴。

复诊时，患者脓臭痰减少，证明肺热已减，但肺阴已伤，患者仍旧咳嗽，治当润肺止咳平喘为主，辅以清肺热，故在原方基础上加入润肺止咳之川贝母以及止咳平喘之要药杏仁。清热散结，解毒排脓以祛邪，是治疗肺痈的基本原则。针对不同病期，分别采取相应治法。如初期以清肺散邪；成痈期，清热解毒，化瘀消痈；溃脓期，排脓解毒；恢复期，阴伤气耗者养阴益气，若久病邪恋正虚者，当扶正祛邪。在肺痈的治疗过程中，要坚持在未成脓前给予大剂清肺消痈之品以力求消散，已成脓者当解毒排脓，按照有脓必排的原则，尤以排脓为首要措施，脓毒消除后，再予以补虚养肺。

案7　通下之法治急症盘肠痈

某，盘肠痈腹痛已久，二三日来骤然胀满，连及腰胁，小便茎中亦痛，势已有脓。拟用牡丹汤排脓逐毒，从大肠导下之。所虑饮食极少，胃气不克支持耳。丹皮，桃仁，皂角刺，冬瓜子，红花，大黄（制），延胡索，广橘皮，山楂肉，赤苓，归尾。

复诊：盘肠痈已成脓，不得不从大肠导下之法。生黄芪，皂角刺，归尾，桃仁，红花，土贝母，金银花，甘草，丹皮，山甲片，冬瓜子，广皮。

复诊：肠内痈脓将足，脉细食少。治以托里，冀其外溃为妙。黄芪，银花，穿山甲，肉桂，当归，赤苓，泽泻，皂角刺，苡仁，广皮，血珀屑。

【赏析】

肠痈，痈疽之发肠部者。出《素问·厥论》。有小肠痈与大肠痈、盘肠痈之别。小肠在脐之左，关元穴属小肠，患痈则左腿不能伸；大肠在脐之右，天枢穴属大肠，患痈则右腿不能伸。脓从脐中出者，为盘肠痈。部位虽分，为病相似，治亦略同，故《金匮要略》、《千金方》概名肠痈也。多因饮食失节，暴怒忧思，跌扑奔走，使肠胃部运化功能失职，湿热邪毒内壅于肠而发。《外科正宗》卷三："肠痈者，皆湿热瘀血流于小肠而成也。由来有三：男子暴急奔走，以致肠胃传送不能舒利，败血浊气壅遏而成者一也；妇人产后，体虚多卧，未经起坐，又或坐草（胎产）艰难，用力太过，育后失逐败瘀，以致败血停积肠胃，结滞而成者二也；饥饱劳伤，担负重物，致伤肠胃，又或醉饱房劳，过伤精力，或生冷并进，……气血凝滞而成者三也。"本方证是因湿热郁积肠内，气血凝聚，以致瘀热郁结不散，故见少腹疼痛，局部肿痞，湿热内结，气机阻滞，荣卫稽留于内而不卫外使然。"实者散而泻之"，六腑以通为用，故治宜泻热破瘀、散结消肿。方用大黄牡丹皮汤加减。方中大黄泻肠中湿热瘀结之毒，桃仁、红花、丹皮凉血、散血、破血祛瘀，当归尾既可加强大黄疏通之功，又可加强桃仁、红花活血之力；冬瓜子清湿热、排脓、散结消痈；皂角刺，消肿排脓，凡痈疽未成者，能引之以消散，将破者，能引之以出头，已溃者能引之以行脓。考虑患者脾胃虚弱，饮食不佳，酌加山楂肉、陈皮消食健胃，顾护胃气。

二诊用穿山甲加强其活血化瘀、消肿排脓之功，但活血峻猛，易伤正气，故配以黄芪，一则顾护正气，二则托毒外出，透脓外达。

三诊时继续鼓舞正气托毒外出，加入温通经脉、鼓舞气血生长之肉桂。

案8　肝经湿热之睾丸肿胀

许，寒气入于厥阴，湿热随经下注。睾丸肿胀，少腹结硬肿痛。防成缩脚小肠痈重症。川楝子，吴茱萸，枳壳，归尾，焦楂肉，橘核，小茴香，萆薢，焦黑栀，葱白头。

【赏析】

足厥阴肝经起于足大趾爪甲后丛毛处，向上沿足背至内踝前1寸处，向上沿胫骨内缘，在内踝上8寸处交出足太阴脾经之后，上行过膝内侧，沿大腿内侧中线进入阴毛中，绕阴器，至小腹，夹胃两旁，属肝，络胆，向上穿过膈肌，分布于胁肋部。故小腹及会阴部病变多由肝经所主。今患者寒凝肝脉，寒性凝滞致使血瘀气滞，郁久化火，形成湿热下注阴部，故小腹肿痛拒按，睾丸肿胀。治当活血行气，清热利湿。方选川楝子清肝火，行肝气，为君药；吴茱萸、小茴香、橘核、枳壳助其疏肝行气，散结止痛；当归尾、山楂活血化瘀；萆薢、栀子清利湿热，共奏活血行气，散结消肿，清热利湿之功。若湿热瘀血不除，结于腹部，易生脓化腐，发为肠痈。

案9　胃热炽盛之喑哑龈腐

刘，平日豪饮，胃湿必甚。去冬龈肿咳嗽，仍不节饮，以致音哑龈腐，蔓延及唇，此沿牙毒也。虽非牙岩之比，然亦不易收功。甘露饮去甘草，天冬，加赤苓，黄芩，鸡距子，葛根，蝉衣，茅柴根。

渊按　阳明湿火所致。

【赏析】

《名医别录》记载："酒，味苦甘辛，大热，有毒。"《本草求真》记载："入脾、胃。"陶弘景："大寒凝海，惟酒不冰，明其热性，独冠群物，药家多须以行其势。人饮之使体弊神昏，是其有毒故也。"故酒乃大热之品，多饮必伤脾胃，致使脾胃虚弱。脾主运化，脾虚不能化水湿，水湿停聚，与热相结，形成脾胃湿热之症。足阳明胃经循行部位起于鼻翼旁（迎香穴），挟鼻上行，左右侧交会于鼻根部，旁行入目内眦，与足太阳经相交，向下沿鼻柱外侧，入上齿中，还出，挟口两旁，环绕嘴唇。湿热循经上犯，发为牙龈肿痛，仍不节饮，故发为牙龈腐烂，甚至累积双唇。脾胃热盛，母病及子，灼伤肺阴，故见咳嗽、喑哑。治当清肺胃之火，祛脾胃之湿。方选甘露饮加减。《局方》甘露饮既能清胃肠湿热、又能清肺滋肾凉肝，是治疗胃肠湿热、肺肝肾阴虚型口臭的特效中医良方。组成：熟地黄、生地黄、天门冬、麦门冬、石斛、黄芩、枇杷叶、茵陈、枳壳、甘草。功用滋阴、清热、祛湿。方中二地、二冬、石斛滋阴补虚治其本；茵陈、黄芩、葛根清肝胃肠湿热治其标；枳壳、枇杷叶降气和胃，使湿热去，火势下行；使以甘草调和诸药。诸药合用，标本兼顾，虚实并行，肺肝胃肾全面考虑，以致阴血充、湿热去，病自愈。

案10　阳明湿火之足丫碎烂

某，足丫碎烂，南方湿热之常病也。患者甚多。今足趾碎烂，掌心皮厚而燥，非徒湿热，血亦枯矣。经云：手得血而能握，足得血而能步。碎烂不愈，恐成风湿。夫治风先治血，血行风自灭。祛湿先治脾，脾旺湿自绝。所谓治病必求其本也。制首乌，丹参，当归，防风，苡仁，怀山药，茯苓，萆薢，豨莶草，红枣，三角胡麻。

【赏析】

足太阴脾经起于足大趾内侧端隐白穴，沿内侧赤白肉际上行，过内踝的前缘，沿小腿内侧正中线上行，在内踝上8寸处，交出足厥阴肝经之前，上行沿大腿内侧前缘，进入腹部，属脾，络胃。向上穿过膈肌，沿食道两旁，连舌本，散舌下。其分支从胃别出，上行通过膈肌，注入心中，经气于此与手少阴心经相接。今患者“足丫碎烂”，乃湿热侵犯脾经所致；患者“掌心皮厚而燥”，乃血虚不能濡养肌肤所致。血虚易生燥生风，若久治不愈，风、湿、热三邪合而为病，形成风湿痹证。古人云“夫治风先治血，血行风自灭。祛湿先治脾，脾旺湿自绝”。故此病治疗当养血健脾，祛风除湿。方中制首乌、丹参、当归、红枣、三角胡麻共奏养血活血之功；脾主运化水湿，脾虚则湿聚，脾健则湿化，故祛湿必健脾，以绝生湿之源，方中苡仁、怀山药、茯苓健脾祛湿，防风祛风湿止痹痛，为“治风通用药，风药中润剂”，诸药合用，阴血得养，脾气得充，则病邪尽除，疾病得愈，取治病求本之意。

更进一步讲，“治风先治血”中的风也含“内风”之意，这里所治之血实指瘀血或阴液而言。众所周知，在中医古籍中不乏瘀血导致内风病证的记载，现代临床在治疗各种内风病证时亦常常使用活血化瘀药物，且有很多治疗效果满意的临床报道。瘀血生风可以由多种原因所致。凡气虚、气滞、阴虚、血寒、血热、出血、七情过激、跌打损伤等所导致的瘀血，在加重到阻塞经络、影响筋脉功能时，均可产生内风。因此，瘀血生风的根本病机在于瘀血阻塞经络，筋脉失养，挛急刚劲。由于“老年多瘀”、“病久多瘀”、“久病入络”，故瘀血生风多见于老年患者以及多种慢性病的过程中。现代研究证明，高血压病、脑动脉硬化症、脑萎缩、颈椎病、震颤性麻痹等与风气内动有关的疾病，多见于老年人，其患者血液多处于高度“黏、凝、聚”状态，这与中医学瘀血致病的理论也是一致的。特别在急性脑血管病变中，脑缺血或脑出血后引起的脑组织损害、脑功能缺损，以及脑水肿、脑缺血缺氧等急性脑循环障碍，均与血瘀有关。中风病从血而治，要使血脉运行，经络通畅，才不为风中。血脉运行失常，表现各异，或气血并上，或血实瘀阻，或血与气滞、血与痰搏、血随风动，血随阳亢，或阴血亏损、经络失养等，均致风中经络或风中脏腑。

此外，此处之血也包含阴液的意思。内风之生有四因：肝阳化风、热极生风、阴虚动风、血虚生风，四者之中都有阴血、津液虚乏的病理基础，故而治内风必滋阴血、增阴液是成立的，临床医家的实践又证明了滋阴增液达到了熄风的目的，如金·刘完素《黄帝素问宣明论方》之地黄饮子，治类中阴虚阳实之喑痱证等，以熟地、山萸肉、石斛、麦冬滋养阴液；清·俞根初《通俗伤寒论》羚角钩藤汤治热极生风以芍药、甘草、生地酸甘化阴，增液舒筋；清·吴瑭《温病条辨》之大小定风珠治温热久羁、灼伤真阴、虚风内动，用血肉有情之阿胶、鸡子黄、龟板、牡蛎育阴以潜阳，芍药、甘草、五味子酸甘化阴、酸收敛阴，熟地、麦冬、麻仁滋养肺肾之阴以熄风，后人以阿胶鸡子黄汤治血虚生风宗此；清·张锡纯创镇肝熄风汤、建瓴汤治肝阳化风，龟板、玄参、麦冬、白芍、牛膝滋阴制阳，肝风自熄。后世“天麻钩藤饮”似之；考诸现代名中医焦树德《从病例谈辨证论治》治中医弄舌风（西医小舞蹈病）案，对肝郁化热生风，肝热上燎心火所致者，用归尾、白芍养血柔肝而收效等，以上传世名方验案充分证明了治内风先治阴液，阴血津液得养，内风自熄观点的正确性。所以，广义地讲“治风先治血”中的风应含“内风”之意，这可谓是后人的发展，治血即治阴液，有滋阴、育阴、养阴、敛阴诸法，阴血一行，内风自平。

总之，口诀所指之“风”应包括“外风”与“内风”，所治之血即指阴液或瘀血，治风之法，祛风、散风为直接疗法，而间接疗法包括：祛外风取补血养血活血、行气活血、温经活血、凉血活血等，使血行风灭；治内风可用滋、养、育、敛阴血、津液等一法独进或多法并施，以收液增风平之功。由此不难看出，随着历史的发展，各代医家的临床实践不断丰富、充实着“治风先治血，血行风自灭”的内涵，而其也具有更强的概括力，具有更大的指导意义，说明了“治风先治血，血行风自灭”是经得起临床检验的，具有强大生命力的治法准则。

结 语

所谓外疡系指体表的化脓性感染疾病，是最常见的中医外科病，早期文献有时用“痈疽”来概括这类疾病。王氏认为其成因有二：一是由“火热”之毒引起。因为外感六淫、内伤七情、饮食劳倦在病程中均可化热生火，“火既生，七情六欲皆随应而入之，既入之后，百病发焉……发于外者，成痈疽、发背、疔疮。”故后人总结为“痈疽原是火毒生，气血凝滞经络塞”；二是因虚致疮。“邪之所凑，其气必虚。”王氏强调疮疡的发生也与内伤正气关系密切，“是为疾者，房劳过度，气竭精伤……以致真水真阴从此而耗散。既散之后，其脏必虚，所以诸火诸邪乘虚而入。既入之后，浑结为疮。”如肾虚络空则易为风寒湿痰侵袭而发流痰；肺肾阴虚，虚火灼津为痰而生瘰病；气阴两亏无力托毒外出深结为阴疽。此类疮疡治宜扶正祛邪，攻补兼施。对于外疡，医者患者不可不慎而察之，审因论治疮疡既生，症状复杂，病情多变，如何辨证?王氏遵《内经》之旨，认为阴阳是八纲辨证的总纲，阳可概括表、热、实证，阴可概括里、寒、虚证，故抓住了阴阳即抓住了疮疡的辨证总纲。他对疮疡的阴阳分类主要是从病势、病位、局部和全身症状进行辨证。而局部症状又主要从皮温、皮色、肿形、硬度、疼痛、脓液、疮面等方面区别，全身主要辨别主症、舌、脉等。如仅从局部病灶上辨阴、阳证：初起肿形高起、根脚收束、色赤发热，中期疼痛剧烈，按之波动，溃后脓汁稠厚黄润、疮面肉芽红活者为阳证；反之，初起顶平根散，不红少热、陷软无脓或脓稀如水、疮面紫黑或苍白为阴证。一般来说，阳证“属六腑毒胜于外，其发暴而所患浮浅”，故易肿、易脓、易腐、易敛，病程短，预后好；而阴证“属五脏毒攻于内，其发缓而所患深沉”，故难消、难脓、难溃、难敛，病程长，预后差。诊断疮疡须先辨阴阳，只有抓住此辨证纲领，治疗才不会发生原则性的错误，对疾病的预后转归也心中有数。

王氏认为“脾胃为一身气血之源泉”，疮疡的发生、发展、预后均与气血盛衰有直接关系。首先，脾胃盛者则“多食易饥，其人多肥，气血亦壮”，“正气存内，邪不可干。”反之，脾胃弱者，气血亦衰，因正虚不能拒邪，故易生疮；其次，脾胃健者，气血充盛，即使生疮后也能靠正气的透托和箍毒作用而拒邪外出。反之，气血衰弱患“肿疡时无正气冲托，则疮顶不能高肿，亦不能痛”，邪毒易内陷，变生危证；再其次，脾胃健运气血盛者，生疮后即使不能在初期消散，也易酿脓、溃破、生肌、收口，预后好。反之，则预后差。最后，“治疮赖脾土”也与药物的吸收有关。内服药物需经脾胃的转化吸收而达病所起治疗作用，脾胃功能旺盛，不仅气血有源，而且利于药物更好地吸收，直接关系着疮疡的预后问题。故治疗疮疡“尤为调理脾胃为要”。体现在内治法则上多用托、补二法，即使用消法也时时顾及脾胃。消、托、补三法是治疗疮疡初、中、后三期的常用治则，陈氏认为具体应用时需兼顾脾胃、灵活施治。如疮疡初发，“自然高起者，此原属阳证，而内脏原无深毒，且毒仅发于表”，宜托里透脓，因势利导，忌苦寒之品内消攻伐以伤脾胃；又如“阴疮初起，不高不赤，平塌散漫者，此乃元气本虚”，急宜托里、温中、健脾、益气，务要催托毒气外出；如受病之初，元气未弱，可用消法，但须“中病即止”，待邪去大半，“邪正相，其元气未有不衰弱者，纵有余症、杂症、坏症，俱当先固其本，调理脾胃，而后调之、和之、散之”；“凡疮溃后五脏亏损，气血大虚，外形虽似有余，法当纯补。”